LEÇONS THÉORIQUES ET CLINIQUES

SUR LES

AFFECTIONS CUTANÉES

PARASITAIRES

OUVRAGES DU MÊME AUTEUR.

Recherches sur la nature et le traitement des teignes. Paris, 1853, in-8, 3 planches sur acier.   3 fr. 50

Cours de sémiotique cutanée, suivi de leçons théoriques et pratiques sur la scrofule et la teigne. Paris, 1856, in-8.   2 fr.

Leçons théoriques et cliniques sur les syphilides, considérées en elles-mêmes et dans leurs rapports avec les éruptions dartreuses, scrofuleuses et parasitaires, professées par le docteur Bazin, recueillies et publiées par L. Fournier, interne de l'hôpital Saint-Louis, revues et approuvées par le professeur. Paris, 1859, un vol. in-8.   4 fr.

Leçons théoriques et cliniques sur les affections cutanées de nature arthritique et dartreuse, considérées en elles-mêmes et dans leurs rapports avec les affections scrofuleuses, parasitaires et syphilitiques, professées par le docteur Bazin, rédigées et publiées par L. Sergent, interne des hôpitaux, revues et approuvées par le professeur. Paris, 1860. 1 vol. in-8.   5 fr.

Leçons sur la scrofule, considérée en elle-même et dans ses rapports avec la syphilis, la dartre et l'arthritis. Paris, 1861, 1 vol. in-8, 2ᵉ édit., revue et considérablement augmentée.   7 fr. 50

Leçons sur les affections cutanées artificielles et sur la lèpre, les diathèses, le purpura, les difformités de la peau, etc., professées à l'hôpital Saint-Louis par le docteur Bazin, recueillies et publiées par le docteur Guérard, ancien interne des hôpitaux, etc., 1 vol. in-8. Paris, 1862.   6 fr.

Leçons théoriques et cliniques sur les affections génériques de la peau, professées à l'hôpital Saint-Louis par le docteur Bazin, rédigées et publiées par le docteur E. Baudot, ancien interne de l'hôpital Saint-Louis, etc., 1 vol. in-8. Paris, 1862.   5 fr.

Paris. — Imprimerie de L. MARTINET, rue Mignon, 2.

LEÇONS THÉORIQUES ET CLINIQUES

SUR LES

AFFECTIONS CUTANÉES

PARASITAIRES

PROFESSÉES

Par le docteur BAZIN

Médecin de l'hôpital Saint-Louis, Chevalier de la Légion d'honneur, etc.,

Rédigées et publiées

Par Alfred POUQUET

Interne des hôpitaux

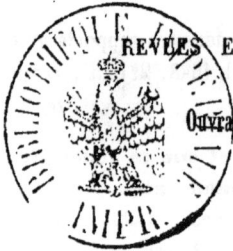

REVUES ET APPROUVÉES PAR LE PROFESSEUR

Ouvrage orné de 5 planches gravées sur acier.

DEUXIÈME ÉDITION,

REVUE, CORRIGÉE ET AUGMENTÉE

PARIS

ADRIEN DELAHAYE, LIBRAIRE-ÉDITEUR,

PLACE DE L'ÉCOLE-DE-MÉDECINE.

1862

PRÉFACE

DE LA PREMIÈRE ÉDITION.

———

Ces leçons sont le résumé des connaissances nouvelles dont il nous a été donné, grâce à l'observation continuée pendant dix ans, dans un grand hôpital spécial, d'enrichir la science des affections cutanées.

Elles ont suffi pour l'instruction des auditeurs qui les ont suivies, mais leur publication est destinée à mettre, entre les mains des praticiens, un ouvrage où ils puissent trouver les moyens de reconnaître et de guérir les dermatoses parasitaires.

J'ai réuni toutes ces affections dans une seule famille, j'ai décrit avec soin les caractères propres qui les distinguent des éruptions dartreuses, scrofuleuses, syphilitiques, dans les diverses phases de leur évolution ; j'ai indiqué le moyen de les attaquer avec succès, quels que soient d'ailleurs leur siége, leur étendue et l'âge du parasite : on peut dire que, envisagé de ce point de vue, le sujet est entièrement neuf.

On en trouve, il est vrai, quelques fragments çà et là dans des mémoires particuliers, dans certains traités des maladies de la peau ou d'histoire naturelle ; mais nulle part il n'est exposé dans son ensemble, comme dans ces leçons, fidèlement recueillies par M. Pouquet, interne du service, et publiées avec des planches destinées à faire reconnaître les parasites dans les cas embarrassants où l'emploi du microscope est devenu nécessaire.

Il y a plus, le titre seul du sujet soulève des questions générales d'une haute importance : questions de doctrine et de classification.

Pourquoi dire *affections cutanées* et non *maladies cutanées?*

Pourquoi réunir, sous la dénomination commune d'affections *parasitaires*, des inflammations de la peau si différentes et par la forme et par le siége élémentaire?

Ceci demande quelques explications.

Les dermatologistes, par cela seul qu'ils sont dermatographes, sont essentiellement organiciens, et par conséquent ennemis du nosologisme proprement dit. Ils ne sauraient voir la maladie ailleurs que dans l'organe qui fait l'objet spécial de leurs études, c'est-à-dire dans la peau ; aussi n'attachent-ils qu'une très médiocre importance à cette distinction de la maladie et de l'affection. Ils ne professent qu'une doctrine et n'ont qu'une classification, empruntées toutes deux à l'anatomie pathologique.

En un mot c'est la classification de Willan, à peine modifiée dans les détails, qu'ont adoptée la plupart des pathologistes modernes, tous, plus ou moins imbus des doctrines organiques ou physiologiques. Le vrai nosologiste ne part ni de la physiologie, ni de l'anatomie, ou de l'anatomie pathologique, pour étudier les maladies et les classer par une méthode simple et naturelle : il part du malade et l'observation est son seul flambeau.

L'observation seule lui apprend l'évolution et la succession des symptômes, les rapports des symptômes entre eux, la marche, la durée, les terminaisons de l'état morbide : il arrive ainsi à la connaissance des maladies ou des unités pathologiques, qu'il partage en groupes ou familles naturelles, d'après l'analogie de causes, de symptômes et de traitement, et non d'après le siége des lésions. Telle est la véritable doctrine médicale, tels sont les principes que j'ai toujours professés.

Cette doctrine traditionnelle établit une différence capitale entre l'affection et la maladie. L'affection est un état morbide des organes ; la maladie est l'état morbide de l'individu. Comme je l'ai dit ailleurs, il n'y a pas de maladies de la peau : il n'y a que des affections de la peau. Partant de là, j'ai donc eu raison de dire *affections* cutanées parasitaires et non *maladies* cutanées parasitaires.

D'ailleurs toutes les affections de la peau ne se rattachent pas nécessairement à des maladies. La piqûre de puce est une lésion de la peau : on ne peut pas dire, sans blesser le bon sens, qu'elle est une maladie.

Si beaucoup d'affections de la peau ne sont ni des maladies ni des symptômes de maladies, une classification nosologique ne leur est pas applicable, puisqu'elle ne saurait les comprendre toutes. Évidemment, elle ne peut servir qu'à la coordination des éruptions pathologiques.

J'en dirai autant des classifications sémiotique et anatomo-pathologique qui, utiles d'un certain point de vue, pour le diagnostic par exemple, sont défectueuses dès qu'on veut les appliquer aux affections cutanées, avec l'intention de tracer une histoire complète de ces dernières.

La seule méthode de classement applicable en pareil cas aux affections de la peau est celle qui les réunit par les causes.

Cette classification étiologique les partage tout d'abord en deux grandes sections, l'une où se trouvent les affections de *cause externe*, et l'autre qui comprend toutes les affections de *cause interne*.

Je rattache aux affections de cause externe :

1° Les éruptions mécaniques ;

2° Les éruptions artificielles ;

3° Les éruptions parasitaires.

Les affections de cause interne sont congénitales ou pathologiques ; je n'ai point à m'en occuper ici : je dirai quelques mots seulement des affections de cause externe.

1° Les éruptions *mécaniques* ou *chirurgicales* sont produites par l'action immédiate des agents physiques sur la peau : l'ecchymose par exemple. Ce sont de véritables blessures de la peau.

2° Les éruptions *artificielles* sont directes ou indirectes. Les premières succèdent à l'action locale des agents physiques, mais elles sont le résultat d'un travail inflammatoire et non le produit immédiat de la cause extérieure : telles sont les éruptions produites par l'huile de croton, le tartre stibié, l'huile de cade, etc. Les secondes sont les éruptions *toxiques* ou *pathogénétiques*, consécutives à l'ingestion de substances plus ou moins vénéneuses. Il importe de les connaître afin de ne pas les confondre avec les éruptions analogues de cause interne.

3° Les éruptions *parasitaires*, déterminées par des êtres organisés, vivant exclusivement sur la peau, appartenant au règne végétal ou au règne animal.

Ces différentes éruptions mécaniques, artificielles, parasitiques sont manifestement de cause externe, mais elles agissent sur des organisations plus ou moins prédisposées aux affections cutanées ; elles éveillent des prédispositions dont les effets ont été confondus avec les résultats simples et immédiats de la cause extérieure. C'est ainsi que la dartre a été, dans beaucoup de cas, confondue avec la gale ; que la scrofule a été confondue avec la teigne.

On remarquera que, parmi les éruptions artificielles, il est un groupe de ces affections qui se rapprochent singulièrement des affections parasitaires ; je veux parler des blessures produites par les animaux qui ne se trouvent qu'accidentellement sur la peau de l'homme : tels que punaises, mouches, cousins, etc....

L'importance et les avantages d'une pareille classification sont faciles à comprendre.

La connaissance des affections morbides ne saurait avoir d'autre but pour l'homme de l'art que la thérapeutique. Or classer ces affections par les causes, c'est déjà indiquer leur nature et mettre sur la voie d'un traitement rationnel : *sublata causa, tollitur effectus.*

Qu'une affection soit papuleuse, vésiculeuse ou pustuleuse, qu'importe ? — Nous savons qu'elle est parasitaire et nous sommes certain qu'elle disparaîtra sous l'influence des parasiticides. La forme varie, mais la nature est la même ; or la forme n'est qu'une chose secondaire, et classer les affections par la forme en papuleuses, vésiculeuses, pustuleuses..., c'est subordoñner la nature ou le fait principal à la forme ou au fait secondaire.

Le mode pathogénique des affections cutanées a plus d'importance sans doute que la forme des éruptions ; mais il en a moins, pour la thérapeutique, que la cause première, l'origine ou la *nature* de ces éruptions. Ainsi, pour ne citer qu'un exemple : la question la plus importante pour le médecin et pour le malade n'est pas de savoir si telle éruption cutanée est hypertrophique, inflammatoire ou fibroplastique, c'est de connaître si cette éruption est d'origine scrofuleuse, afin de pouvoir diriger contre elle une médication appropriée à la maladie dont elle n'est que la traduction cutanée.

L'étude approfondie des affections cutanées suppose la connaissance antérieure de la nosographie et de la sémiotique cutanée. Citons un exemple pour bien rendre notre pensée et nous faire comprendre du lecteur.

Comment arriver à la connaissance parfaite des *scrofulides* si l'on ne connaît déjà l'histoire de la scrofule ? Pour savoir ce qui est scrofulide, il faut connaître les affections qui ont précédé, celles qui doivent suivre et les rapports de ces affections entre elles.

Je dis de plus qu'il faut connaître la sémiotique de la peau, car c'est elle qui détermine la valeur individuelle des diverses périodes d'une même affection. Ainsi, je suppose qu'on veuille tracer l'histoire complète de l'éruption variolique, n'est-il pas évident qu'il faudra connaître la nosographie par laquelle on apprend toute l'évolution de la petite vérole, et la sémiotique de la peau qui détermine la valeur absolue et relative des taches, des papules, des pustules et des croûtes? Avec ces données, il est facile de tracer une histoire complète, à tous les points de vue, de l'affection cutanée dite *éruption variolique*.

Si l'on ne peut arriver à la connaissance parfaite des affections de la peau, sans avoir fait une étude préalable de la nosographie, nous pouvons rigoureusement tirer de là cette conséquence : qu'avant d'être spécialiste, il faut avoir été médecin.

En effet, le spécialiste, qui ne s'est jamais livré qu'à l'étude de sa spécialité, n'est et ne peut être qu'un médicastre aveugle. Un moment le succès peut en apparence couronner sa pratique, mais en réalité ce spécialiste ignorant n'est appelé qu'à faire des victimes et non à guérir des malades.

On trouvera, dans ces leçons, quelques considérations nouvelles sur les parasites végétaux, des divisions et des descriptions qui ne se rencontrent pas ailleurs, ni dans les livres des autres ni dans les brochures que j'ai déjà publiées sur les teignes.

J'ai essayé d'éclaircir les points les plus obscurs du sujet, en même temps que j'ai expliqué certaines contradictions apparentes entre mes croyances actuelles et les assertions émises dans mes recherches antérieures.

Dans l'historique, j'ai fait connaître les travaux des auteurs qui ont traité le même sujet; avec un soin tout particulier, je me suis attaché à faire la part qui revient à chacun dans les découvertes modernes.

J'ai dû aussi flétrir ce système d'*appropriation*, assez à la mode aujourd'hui, qui consiste à s'emparer sous des noms différents des découvertes des autres. Ainsi, pour ne citer qu'un fait : les rapports de l'*herpès circiné*, du *pity-riasis alba* et du *sycosis* étaient ignorés avant moi ; je les ai signalés à l'attention des dermatographes, et voilà que bientôt M. Chausit admet une forme de sycosis qu'il appelle *disques érythémateux*.... Singulier sycosis pour un disciple de l'école de Willan !—Puis, c'est M. Devergie (1) qui vient à son tour transformer son *pityriasis alba*, la deuxième période de ma teigne tonsurante, en une maladie nouvelle, la *mentagrophyte traçante!!!* Le *microsporon men-tagrophytes*, que j'avais cru mort, est ressuscité et vient merveilleusement s'adapter à la pathogénie de cette *maladie nouvelle*. Mais, le *microsporon mentagrophytes* a été trouvé par le docteur Gruby, dans une éruption mentagreuse et non dans un érythème ou un pityriasis du menton!..... Ne serait-ce pas qu'au temps où le docteur Gruby faisait ses recherches, ce champignon vivait dans les pustules ou dans les follicules et qu'aujourd'hui il ne végète plus que sur l'épiderme ? C'est un parti pris, personne ne veut admettre ni l'identité de nature, ni la succession de ces trois affections, *herpès circiné*, *herpès tonsurant*, *sycosis*, mais chacun veut avoir sa part de cette prétendue découverte.

Une discussion vient d'avoir lieu à l'Académie de médecine sur les parasites de la peau humaine. Mon collègue, M. Devergie, a cru devoir, à l'occasion d'un rapport sur la *dartre tonsurante* des chevaux, porter devant la docte assemblée les doctrines des micrographes ; je dirai, moi, pour

---

(1) *Journal des connaissances médico-chirurgicales*, par Lucas-Championnière (n° de septembre 1857).

parler avec plus de franchise , les principes exposés dans
cet ouvrage.

On s'était mépris sur le sens de mes paroles : j'avais dit,
en répondant à un mauvais argument de M. Cazenave, que
l'Académie était incompétente en matière de teignes ; sans
doute on aura pris cela pour une provocation, et l'on s'est
présenté devant elle armé de pied en cap, pour engager la
lutte contre les micrographes ; mais à peine commencé, le
combat a fini, faute de combattants. Que pense-t-on maintenant de ma témérité irrévérencieuse ?

Dans une lettre, adressée à M. le président de l'Académie , j'ai reproché à M. Devergie d'avoir passé sous silence mes travaux sur les affections parasitaires, d'avoir
tronqué mes phrases, d'avoir traduit inexactement le sens
de mes paroles, de s'être approprié mes idées en les déna-
turant : le lecteur impartial, qui aura pris connaissance du
rapport de M. Devergie, verra par la lecture de ces leçons
si tous ces reproches sont fondés.

A la tribune académique, M. Devergie, dans sa sollici-
tude pour tout ce qui peut m'intéresser directement, est
venu dire qu'il rejetait, comme n'ayant pas de caractère
véridique, les paroles que l'on me prête dans les leçons publiées par mes élèves. A cette occasion, je ne puis m'empêcher de réclamer toute la responsabilité des opinions
émises, des faits allégués dans ces écrits. Je laisse au jeune
médecin distingué, qui a bien voulu recueillir mes leçons
sur les affections parasitaires, tout le mérite de la rédaction,
mais il me paraît juste d'ajouter que, loin de donner plus
d'âpreté à mes paroles, il a parfois, au contraire, apporté
quelque adoucissement à mon langage.

En butte à des attaques passionnées, on conçoit aisément que j'aie dû éprouver une vive satisfaction en lisant les articles de M. Hardy, qui ont paru tout récemment dans le *Moniteur des hôpitaux*. Ce savant collègue n'a pu garder le silence en voyant le peu de cas qu'on faisait à l'Académie des progrès réalisés depuis quelques années à l'hôpital Saint-Louis, dans la thérapeutique des affections de la peau. Après avoir rendu pleine et entière justice à mes travaux, M. Hardy déclare qu'il accepte sans réserve mes doctrines sur les affections parasitaires, qu'il partage mes idées, et avec cet esprit droit, ce jugement sûr que tout le monde lui connaît, il n'a pas de peine à prouver que les maladies parasitaires forment une famille très naturelle dans la nosologie dermatologique.

Cette déclaration si franche, si explicite de notre honorable collègue a plus de valeur à nos yeux qu'une *sanction* donnée par toutes les académies de l'Europe; puisse-t-elle mettre un terme à des insinuations perfides contre lesquelles il est souvent plus difficile de se défendre que contre une accusation ouverte !

Les éditeurs n'ont rien négligé de ce qui pouvait être utile dans cette publication pour la rendre intéressante et compléter l'étude des parasites. Ils y ont ajouté des planches où se trouvent figurés tous les cryptogames de la peau humaine. On y remarquera surtout ceux de la pelade et des crasses parasitaires, qui n'ont été nulle part représentés d'une manière exacte.

E. BAZIN,

26 février 1858.

AVANT-PROPOS

Depuis la fin de mon internat dans les hôpitaux, de graves circonstances m'ont empêché d'acquérir le grade de docteur en me rendant impossible tout travail sérieux. Il reste encore aujourd'hui des traces profondes de la fâcheuse influence que j'ai subie; je le regrette d'autant plus que j'avais depuis longtemps un vif désir de consacrer des soins tout particuliers à cette nouvelle édition.

En relisant ces premières lignes que j'osai, il y a quatre ans, livrer à la publicité, avec l'encouragement et l'approbation peut-être trop facile d'un maître dont la bonté égale le talent, j'ai été étonné, à bon droit, que toutes les longueurs, les répétitions, avec tant d'autres imperfections de style, n'eussent pas nui davantage au succès de l'ouvrage. Sans doute la force des idées était irrésistible et la vérité, malgré tous les obstacles, devait faire son chemin.

Mon excellent maître m'a fait une part trop généreuse en me laissant tout le mérite de la rédaction; car je n'ai fait que reproduire ses paroles en respectant scrupuleusement l'ordre admirable qui brillait dans ses leçons; c'est là mon seul mérite, et je n'en saurais accepter d'autre. La confiance qui m'a été accordée au début de mes études médicales est pour moi un honneur qui restera gravé dans ma mémoire avec mes meilleurs souvenirs de jeunesse, et je serai toujours heureux d'avoir attaché mon nom à la publication des *Leçons théoriques et cliniques sur les affections cutanées parasitaires.* Je prie M. Bazin d'agréer comme un faible témoignage de ma reconnaissance les efforts que j'ai faits pour offrir au public une édition moins imparfaite que la première.

La partie la plus importante et la plus considérable de l'ouvrage n'a subi que de légères modifications. Les teignes et les crasses parasitaires avaient été traitées dans la première édition avec le soin et les développements que réclamaient des affections aussi intéressantes que peu connues. Aussi devais-je me borner à faire de simples corrections et quelques additions nécessitées par les critiques dont ces leçons avaient été l'objet. J'ai cité, en les discutant quelquefois, certains articles de journaux où les doctrines parasitaires étaient attaquées et singulièrement dénaturées ; j'ai reproduit textuellement, ne pouvant mieux faire, la réponse de mon maître aux critiques plus sérieuses de MM. Gibert et Hardy qui avaient fait des réserves et combattu certaines opinions de détails, tout en acceptant dans leur ensemble les théories nouvelles. Il est évident que sur plusieurs points la pensée de M. Bazin, mal rendue sans doute par le rédacteur, n'a pas été bien comprise. M. Gibert reproche à son collègue de faire une trop grande part aux parasites végétaux et de rattacher toujours à leur présence l'alopécie et le sycosis ; en outre, il lui fait dire que la pelade n'existe pas à titre d'affection distincte, qu'elle n'est qu'une phase avancée de la teigne tonsurante. Assertion et reproche tombent également à faux. —M. Hardy n'admet pas la division

de la teigne tonsurante en trois périodes, et il donne à cette
affection le nom de trichophytie, qui a peu de chance d'être
adopté par d'autres auteurs. — Je n'entre pas ici dans de
plus grands détails, et je me contente de signaler ces additions, que j'ai faites à l'historique de la teigne tonsurante
en empruntant quelques pages aux leçons professées
en 1860 par mon savant maître, et publiées par M. le docteur Guérard (1). C'est dans cette publication récente qu'il
est question pour la première fois d'une variété de teigne
tonsurante désignée sous le nom de *fausse pelade* à cause
de son analogie avec la vraie pelade ; — fait d'une certaine importance, puisqu'il donne une explication très plau-
sible de l'erreur où sont tombés les cliniciens et les micrographes qui n'ont pas distingué les deux affections.

A l'exemple de M. Bazin, j'ai passé sous silence les critiques des auteurs qui ferment obstinément les yeux à la
lumière pour ne pas accepter des théories qu'ils ont si longtemps combattues ; tout proteste aujourd'hui contre leur
opinion. — Cependant il m'avait semblé à propos de ne
pas laisser sans réponse le dernier travail de M. Chausit
sur le sycosis ; mais après avoir lu et relu attentivement
cette brochure, je n'y ai trouvé que des assertions sans
fondement, des insinuations calomnieuses, des erreurs de
fait et d'interprétation, des arguments réfutés cent fois, des
prédictions sinistres sur les terribles et prochains châti-
ments réservés aux fauteurs de tant de désordre scientifique..... ; le tout habilement couronné par trente-neuf
observations dont la valeur n'égale pas le nombre. Je ne

---

(1) *Leçons théoriques et cliniques sur les affections cutanées artificielles.*
Adrien Delahaye, éditeur.

ferai pas à mon maître l'injure de le défendre contre des attaques aussi violentes que peu méritées ; le public compétent a déjà fait justice de ces accusations. Il me répugnerait d'ailleurs de suivre M. Chausit sur un terrain où l'on compromet trop facilement sa dignité sans aucun profit pour la science.

J'ai tâché de combler une lacune importante qui existait dans la première édition de cet ouvrage.—M. Bazin n'avait consacré qu'une leçon aux affections cutanées produites par les animaux parasites ; pressé par le temps, il s'était borné, comme il l'a dit, à poser les jalons d'un travail qu'il ne pouvait pas achever. Je me reprochais moi-même d'avoir écourté peut-être une leçon que j'aurais dû compléter. Aussi ai-je accédé volontiers au désir de mon savant maître en donnant, dans cette édition, plus de développement aux affections cutanées produites par le pou, la puce, le sarcopte, sans omettre l'histoire naturelle de ces animaux dans ses détails essentiels. — D'ailleurs ma tâche était facile ; je trouvais dans l'édition précédente des matériaux riches et abondants, j'avais aussi entre les mains quelques ouvrages spéciaux où je n'ai pas craint de puiser trop largement. — C'est aux *Éléments de zoologie médicale* de M. Moquin-Tandon et à la *Notice sur la gale* de M. Lanquetin que j'ai fait les principaux emprunts. J'ai trouvé dans ce dernier ouvrage un historique aussi complet qu'intéressant dont je n'ai pu donner qu'un résumé imparfait, car c'était pour moi un devoir de ne pas écrire un traité de la gale ou de la phthiriase sous prétexte de combler une lacune. J'ai donc évité tout développement qui ne me paraissait pas indispensable, je m'en suis tenu aux faits principaux, afin de laisser toujours, dans ces leçons, la place la plus importante aux végétaux parasites.

J'ai indiqué au moyen de parenthèses, rarement omises par l'imprimeur, les changements que j'ai cru devoir faire aux chapitres des teignes et des crasses parasitaires; mais les additions étaient trop nombreuses pour me permettre la même indication dans la partie qui traite des parasites animaux. J'ai cependant respecté autant que possible non-seulement l'ordre suivi par M. Bazin, mais aussi ses paroles recueillies autrefois et trop infidèlement reproduites dans la première publication.

Dans toutes ces modifications, pour ne pas nuire à l'unité de l'ouvrage, j'ai laissé la parole au savant professeur; mais il est juste que je porte seul la responsabilité des erreurs qui ont pu se glisser par ma seule faute dans la deuxième édition des *Leçons théoriques et cliniques sur les affections parasitaires*. J'aurais vivement désiré soumettre ce nouveau travail à l'approbation si bienveillante de mon excellent maître ; je regrette que des circonstances fâcheuses, en me tenant éloigné de Paris, m'aient privé de cette satisfaction.

1er août 1862.

Alfred POUQUET.

LEÇONS THÉORIQUES ET CLINIQUES

SUR LES

AFFECTIONS CUTANÉES

PARASITAIRES.

En terminant mes leçons de l'année dernière, je vous avais promis de continuer, cette année, le parallèle si intéressant de la scrofule, de la syphilis, de la dartre et de l'arthritis.

Après avoir suivi ensemble les différentes manifestations de ces diverses maladies sur les systèmes cutané, muqueux, cellulaire et ganglionnaire, nous devions aborder l'étude des affections plus profondes, et j'aurais pu sans peine vous convaincre que la scrofule, quand elle atteint les os, les articulations, les viscères, se présente toujours avec des caractères qui n'appartiennent qu'à elle, et qui, par conséquent, la distinguent toujours de la syphilis, de la dartre et de l'arthritis dans leurs manifestations profondes.

Pourquoi donc ai-je abandonné ce sujet, et pourquoi ai-je choisi, pour mes leçons de cette année, l'étude des affections cutanées parasitaires?

Deux raisons surtout m'ont déterminé à interrompre mes leçons de l'année dernière.

D'abord je n'ai point, ce que je devais avoir, mon service de femmes scrofuleuses, et vous savez que, chez la femme, la scrofule se montre avec des caractères aussi tranchés, plus tranchés peut-être que chez l'homme.

En second lieu, la publication de mes dernières leçons n'étant pas encore achevée, il m'était impossible de continuer un sujet dont mes nouveaux auditeurs n'auraient pu connaître la première partie.

J'ai voulu reprendre, cette année, l'étude des affections parasitaires, parce que ce sujet n'a été traité que d'une manière tout à fait incomplète dans mes leçons de 1855 : je n'ai pas dit un mot des parasites animaux, et c'est tout au plus si j'ai consacré une leçon à la description des différentes variétés de teignes. — Le moment m'a paru opportun de faire, cette année, avec vous, une étude sérieuse, complète, approfondie, de ces affections parasitaires les plus intéressantes peut-être, et, sans contredit, les plus négligées de la pathologie cutanée. Elles forment une classe très nombreuse, très variée; chaque jour, elles donnent lieu aux méprises les plus fâcheuses, et je ne saurais dire combien de malades (tant le nombre en est considérable!) sont venus ici nous consulter, portant une affection parasitaire que des confrères très habiles avaient rattachée à la dartre ou, plus souvent, à la syphilis.

Entrons maintenant dans notre sujet, et permettez-moi, avant tout, de vous donner une définition claire et précise des termes que nous emploierons; car, vous le savez, pour s'entendre sur les choses, il faut d'abord s'entendre sur les mots.

Qu'est-ce donc qu'un parasite — une affection parasitaire — une maladie parasitaire ?

On donne le nom de *parasite* à un être organisé, végétal ou animal, qui, fixé sur un autre être, puise exclusivement sur cet autre être les éléments de sa subsistance.

« Voilà, si je ne m'abuse, une définition nette, claire, précise, qui ne doit laisser dans l'esprit aucune incertitude et permet de dire, sans hésitation, si telles plantes, tels insectes sont des parasites ou n'en sont pas. Ai-je besoin d'ajouter que je ne considère pas comme des parasites les mouches, les cousins, les punaises qui ne se trouvent qu'accidentellement sur la peau des animaux et sur celle de l'homme ? Ces insectes font à la peau des piqûres d'où résultent des affections cutanées qu'il est intéressant de connaître pour éviter des méprises fâcheuses ; j'ai assigné à ces affections une place naturelle dans mes leçons de 1860 (1). C'est à tort, ai-je dit, que M. Moquin-Tandon range le rouget parmi les animaux parasites, et qu'il en fait une espèce de transition entre les épizoaires vivant sur la peau et les épizoaires vivant dans son tissu. Cette arachnide ne se trouve qu'accidentellement sur l'homme ; son milieu habituel est ailleurs : c'est dans les champs et dans les bois, sur les feuilles et les tiges de certains végétaux qu'elle naît, vit et se propage ; le nom de parasite ne saurait donc lui être appliqué (2). »

Il y a deux classes de parasites : les *parasites animaux* et les *parasites végétaux*. Les uns et les autres peuvent se montrer sur des animaux ou sur des végétaux. — Je ne m'occuperai que des parasites qui vivent sur la peau de l'homme.

---

(1) *Leçons théoriques et cliniques sur les affections cutanées artificielles*, etc., professées par le docteur Bazin, médecin de l'hôpital Saint-Louis, chevalier de la Légion d'honneur, rédigées et publiées par le docteur Guérard, ancien interne de l'hôpital Saint-Louis. Paris, Adrien Delahaye, libraire-éditeur, 1862.

(2) *Loco citato*, p. 6.

L'*affection cutanée parasitaire* est une affection de la peau produite directement par le parasite lui-même, ou symptomatique d'une maladie parasitaire.

Enfin, sous le nom de *maladie parasitaire*, nous entendons un état particulier et accidentel de l'organisme qui se montre par suite de la présence d'un parasite (animal ou végétal) sur un point quelconque du corps et qui se manifeste par un ensemble de symptômes, de lésions et d'affections.

Ainsi, la teigne tonsurante est un état qui embrasse toutes les expressions se rattachant à l'existence d'un végétal parasite : disques érythémateux, herpès circiné, eczéma et lichen circonscrits, pustules, tubercules..... **La teigne tonsurante** est donc une maladie parasitaire; l'une quelconque de ses manifestations, l'herpès circiné, par exemple, est une affection parasitaire; et le parasite lui-même, c'est le *trichophyton.*

Je crains que vous ne compreniez pas bien, et, par suite, que vous trouviez subtile la distinction que j'ai établie entre l'*affection* parasitaire et la *maladie* parasitaire. Sans doute, il est difficile de poser des limites fixes, et quelquefois, en présence de tel sujet, on ne saurait dire s'il y a maladie parasitaire ou simplement affection; il n'en est pas moins vrai que la différence est grande entre l'une et l'autre, puisque la première est un état dont la seconde n'est qu'une des manifestations. Je n'insiste pas davantage, cette question n'ayant qu'une médiocre importance, à cause de l'ordre que j'adopterai dans cette étude; vous me comprendrez mieux tout à l'heure.

Le parasite fixé sur la peau de l'homme joue le triple rôle de cause, de symptôme et de lésion.

1° Il joue le rôle de cause en déterminant des lésions physiques. — En traçant son sillon, l'acarus soulève et détruit

les couches superficielles de l'épiderme. — L'*achorion*, dans
le favus, dissocie, en se développant, les deux lamelles épidermiques entre lesquelles il est placé, et, quand il existe
depuis longtemps, il produit souvent des cicatrices indélé-
biles. D'autres fois le même parasite se développe sous
l'ongle, le soulève, le détruit lentement, et finit par le perforer.

Outre ces lésions purement mécaniques, il provoque, à une
certaine période de son existence, des éruptions cutanées
diverses : herpès, eczéma, lichen, pityriasis, ecthyma, etc.,
sur la disposition spéciale desquelles j'appellerai plus loin
votre attention. Déjà, à ce moment, s'est développée dans
l'organisme une aptitude sans laquelle ces éruptions ne sauraient se manifester.

Ici, comme dans toute maladie, nous trouvons deux causes
dont le concours est nécessaire, l'une externe, l'autre interne. C'est cette dernière que j'ai déjà désignée sous le nom
d'*aptitude*, et que je vous prie de ne pas confondre avec la
condition de terrain. La maladie peut être considérée comme
la résultante de ces deux forces interne et externe. Le parasite ne peut rien sans l'aptitude de l'organisme, et sans le
parasite, cette aptitude demeure stérile. — J'ai eu l'occasion
d'observer un sujet dont la peau des mains était couverte
de sillons et d'acares, sans qu'on pût trouver la moindre
trace de la plus légère éruption : évidemment, dans ce cas,
il y avait défaut d'aptitude, et le sujet n'avait pas la *psore*,
quoique les conditions de terrain fussent très favorables au
développement des parasites. Vous voyez donc que les conditions locales et l'aptitude sont choses très différentes.
J'ajoute, car cet exemple renferme plus d'un utile enseigne-
ment, qu'ici devient manifeste la légitimité, je dirai volontiers la nécessité de la distinction que j'ai établie entre la

maladie et l'affection. — N'a pas de maladie qui veut!

2° Le parasite est aussi symptôme.—N'est-ce pas, en effet, l'*achorion* qui constitue ces godets si remarquables dans le favus? N'est-ce pas également le *trichophyton* qui forme ces gaînes blanches qui entourent et masquent les poils cassés, dans la teigne tonsurante? Eh ! ne savez-vous pas tous que, dans la gale, ce petit point blanc, brillant, que l'on voit à l'extrémité du sillon, n'est autre chose que l'acarus?

3° J'ai dit, enfin, que le parasite jouait le rôle de lésion. Il joue ce rôle par son mélange avec les éléments cutanés qu'il a altérés, ou avec les produits morbides dont il a provoqué la formation.

J'attache une très grande importance à ce triple rôle que joue le parasite dans les affections cutanées. Vous verrez, en effet, que ces idées sont loin d'être admises par tous les dermatologistes, et je désire bien vous faire comprendre en quoi ma doctrine est différente des autres.

Dans un grand nombre de maladies, dans la fièvre typhoïde et dans le choléra, par exemple, on voit souvent se développer des parasites. Leur existence est incontestable, mais ils diffèrent essentiellement des parasites cutanés, que nous étudierons. — Ils ne jouent pas le triple rôle de cause, de symptôme et de lésion. — Ils n'ajoutent rien à la maladie dans laquelle ils se produisent, et leur développement a lieu sur des tissus altérés ou sur des produits de nouvelle formation. Ce ne sont donc que des parasites de la lésion morbide, qui méritent à peine de fixer l'attention du médecin.

Eh bien ! beaucoup de dermatographes n'attachent pas plus d'importance à nos parasites cutanés qui, pour eux, se développent seulement sur des produits de sécrétion altérés, ou ne se montrent jamais en dehors d'un certain état morbide de l'organisme.

Lisez, dans le livre de M. Cazenave, le mode de production du champignon favique, et, dans celui de M. Devergie, le chapitre qui traite de la gale, et vous verrez à quel triste rôle est réduit le parasite.

Pour M. Cazenave, le champignon (quand il existe) ne forme qu'une très petite partie des couches faviques, lesquelles se composent, en presque totalité, de matière sébacée, et c'est toujours sur cette matière sébacée altérée que le parasite se développe. — La vérité est, je crois vous l'avoir déjà dit, que ces croûtes jaunes du favus sont exclusivement constituées par ce végétal parasite auquel les naturalistes donnent le nom d'*achorion*.

M. Devergie fait un peu plus d'honneur au parasite animal. — L'acarus peut être engendré spontanément sous l'influence d'un état morbide de l'organisme, par suite d'une altération particulière des humeurs ; mais dès qu'il est créé, ce parasite joue un rôle actif et contribue au développement des diverses éruptions qui se manifestent dans la gale. — En un mot, l'acarus, qui n'est d'abord qu'un effet de la maladie, est plus tard élevé à la dignité de cause.

Vous ne sauriez croire quelle funeste influence ces doctrines ont exercée sur la thérapeutique des affections cutanées parasitaires. Et, pour ne citer qu'un exemple, pourquoi, en 1848, se bornait-on encore aux frictions partielles dans le traitement de la gale, lorsque depuis longtemps déjà Helmerich et Burdin, son élève, avaient montré l'efficacité de la friction générale? — C'est qu'en considérant l'acarus comme un produit de la maladie, on ne pouvait donner qu'une mauvaise explication de la supériorité des frictions générales; la destruction de l'acarus n'était rien moins qu'importante, il fallait avant tout corriger les humeurs, comme le dit expressément Burdin, et, pour cela, il suffisait de faire absorber

par la peau *quatre onces de pommade* : la friction générale
n'était préférable qu'en permettant l'absorption de la quantité voulue de pommade. On put donc croire après Burdin
que plusieurs frictions partielles équivalaient à une friction
générale, et cette dernière fut négligée.

Déjà vous avez vu que ma doctrine sur le rôle des parasites cutanés n'était pas généralement adoptée ; vous le comprendrez mieux encore par les considérations historiques
générales dans lesquelles nous allons maintenant entrer.

HISTORIQUE. — Les animaux parasites ont été connus bien
plus tôt que les végétaux parasites. La connaissance du pou
et de la puce remonte sans doute à l'antiquité la plus reculée ;
celle de l'acarus est d'une date moins ancienne; Avenzoar est
le premier auteur qui en fasse mention.

Quant aux végétaux parasites, leur découverte est toute
récente; il y a à peine vingt-cinq à trente ans que Schœnlein, le premier, a décrit, sous le nom d'*oïdium*, le végétal
parasite de la teigne faveuse, aujourd'hui connu sous le nom
d'*Achorion Schœleinii*.

Depuis cette époque, on a observé et décrit les champignons des autres variétés de teigne, et à ces intéressantes
découvertes se rattachent les noms des micrographes les plus
distingués, parmi lesquels nous devons surtout citer MM. Remak, Bennett, Fuchs, Lebert, Gruby et Ch. Robin.

Ne croyez pas que la connaissance des affections et des
maladies parasitaires ait accompagné ou suivi de près la découverte des parasites. Turner, qui écrivait dans le siècle
dernier, fait dans son ouvrage un groupe des différents parasites, et, dans ce groupe, on trouve l'histoire de l'acarus à
côté de celle du pou et de la puce ; puis, dans un autre chapitre, le même auteur traite de la gale, qu'il considère

comme une maladie des humeurs : le parasite n'est ainsi, vous le voyez, qu'un simple produit de la maladie.

Les champignons sont connus depuis plus de vingt années, et leur histoire est aujourd'hui à peine achevée.

Comme dans toutes les découvertes en médecine, on n'est arrivé que pas à pas à la vérité, en marchant toujours du simple au composé. — D'abord ce sont les symptômes qui frappent : aussi le prurit et l'érythème produits par le parasite sont-ils la première chose mentionnée par les auteurs. — Plus tard, on arrive aux affections, et depuis Mercuriali jusqu'à Willan, on trouve des descriptions exactes et de plus en plus complètes des affections cutanées que les parasites déterminent. — Enfin, pour arriver à la connaissance de la maladie parasitaire, il fallait apprécier les rapports des diverses affections entre elles, grouper ces affections, travail évidemment sérieux et plus difficile, d'autant plus que les manifestations se rattachant à un même parasite étaient plus nombreuses. C'est ainsi que les maladies les plus simples sont très bien connues depuis très longtemps (teignes achromateuse et décalvante, désignées sous le nom commun de *pelade*), tandis que les plus compliquées (gale et surtout teigne tonsurante) sont, aujourd'hui encore, méconnues dans leur unité par le plus grand nombre des médecins.

Dans les traités spéciaux de dermatologie, les animaux parasites occupent une place; mais on y trouve plutôt des groupes de parasites que des affections cutanées parasitaires. Turner nous en a déjà fourni un remarquable exemple.

Dans ces mêmes ouvrages, il n'est pas question des végétaux, ou, s'ils sont mentionnés, ce n'est qu'à l'état d'hypothèse : je vous ai déjà dit combien peu d'importance certains auteurs leur accordaient.

Peut-être quelques esprits rêveurs sont-ils aujourd'hui

disposés à voir des champignons dans toutes les affections,
dignes émules de Raspail qui, vous le savez, admet, dans
toutes les maladies, des animaux parasites auxquels il attribue une importance capitale. Tenez-vous toujours dans
une grande défiance en présence de doctrines entachées d'une
si évidente exagération ; mais n'allez pas non plus, avec
M. Cazenave, vous jeter dans un excès contraire, et, par une
crainte exagérée du morbidisme végétal, nier jusqu'à l'existence des végétaux parasites. Vous êtes entre deux écueils
qu'il faut savoir également éviter.

Parmi les médecins de l'hôpital Saint-Louis, M. Hardy est
le premier, après nous, qui ait admis l'existence des végétaux parasites ; — viennent ensuite M. Gibert, et, après lui,
M. Devergie, qui, dans la seconde édition de son ouvrage qu'il
a fait paraître tout récemment, reconnaît aux champignons
une existence incontestable ; et, bien que dans cet ouvrage le
végétal parasite (mycoderme) n'occupe pas sa vraie place, on
doit assurément quelques éloges à notre honorable collègue
pour avoir donné le premier signal en faisant prendre rang
dans la science à nos parasites des teignes.

Maintenant, pourquoi ne le dirais-je pas, ce livre renferme
une multitude d'erreurs : erreurs de dates et de faits, erreurs d'appréciations et d'interprétations, erreurs de doctrines..... Je n'en finirais pas si je voulais les signaler toutes.
Ces erreurs innombrables ont été relevées, les principales au
moins, dans une excellente brochure que vous lirez avec
intérêt (1).

Qu'il me soit cependant permis de répondre à une injuste
accusation de M. Devergie. « Vous avez, me dit-il, tout ren-
versé, vous n'avez rien édifié..... Vous professez un profond

_____

(1) *Réfutation des erreurs que contient le livre de M. Devergie*, etc., par
M. Deffis. Paris, Leclerc, éditeur, 1857.

mépris pour les noms séculaires..... » — J'avoue que je croyais avoir apporté un peu d'ordre et de clarté dans l'étude des affections parasitaires ; je croyais aussi avoir, plus que tout autre, respecté la tradition, en conservant de vieux mots tombés en désuétude, tels que ceux de *teigne*, de *pelade*. Et si ces mots n'ont plus dans ma bouche leur ancienne signification, faut-il m'en faire un reproche? Ne devais-je pas, en les conservant, les mettre en harmonie avec les progrès de la science?

Je n'ai donc pas bouleversé la science, mais bien plutôt et seulement celle de M. Devergie. Pour vous en convaincre, comparez les deux éditions de son ouvrage : — c'est en vain que vous chercherez dans la première le groupe de maladies à champignons.

On peut, dans l'étude des parasites, se placer à plusieurs points de vue, et suivre l'ordre nosographique, l'ordre sémiotique ou l'ordre étiologique ; c'est cette dernière marche que j'adopterai.

DES

AFFECTIONS CUTANÉES PARASITAIRES.

EN GÉNÉRAL.

L'étude des affections cutanées parasitaires comprend la nosographie, l'étiologie, la sémiotique et la thérapeutique ; nous prendrons d'abord la nosographie, qui embrasse les symptômes, la marche, la durée et la terminaison.

SYMPTÔMES. — Ils sont très nombreux et peuvent être rapportés à quatre ordres différents : 1° symptômes fournis par le parasite lui-même ; — 2° symptômes fournis par les modifications physiques que le parasite imprime à la peau et à ses annexes ; — 3° symptômes se rattachant aux diverses éruptions symptomatiques de la maladie parasitaire ; — 4° enfin, phénomènes sympathiques consistant le plus souvent dans des troubles d'innervation de la peau, et quelquefois dans des troubles d'autres appareils.

Reprenons successivement ces divers symptômes.

1° *Symptômes fournis par le parasite.* — Les parasites sont visibles (à l'œil nu ou à la loupe) ou invisibles, et, dans ce cas, le microscope est nécessaire pour les apercevoir. Ils sont, vous le savez, de deux sortes : végétaux ou animaux.

Les végétaux parasites ont un siége anatomique qui ne varie pas ; qu'ils vivent aux dépens des poils, des ongles ou de l'épiderme, c'est toujours le même terrain qu'ils occupent, c'est-à-dire cette partie de la peau si connue sous le nom de *corps muqueux* de Malpighi : c'est la couche profonde de l'épiderme, formée de cellules molles ou pigmentaires.

Comme toute plante, ces parasites demeurent fixes dans la région qu'ils occupent, et, s'ils prennent de l'extension, c'est toujours par un développement intrinsèque. Quelquefois, souvent même, ils paraissent en un point plus ou moins éloigné de leur siége primitif, mais c'est toujours mécaniquement qu'ils ont été transportés dans ce point, et le grattage joue le principal rôle dans ce transport de la matière champignonneuse.

Voici en effet ce qui arrive. Un malade porte du favus au cuir chevelu ; il éprouve des démangeaisons et se gratte ; en se grattant, il ne songe assurément à rien moins qu'à éviter les croûtes dont sa tête est couverte, et il s'introduit ainsi, sous l'ongle, une certaine quantité de matière favique, qui, plus tard, sera portée par les doigts sur tel ou tel point du corps où elle pourra se développer. Mais, sous l'ongle même, le parasite occupe un terrain favorable ; aussi voyons-nous souvent du favus unguéal chez les malades affectés depuis longtemps de teigne faveuse.

Tantôt (ce n'est jamais qu'au début) le parasite se présente recouvert d'une lamelle épidermique (couche cornée de l'épiderme) ; — tantôt, cette lamelle ayant cédé à la pression du champignon, ce dernier est à nu à la surface de la peau ; — quelquefois aussi le parasite est mélangé à des débris épidermiques ou à de la matière pigmentaire, et il est impossible à l'œil de distinguer l'élément parasitaire de l'élément cutané.

Ce sont des moisissures régulières ou irrégulières, remarquables par leur sécheresse, leur couleur jaune paille, leur odeur comparée, avec raison, à l'odeur de souris..... (favus) ;

— ou bien, des lamelles très minces et sèches, d'un blanc jaunâtre (favus épidermique) ; — d'autres fois, ce sont des filaments courts et d'un très beau blanc (teigne tonsurante) ; — un duvet grisâtre (pelade) ; — des taches couleur café au lait, plus ou moins analogues à celles qui recouvrent la peau des gens malpropres, tantôt rares et espacées, tantôt réunies sur de larges surfaces (*chloasma* et *pityriasis versicolor*) ; — quelquefois, enfin, c'est une crème blanche fixée à la surface d'une muqueuse.

Les animaux parasites ne sont pas fixes dans leur siége, comme les champignons ; et il y a ici une distinction à faire parmi ces parasites animaux : les uns, comme les poux et les puces, étant sans cesse en mouvement, tandis que les autres, tels que les morpions et les acares, ne quittent, pour se mouvoir, leur retraite épidermique qu'à certains moments, dans certaines conditions.

Aussi peut-on également distinguer ces parasites d'après le siége anatomique qu'ils occupent : les uns sont toujours à la surface de la peau, et les autres se logent habituellement sous une couche épidermique.

On doit enfin mentionner, à côté des animaux parasites, les lentes, les chiures de puces, les féces d'acares qui produisent ces légères traînées, connues sous le nom de sillons, dont la valeur est si grande dans le diagnostic de la gale.

2° *Symptômes fournis par les modifications physiques que le parasite imprime à la peau et à ses annexes.* — Ces modifications dépendent souvent d'une pression mécanique exercée par le parasite ; — souvent aussi c'est un changement de couleur affectant la peau (vitiligo), les poils (diverses teignes) ou les ongles (favus unguéal) ; — d'autres fois c'est une disjonction des éléments cutanés (sillons de l'acarus) ; — enfin, il peut y avoir rupture des petits vaisseaux de la peau, et, par conséquent, hémorrhagie cutanée (piqûres de puces).

3° *Symptômes fournis par les éruptions symptomatiques de la maladie parasitaire.* — Ces éruptions, très variées et très nombreuses, comprennent les huit ordres de Willan, et même, vous le verrez, le cadre des willanistes est insuffisant.

Dans l'ordre des exanthèmes, les éruptions parasitaires sont nombreuses : souvent l'érythème, sous forme d'anneaux ou de disques, signale le début de la teigne tonsurante, et quelquefois de la teigne faveuse. Eh! ne connaissez-vous pas tous cette aréole érythémateuse qui succède à une piqûre de puce? — Je signalerai aussi la stomatite érythémateuse qui précède le développement de l'*oïdium albicans* (muguet), et certaines roséoles par lesquelles le parasite annonce souvent sa germination.

Les éruptions papuleuses ne sont pas moins communes : elles appartiennent à certaines variétés de mentagres, et elles ne manquent presque jamais dans la gale.

L'ordre des vésicules nous offre l'herpès circiné auquel nous attachons une importance capitale dans le diagnostic de certaines teignes ; de petits groupes eczémateux, de forme plus ou moins arrondie......

Rien de plus commun que les pustules dans la gale, la mentagre.

Les bulles se voient plus rarement et appartiennent presque exclusivement à la gale.

Dans le sycosis (troisième période de la teigne tonsurante), existent des tubercules plus ou moins nombreux, plus ou moins volumineux.

Comme affections squameuses, nous trouvons le *pityriasis alba* (deuxième période de la teigne tonsurante), le *pity-*

riasis versicolor (dont je viens de vous montrer un si bel exemple), qui, pour beauçoup de médecins, doit être rattaché à la dartre, et que je considère, moi, comme une affection essentiellement parasitaire.

Dans le dernier ordre, celui des macules, signalons le chloasma, ou masque des femmes enceintes, certaines variétés de vitiligo, le purpura qui succède à une piqûre de puce.

En dehors de ces ordres nous avons : les godets faviques, les furoncles parasitaires, les abcès dermiques.....; j'avais donc raison de vous dire que le cadre de Willan était trop étroit pour nos parasites; et, en résumé, vous voyez que ces derniers, jouant le rôle de corps étrangers, peuvent produire toutes les formes des inflammations de la peau et quelquefois aussi des angioleucites et des adénites.

Les éruptions symptomatiques viennent par poussées successives, et ce sont tantôt des affections de même forme, et tantôt des affections de forme différente : ainsi les éruptions vésiculeuses se succèdent souvent chez les sujets affectés de parasites; d'autres fois, c'est une poussée de pustules qui remplace les affections vésiculeuses.

Ordinairement, le nombre et l'étendue des affections parasitaires sont en rapport direct avec le nombre des parasites; mais cette règle souffre de nombreuses exceptions.

Enfin, à ces éruptions symptomatiques on doit rattacher divers troubles fonctionnels qui sont tout à fait indépendants de la cause parasitaire et sont propres à l'éruption; je veux parler des démangeaisons, du sentiment de brûlure..., et de quelques modifications physiques de la peau ou de ses annexes.

4° *Phénomènes sympathiques.* — Les premiers qui paraissent sont des troubles de l'innervation cutanée. C'est le prurit, qui manque si rarement, et qui souvent se fait sentir, n'étant accompagné d'aucun autre symptôme, avant qu'on puisse asseoir un diagnostic : c'est là un fait très commun dans la gale.

Ordinairement le prurit existe avant, pendant et après les éruptions parasitaires. Est-il produit directement par le parasite, ou bien dépend-il du phénomène éruptif ? — C'est une question à laquelle il est difficile de répondre.

Toutefois une distinction importante doit être faite : tantôt, en effet, le prurit est franc et en même temps modéré; tantôt il est violent et accompagné d'un sentiment de tension, de brûlure. — Peut-être, le prurit franc appartient-il au parasite, et le prurit avec brûlure aux éruptions symptomatiques; mais ce n'est là qu'une hypothèse, et le fait n'a d'ailleurs qu'une médiocre importance.

Quel que soit son caractère, qu'il dépende du parasite ou des éruptions parasitaires, le prurit augmente ordinairement pendant la nuit, surtout quand il s'agit de parasites animaux. La violence des démangeaisons nocturnes est un fait bien connu des galeux; et les habitudes de l'acarus, qui semble ne se reposer pendant le jour que pour opérer plus de ravages pendant la nuit, donneraient de ce fait une explication assez satisfaisante, si pareille augmentation du prurit pendant la nuit ne se rencontrait également dans les teignes, dans les affections dartreuses.....

Après les troubles de l'innervation cutanée, nous devons placer l'insomnie, la fatigue, l'inappétence.

Plus tard, à une époque avancée de la maladie, un autre ordre de phénomènes sympathiques apparaît, phénomènes très rares aujourd'hui, grâce aux progrès de la thérapeutique : je veux parler des symptômes de la cachexie parasitaire dont nous avons ici observé plusieurs exemples, et dont vous trouverez plus loin un tableau assez fidèle, emprunté d'ailleurs

à M. Devergie et déjà publié dans mes leçons de 1855. — Il
semble que le parasite, à mesure qu'il prend de l'extension,
absorbe l'individu aux dépens duquel il vit ; et certaines maladies du ver à soie nous offrent un remarquable exemple de ce
singulier phénomène. Sans doute, chez les malades atteints
de favus généralisé, une altération profonde de l'organisme
peut résulter, ainsi qu'on le voit à la suite de brûlures très
étendues, du défaut d'action de la peau couverte de croûtes
épaisses ; mais les autres fonctions importantes ne tardent
pas à se déranger, le malade tombe au dernier degré de la
chloro-anémie et la mort est inévitable. Aujourd'hui, je puis
le dire avec orgueil, nous sommes à l'abri de pareils accidents.

Marche, durée, terminaisons. — Le début de l'affection est
quelquefois immédiat, par exemple dans la piqûre de puce ;
— ordinairement, il y a un temps d'incubation qui peut varier
d'un jour à six semaines, et pendant lequel on n'observe que
bien rarement du prurit ; d'où l'on pourrait conclure, peut-
être avec raison, que le prurit est plutôt lié aux éruptions
qu'au parasite.

La marche des affections varie avec l'âge du parasite ; une
éruption se termine pour être remplacée bientôt par une
autre : quant à la maladie, elle suit une marche progressive,
et la durée en est ordinairement indéfinie.

Terminaisons. — Abandonnée à elle-même, la maladie
peut, quand elle ne se prolonge pas indéfiniment, se terminer par la guérison ou par la mort.

Pouvons-nous comprendre la possibilité d'une guérison
spontanée avec nos idées sur la nature des teignes ? — Oui
assurément. — Il faut pour le développement du parasite
certaines conditions organiques que nous ne connaissons pas;
dans beaucoup de maladies graves, dans le choléra, la fièvre

typhoïde, par exemple, le favus et la gale semblent disparaître pour un moment; le parasite sommeille, parce que les conditions actuelles de l'économie ne lui conviennent pas; eh bien ! de ce sommeil à la mort il peut n'y avoir qu'un pas. D'ailleurs, les cas de guérison spontanée sont extrêmement rares.

La mort peut survenir par le développement de la chloro-anémie et de la cachexie parasitaire.

Grâce à l'intervention de l'art qui détruit le parasite, cause de tous les accidents, la mort n'existe plus comme terminaison de la maladie, et l'on en peut dire autant de la prolongation indéfinie; cependant on a souvent encore l'occasion d'observer, par suite de l'incurie des malades ou de l'ignorance des médecins, des exemples de cette dernière qui, à proprement parler, ne peut être appelée une terminaison. Ne voyons-nous pas ici presque chaque jour des teignes faveuses datant de vingt-cinq ou trente ans, et des mentagres presque aussi anciennes?

COMPLICATIONS. — Elles consistent quelquefois dans la coexistence d'affections de même nature, c'est-à-dire d'affections parasitaires ; — tantôt on trouve en même temps plusieurs espèces de parasites végétaux ; — tantôt plusieurs espèces de parasites animaux ; — tantôt, enfin, les parasites animaux et les parasites végétaux sont réunis sur un même sujet. Ainsi, on peut avoir du favus avec de la teigne tonsurante, des poux avec des acares, de la teigne avec de la gale ou des poux.

Mais les maladies constitutionnelles sont des complications plus sérieuses des affections cutanées parasitaires; sous leur influence surviennent des éruptions qui rendent le diagnostic plus difficile, le traitement plus long et plus pénible. La scro-

fule complique plus souvent le favus, et la syphilis plus souvent la teigne tonsurante.

ÉTIOLOGIE. — Les causes appartiénnent à deux catégories
bien distinctes : nous étudierons, dans la première, les causes
prédisposantes et la prédisposition; dans la seconde, les
causes déterminantes ou les parasites eux-mêmes.

L'âge et le sexe exercent une influence incontestable;
chaque âge a ses parasites, et ces derniers semblent affecter
tel ou tel siége de prédilection. Les poux de la tête se trouvent surtout chez les enfants, et les poux du corps chez les
vieillards. La teigne tonsurante occupe plus souvent dans
l'enfance le cuir chevelu, et la face dans l'âge adulte. —
Le sexe influe non-seulement sur le siége, mais encore sur
la marche et la durée de l'affection. Tout le monde sait que
les sillons de l'acarus doivent être cherchés à la région
pénienne chez l'homme, et chez la femme à la région mam-
maire. — La teigne tonsurante de la face a ordinairement
une longue durée chez l'homme, et arrive presque toujours
à la période mentagreuse ; — chez la femme, elle ne dépasse
pas la première période, et sa durée est beaucoup moindre.
La raison de cette différence est sans doute dans le peu de
développement du système pileux de la face dans le sexe
féminin; car, aux parties sexuelles, la marche et la durée de
la maladie ne diffèrent pas sensiblement dans l'un et l'autre
sexe.

Le tempérament et la constitution jouent aussi un certain
rôle ; les sujets lymphatiques ont une prédisposition évidente
aux affections vésiculeuses ou pustuleuses ; les sujets bilieux
et nerveux ont plus souvent des éruptions papuleuses.

Certaines conditions physiologiques (la grossesse par
exemple) ont de l'influence sur le développement de tel para-

site et sur le siège qu'il occupe ; ainsi le *chloasma* et le *pity-riasis versicolor* ne sont qu'un seul et même champignon (*microsporon furfur* ou mieux *epidermophyton*) ; l'un occupe toujours le visage (c'est le masque des femmes enceintes), et l'autre se fixe plus volontiers sur le tronc.

Plusieurs fois déjà je vous ai parlé, mais indirectement, de l'action des causes morbides, les unes favorables, les autres défavorables. Sans doute vous n'avez pas oublié cette dispa-rition momentanée de la gale et du favus, ce sommeil du parasite dans la fièvre typhoïde, le choléra. La scrofule et la syphilis, au contraire, prédisposent singulièrement aux tei-gnes : la scrofule plutôt au favus, et la syphilis à la teigne tonsurante et à la pelade. De même, l'étisie favorise le déve-loppement de l'*oïdium albicans*.

Un état particulier des humeurs (acidité de la salive dans le muguet), certaines conditions atmosphériques (humidité, chaleur, obscurité) doivent aussi trouver place parmi les causes prédisposantes.

Je vous signalerai, enfin, la malpropreté, dont l'influence est aisée à comprendre et qui joue un rôle si important dans les localités où certaines affections parasitaires sont endé-miques.

J'ai distingué les causes prédisposantes de la prédisposition, et malgré qu'on se révolte contre cette dernière, je maintiens la distinction.

Il faut, pour qu'une affection parasitaire se développe, un état particulier de l'organisme, indépendant des nombreuses conditions dont nous venons de parler, et sans lequel toutes ces conditions réunies seraient impuissantes. Ainsi, qu'on inocule le favus à plusieurs sujets placés dans des conditions à peu près identiques, toujours l'inoculation réussira, mais, tandis que chez les uns une guérison spontanée arrivera en peu de temps, on verra, chez les autres, le parasite se développer et la maladie durer jusqu'à ce que l'art intervienne. Comment donc expliquer des effets si différents, si l'on ne veut admettre cet état particulier de l'organisme que nous avons appelé l'aptitude ou la prédisposition ?

Le parasite est l'unique cause déterminante des affections cutanées parasitaires. Mais ce parasite d'où vient-il ? du dedans ou du dehors ? Est-il engendré spontanément par l'organisme ?.....

Quant à moi, je ne suis pas partisan de cette doctrine absurde de la génération spontanée que je ne puis admettre dans aucun cas ; écoutez ce qu'en dit Turner :

« On convient généralement dans ce siècle éclairé qu'il n'y a point de génération spontanée, et que, comme tout végétal porte avec lui, selon le décret du Tout-Puissant, sa propre semence dont une nouvelle plante doit sortir, de même chaque animal, si petit qu'il soit, tire son origine d'un principe séminal logé dans sa propre matrice... N'est-il pas absurde de supposer que la structure la plus curieuse et la mieux imaginée, celle des insectes parasites, sorte de l'ordure et de la corruption ? » (Turner, *Maladies de la peau*, II⁰ volume.)

N'est-ce point une honte pour notre époque qu'il faille aujourd'hui encore, plus de cent ans après Turner, discuter cette doctrine de la génération spontanée ? Aussi serons-nous bref dans l'examen des principaux arguments mis en avant par ses partisans.

En admettant, disent-ils, que le parasite vienne du dehors, ne faut-il pas toujours remonter à une formation première ?

Sans aucun doute nous remontons volontiers pour le

parasite, comme pour tous les êtres, à cette première formation ; toutes choses ont été créées, mais nous ne pouvons admettre qu'il y ait ainsi tous les jours des créations nouvelles. Lorsque vous admirez un beau chêne, si quelqu'un voulait vous prouver que cet arbre s'est développé spontanément dans le lieu qu'il occupe, assurément vous ririez d'une pareille simplicité, car vous savez, à n'en pouvoir douter, qu'un chêne naît toujours d'un gland dont il n'est qu'un développement magnifique.

Mais alors nous dira-t-on, comment expliquer ces épidémies de végétaux parasites qui, depuis quelques années, dévastent nos champs et dont il n'a jamais été question avant notre époque ? — N'ayons pas, messieurs, la sotte prétention de connaître toutes les merveilles, tous les êtres de la création ; gardons-nous d'admettre, pour satisfaire notre orgueil, autant de créations partielles que de découvertes nouvelles, et quand les astronomes nous signalent une nouvelle étoile au ciel, ne pensons point que cet astre n'est fait que d'hier. — Ces parasites, dont on nous parle, existaient donc, mais ils étaient cachés à nos regards, ne se trouvant pas dans des conditions favorables à leur développement ; aujourd'hui, ces conditions étant remplies, ils paraissent, exerçant leurs ravages.

Tous les jours nous sommes témoins de faits de ce genre, sur lesquels s'appuient encore les partisans de la génération spontanée et dont je vous ai plusieurs fois donné l'explication ; il s'agit de la disparition des parasites dans le cours des maladies graves. — Ces parasites sommeillent alors ; la maladie disparaissant, ils sortent de leur léthargie, et jouissant d'une activité nouvelle, ils se reproduisent avec une incroyable facilité. — Au fond, vous le voyez, tous ces arguments sont les mêmes.

Quant à la rétrocession des affections parasitaires, je ne ferai que la mentionner comme une vieille erreur qui n'a plus de partisans aujourd'hui.

(Récemment encore, la doctrine de la génération spontanée a de nouveau occupé le monde savant, soutenue par M. le professeur Pouchet (de Rouen) avec un talent incontestable, vivement attaquée par M. le professeur Doyère. Des expériences contradictoires conduisaient nécessairement les adversaires à des conclusions opposées. En dernier lieu le débat a été porté devant la Société de biologie, et M. Broca, au nom de la commission composée de MM. Balbiani, Berthelot, Brown-Séquard, Dareste, Guillemin, Ch. Robin, a publié un rapport remarquable dont les conclusions sont intéressantes à connaître ; mais la lumière ne s'est pas faite (1). Les partisans de la génération spontanée ont besoin de produire des faits mieux observés pour étayer leur fausse doctrine ; car la conclusion la plus positive à tirer de toutes ces expériences est celle-ci : des êtres organisés peuvent.être exposés, sans perdre la vie, à des températures supérieures à 100 degrés. Moi-même, j'ai soumis plusieurs fois des amas de spores à une température plus élevée et la plupart ont conservé la faculté de se développer.)

Puisque le parasite vient toujours du dehors, naissant d'un être semblable à lui-même, comment se transmet-il ?

Je n'admets que la transmission par contagion, ne connaissant aucun fait authentique de la transmission par voie d'hérédité. — Je vous engage donc à ne pas perdre votre temps à l'examen des hypothèses plus ou moins ingénieuses qui ont été faites pour expliquer le mode de transmission des parasites de la mère au fœtus.

---

(1) *Études sur les animaux ressuscitants*, par M. Paul Broca. Paris, chez Adrien Delahaye, 1860.

La contagion peut s'opérer, comme dans la variole, de quatre manières différentes :

Contagion par l'air (elle est fréquente ; c'est dans ce cas que l'on décore du nom de spontanée la teigne qui paraît) : la poussière sporulaire est emportée par l'air, et les dimensions si petites des spores leur permettent de traverser les pores de l'épiderme, de pénétrer dans les phanères.

Contact immédiat ou *médiat* : cette dernière cause est la plus ordinaire, et la contagion s'opère par l'intermédiaire d'un bonnet, d'un rasoir, d'un baiser.... Le plus souvent, le principe contagieux est transmis d'un individu à un autre ; quelquefois c'est sur le même individu, d'une partie du corps à une autre partie ; ainsi l'on voit souvent la teigne tonsurante du dos de la main consécutive à une teigne tonsurante de la face.

L'inoculation est le quatrième mode de transmission du parasite : elle est tantôt volontaire et artificielle, tantôt involontaire et accidentelle, comme dans les cas où elle s'opère par le rasoir du barbier.

Des quatre modes de contagion (par l'air, par le contact immédiat, par le contact médiat et par l'inoculation), deux seulement appartiennent aux parasites animaux : c'est le contact immédiat et le contact médiat ; les parasites végétaux peuvent se transmettre des quatre manières.

La maladie se communique ordinairement de l'homme à l'homme, quelquefois de l'homme aux animaux et réciproquement ; et, dans ce passage d'une espèce animale à une autre, il ne me paraît pas déraisonnable d'admettre que le parasite puisse subir certains changements dans sa forme ou dans son organisation, sans que toutefois il y ait transformation d'une espèce dans une autre.

ÉTUDE DU PARASITE. — Je disais, en 1853, dans ma première brochure sur les teignes, que l'histoire des végétaux parasites était inachevée, imparfaite ; ce que je disais alors, je ne puis que le répéter aujourd'hui. Depuis cette époque, j'ai réduit le nombre des espèces, et quelques micrographes distingués ont également modifié leur manière de voir.

Les végétaux parasites de la peau humaine sont d'une organisation fort simple ; ils appartiennent tous aux tribus les plus inférieures de cette nombreuse famille de crypto-games connus sous le nom de champignons ; ils sont tantôt visibles et tantôt invisibles ; ils sont visibles à l'œil nu ou à la loupe ; ils sont invisibles, soit parce que leur situation dans la peau est profonde, soit à cause du grand écartement des éléments anatomiques qui les constituent ; mais, lors même qu'ils sont invisibles à l'œil nu, le microscope nous apprend que leur structure est la même que celle des champignons composés, parasites ou non parasites.

Les éléments constitutifs des parasites végétaux ont été rapportés à deux systèmes : au système reproducteur comprenant les spores et les filaments réceptaculaires, et au système végétatif qui ne renferme que le mycélium.

Les *spores* sont les corps reproducteurs de toutes les plantes cryptogamiques, bien diversement disposées selon qu'on les examine dans les fougères, dans les thalassiophytes, les lichens ou les champignons.

Dans les végétaux parasites de la peau de l'homme, ce sont des corpuscules cellulaires, qui se présentent, à un grossissement de 200 à 300 diamètres, sous l'aspect de granulations blanches, réfractant la lumière, brillantes à la lumière artificielle, réflétant un éclat stellaire.

Ces corpuscules, à un grossissement de 500 à 600 diamètres, paraissent formés d'une double enveloppe et contiennent dans leur intérieur des granules qui ne sont, sans doute, que des spores plus petites. Dans quelques cas, les granules paraissent comme agités de mouvements rotatoires (mouvement brownien des auteurs).

Les *spores, sporules, sporidies,* ont des dimensions variables de 1 à 5 ou 6 millièmes de millimètre de diamètre. Elles paraissent dures et prennent une teinte bleu foncé quand elles sont mises en contact avec l'acide sulfurique et la teinture d'iode. Leur structure se compose, d'après M. Ch. Robin, d'une membrane extérieure formée de cellulose, qui leur donne de la consistance, et d'une partie intérieure qui est l'utricule azoté, dans lequel se trouvent un liquide et des granules. Les acides concentrés coagulent le liquide, et la teinture d'iode donne alors une couleur jaune verdâtre à la membrane extérieure.

L'éther, le chloroforme, le solutum potassique, l'acide acétique, l'ammoniaque et une multitude d'autres réactifs vous serviront à distinguer les spores des corpuscules étrangers qui pourraient être confondus avec elles.

Les filaments *réceptaculaires, réceptacles, tubes à spores, tubes sporulaires, tubes sporophores,* etc., sont des cellules allongées, sous forme de tubes, renfermant des spores. Ils sont écartés ou rapprochés les uns des autres sous forme de rubans, et quelquefois comme articulés. On trouve d'infinies variétés, depuis le tube vide jusqu'au tube rempli de spores arrivées à leur parfait développement. Les spores rudimentaires sont comme des granules. D'autres fois les parois du tube ne sont pas distinctes des parois des spores. On dirait, en effet, des sporules réunies bout à bout en chapelet, formant un tube cloisonné.

Le *mycélium,* représentant le système végétatif, est composé de cellules allongées, sous forme de tubes plus ou moins étroits. On en a admis deux espèces, le mycélium *nématoïde* et le mycélium *membraneux*. Je reviendrai sur cette division quand nous ferons l'anatomie des *favi*. Les tubes ont un diamètre de 2 ou 3 millièmes de millimètre, qui est le même généralement dans toute leur longueur. Cette longueur est variable elle-même depuis quelques millièmes jusqu'à plusieurs centièmes et même dixièmes de millimètre. Ils sont droits ou flexueux, simples ou bifurqués, fourchus; les divisions s'opèrent sous des angles extrêmement variables.

Le groupe des champignons a été partagé en six classes, par Léveillé :

1° Arthrosporés ;	4° Clinosporés ;
2° Trichosporés ;	5° Thécasporés ;
3° Cystosporés ;	6° Basidiosporés.

M. Ch. Robin a adopté cette division; il a fait rentrer tous les végétaux parasites de la peau de l'homme dans deux de ces divisions, les arthrosporés et les clinosporés. On trouve, dans les arthrosporés, deux tribus qui en renferment (torulacés et oïdiés); une seule dans les clinosporés, la tribu des coniopsidés.

Jé mets sous vos yeux le tableau des genres et des espèces extrait de l'ouvrage de M. Ch. Robin (1) :

1° TORULACÉS (structure très simple, spores seulement ou spores et mycélium).

Genre TRICHOPHYTON ; espèces : *tonsurans* (herpès tonsurant) ; *sporuloïdes; ulcuum*.

Genre MICROSPORON ; espèces : *mentagrophiles* (mentagre) ; *Audouini* (porrigo decalvans) ; *furfur* (pityriasis versicolor).

2° OIDIÉS (structure plus complexe; spores, mycélium, réceptacles).

Genre ACHORION ; espèce : *Schœnleinii* (favus).

— OIDIUM ; espèce : *albicans* (muguet).

(1) *Histoire naturelle des végétaux parasites qui croissent sur l'homme et les animaux vivants.* Paris, 1853.

3° CONIOPSIDÉS.

Genre PUCCINIA ; espèce : d'*Ardsten* (favus).

Cette classification est sans doute fort savante : elle peut être très exacte quant aux divisions principales, pour les tribus et même pour les genres; elle ne l'est plus pour les espèces.

Mais je n'entre pas dans plus de détails sur les végétaux parasites, et je passe sous silence les animaux, ne voulant pas ici faire un cours d'histoire naturelle. Je renvoie aux traités spéciaux ceux d'entre vous qui voudraient faire une étude approfondie des parasites.

La sémiotique comprend le diagnostic et le pronostic.

DIAGNOSTIC. — Il est ordinairement simple et facile ; d'autres fois il est difficile, et alors on voit les affections parasitaires prises, par des médecins éclairés, pour des éruptions dartreuses, scrofuleuses ou syphilitiques ; quelquefois même, la difficulté est extrême et l'on est forcé de rester dans le doute, au moins pendant quelque temps ; j'ajoute immédiatement que ces derniers cas sont très rares.

On peut être également embarrassé dans le diagnostic spécial et dans le diagnostic différentiel. Quand l'affection parasitaire occupe une région du corps qui est son siège de prédilection, le diagnostic est presque toujours facile ; — la teigne occupe-t-elle le cuir chevelu, il sera rare de ne pouvoir la distinguer, tandis qu'aux parties sexuelles elle sera méconnue et prise pour de la dartre, parce que cette partie du corps est le siège habituel des affections de nature dartreuse. — De même, dans la gale, que l'éruption existe principalement aux mains, aux pieds, aux poignets, dans les intervalles des doigts, sur la verge chez l'homme, sur les mamelles chez la femme, et rarement vous verrez commettre une erreur de diagnostic; mais si ces parties sont saines et que l'acarus siége en une autre région, soyez assurés que le plus souvent on ne songera même pas à la gale, et cette erreur aura peut-être des suites fâcheuses.

Permettez-moi de vous citer un exemple : je fus appelé, il y a quelques années, dans une pension de Paris, pour voir un élève qui éprouvait depuis quelque temps des démangeaisons très vives sur tout le corps, et plus fortes la nuit que le jour ; j'eus beau chercher, je ne trouvai rien, absolument rien, ni aux mains, ni aux pieds, ni à la verge ; cependant, après avoir parcouru avec le soin le plus scrupuleux toute l'habitude extérieure, je finis par découvrir sur l'épaule droite un sillon, un seul sillon, mais d'où je pus extraire l'acarus. Je fus donc fixé à l'instant, l'enfant avait la gale. Je vous laisse à penser quelles tristes conséquences aurait eues pour le maître de pension une erreur de diagnostic !

Le diagnostic différentiel offre les mêmes alternatives : souvent facilité extrême et impossibilité d'une méprise, comme dans la teigne pelade (teignes achromateuse et décalvante), et quelquefois difficulté extrême dont il n'est pas toujours possible de sortir. — La teigne tonsurante et la gale nous offrent souvent des cas de ce genre : elles appartiennent également aux deux sexes, à tous les âges, à tous les tempéraments, à toutes les constitutions ; elles peuvent revêtir les formes éruptives les plus diverses, et par conséquent simuler toutes les affections artificielles et constitutionnelles de la peau. Mais nous sommes encore sur le terrain des généralités, et il faut aujourd'hui nous contenter de signaler les principales sources où l'on peut puiser pour arriver au diagnostic.

Tenez compte, avant toute chose, de la physionomie de l'ensemble, de la disposition, constituant le cachet propre de certaines affections parasitaires et qui frappe immédiatement un œil exercé; c'est ainsi que vous nous voyez presque toujours, à la consultation, faire, à distance, le diagnostic de la gale, et rarement commettons-nous une erreur.

Le prurit est un symptôme très important : il appartient à presque toutes les affections cutanées parasitaires, et il est rare qu'il fasse défaut; toutefois, n'oubliez pas qu'il peut dépendre de l'éruption et non du parasite; j'ai longuement insisté sur cette distinction, dans ma dernière leçon.

Les affections cutanées parasitaires offrent presque toujours des caractères particuliers qui facilitent le diagnostic; et, sans entrer dans des détails qui seront mieux placés plus tard, je vous rappellerai seulement ici quelle importance j'attache à la couleur, à la forme circulaire, au siége de l'affection.

Les circonstances étiologiques, la connaissance du début et du développement de la maladie, apportent souvent des lumières précieuses : — un sujet porte sur la face une éruption de nature douteuse, par exemple quelques points pityriasiques; des démangeaisons existent, il est vrai; mais ne peuvent-elles pas appartenir à la dartre tout aussi bien qu'au parasite ? Interrogez le malade, et s'il vous raconte qu'après s'être fait raser chez certain barbier il a vu, au bout de quelques jours, des cercles rouges en différents points de la face, vous serez immédiatement amenés à soupçonner la nature parasitaire de l'affection. — De même aussi, quand vous trouverez sur les mains (ordinairement à la face dorsale), une plaque arrondie, érythémateuse, herpétique ou lichénoïde, postérieure à l'affection du visage, portez hardiment le diagnostic : le malade est affecté d'une teigne tonsurante de la face qui a été transmise par contagion au dos de la main.

Les cas de ce genre sont nombreux, et nous en trouverions aisément de semblables dans d'autres affections parasitaires.

Interrogez aussi les malades (et vous ne sauriez le faire avec trop de soin) pour connaître les divers traitements qui ont été mis en usage; car ordinairement les topiques irritants ne sont pas épargnés; ils produisent des éruptions qui masquent les caractères de la maladie primitive et qu'on rattache à la scrofule ou à toute autre maladie constitutionnelle.

Il y a, je vous l'ai déjà dit en commençant cette leçon, des cas où il faut rester dans le doute et attendre que les caractères de la maladie soient mieux dessinés.

Toutefois, s'il est nécessaire d'arriver immédiatement au diagnostic, il vous reste une ressource précieuse, le microscope, qui ordinairement lève tous les doutes. Ne négligez donc pas l'emploi du microscope dans les cas difficiles. — Nous avons eu ici un enfant dont la tête était couverte de croûtes jaunes et sèches; nous hésitions entre la gourme et la teigne faveuse, M. Deffis penchant vers la seconde et moi vers la première; l'examen microscopique nous mit d'accord; nous nous trompions tous les deux : l'enfant était affecté de teigne tonsurante avec complication d'impétigo. J'ai déjà cité ce fait dans mes leçons de 1855.

PRONOSTIC. — On peut dire aujourd'hui que toutes les affections cutanées parasitaires sont faciles à guérir, et vous savez, sans doute, qu'il y a cinq ans on ne tenait point un pareil langage. A cette époque, on ne connaissait aucun moyen de guérir le favus, et, pour peu que l'affection fût ancienne ou généralisée, la mort était inévitable. Depuis quelques années, la guérison de cette maladie redoutable n'est vraiment plus qu'un jeu, et le favus est même, de toutes les teignes, la plus facile à guérir.

Mais il ne faut pas confondre dans un même pronostic les affections parasitaires et les éruptions constitutionnelles ou autres qui peuvent exister à titre de complications. Le pronostic de ces dernières est tout à fait indépendant de celui de l'affection parasitaire. Quand on voit survenir du muguet chez un phthisique, on peut affirmer qu'il sera facile de faire disparaître le muguet en quelques jours, tandis qu'on portera pour la phthisie un pronostic des plus graves.... De même, quand un malade porte en même temps une éruption syphilitique et une éruption scrofuleuse (car je n'admets pas ces affections métisses participant en même temps des caractères des deux maladies constitutionnelles), on doit faire un double pronostic, l'un pour la scrofulide, l'autre pour la syphilide.

Dans les affections parasitaires, le pronostic doit varier suivant un grand nombre de circonstances qu'il faut bien connaître. Ces variations peuvent être rapportées : 1° aux éruptions elles-mêmes; 2° aux causes et à la prédisposition; 3° aux complications; 4° enfin, aux traitements antérieurs.

1° *Variations relatives aux éruptions.* — Le siége de l'affection a une grande importance, et l'on doit distinguer ici le siége anatomique et le siége topographique.

Pour ce qui est du siége anatomique, il est aisé de comprendre que le pronostic est d'autant moins grave, que l'affection est plus superficielle; ainsi, dans la classe des parasites végétaux, nous trouvons le champignon du pityriasis versicolor et le muguet qui, occupant la couche superficielle de l'épiderme, disparaissent en quelques jours avec un traitement rationnel; tandis que les parasites des différentes espèces de teignes s'insinuant plus profondément, jusque dans les follicules pileux et sur la papille pilifère, sont beaucoup plus difficiles à atteindre. — Il en est de même pour les animaux parasites : les poux, qui vivent en liberté à la surface de l'enveloppe cutanée, sont plus faciles à détruire que les morpions, qui adhèrent assez fortement à la peau et aux poils, et surtout que les acares protégés par une lamelle épidermique qu'il faut déchirer pour arriver jusqu'à eux.

Le siège topographique n'est pas non plus sans importance : généralement, la guérison d'une teigne se fait attendre d'autant plus longtemps, que la région affectée est plus abondamment fournie de poils. Cette règle n'est pas sans exceptions. J'ai cité, dans mon rapport sur le traitement de la teigne, l'observation du nommé Pilliot, entré dans nos salles pour un favus généralisé, et chez lequel le champignon fut bientôt détruit au cuir chevelu, tandis que sur le corps, la maladie se reproduisait sans cesse, malgré l'emploi répété des mêmes moyens thérapeutiques. Ce fait peut paraître extraordinaire, et cependant l'explication en est facile : sur le corps, le parasite du favus vit aux dépens de poils imparfaits ou poils follets; il faut cependant, sur le corps comme au cuir chevelu, pour arriver à une guérison solide, arracher ces poils dont la ténuité est habituellement extrême; l'épilation est donc très difficile, et c'est pourquoi la guérison se fait attendre si longtemps. — Il existe aussi certaines régions où les acares sont plus difficiles à atteindre. Il suffit de six frictions générales avec l'huile d'olive ou d'amandes douces pour tuer ces petits animaux partout, excepté sur la verge, où l'on ne trouve que des parties molles et aucun point d'appui solide pour exécuter convenablement l'opération.

L'étendue des affections cutanées parasitaires, leurs formes diverses influent aussi sur le pronostic.

On doit également tenir compte de l'âge de la maladie : tantôt le pronostic est d'autant plus grave que la maladie est plus ancienne, comme dans la teigne faveuse ; tantôt, au contraire, le pronostic devient plus favorable par l'ancienneté de la maladie, qui est alors plus facile à guérir ; c'est ce que nous voyons si souvent dans les teignes tonsurantes de la face arrivées depuis longtemps à la période mentagreuse.

2° *Variations relatives aux causes et à la prédisposition.* — L'âge et le sexe ont une influence incontestable ; les teignes du cuir chevelu sont, toutes choses égales d'ailleurs, plus tenaces chez les enfants que chez les adultes. Les femmes prennent, en général, plus de soin de leur peau que les hommes ; elles ont le système pileux de la face moins développé ; aussi, chez elles, la teigne tonsurante est-elle une maladie moins sérieuse, qui ne dépasse jamais les périodes herpétique et pityriasique.

Les sujets d'une constitution faible, d'un tempérament nerveux, supportent ordinairement l'épilation plus difficilement que les autres malades ; cette opération exige un plus grand nombre de séances, circonstance fâcheuse qui retarde toujours la guérison.

Enfin, on est obligé d'admettre des prédispositions individuelles, indépendantes de toute cause appréciable (générale ou locale), qui hâtent la guérison chez les uns ou la retardent chez les autres. Eh ! ne voyons-nous pas souvent des sujets atteints de la même maladie, dans les conditions à peu près identiques, dont les uns restent ici une ou deux semaines seulement, tandis que les autres font un séjour de plusieurs mois ou même de plusieurs années ?

3° *Variations relatives aux complications.* — Les complica-

tions les plus fréquentes des affections cutanées parasitaires
sont la scrofule, la syphilis, la dartre. Souvent elles retardent
la guérison en empêchant l'emploi des moyens parasiticides,
et par conséquent elles ajoutent à la gravité du pronostic. Au
reste, l'affection parasitaire peut disparaître et l'éruption scrofuleuse ou dartreuse persister, lors même que le parasite a occasionné le développement de cette dernière. Nous verrons tout
à l'heure quels sont, dans ce cas, les moyens thérapeutiques
qui doivent être mis en usage.

4° *Variations relatives aux traitements antérieurs.* —
Règle générale, une affection parasitaire guérira plus facilement quand elle sera vierge de tout traitement. Les Mahon
avaient depuis longtemps remarqué que les teignes déjà traitées étaient les plus tenaces ; j'ai fait, de mon côté, la même
observation.

Les affections parasitaires sont ordinairement dénaturées
par des applications irritantes de toutes sortes ; aussi, avant de
mettre en usage nos moyens curatifs, sommes-nous obligé de
faire un traitement préparatoire, ou d'attendre une huitaine,
une quinzaine de jours, en recommandant au malade de
s'abstenir de tout topique.

D'ailleurs, chez ces teigneux traités par d'autres, il est impossible de bien distinguer les parties malades des parties saines ;
la guérison n'étant qu'apparente en tel ou tel point, on s'ex-
poserait presque infailliblement à des récidives, en soumet-
tant tout de suite les malades à notre traitement, et le bienfait
des premières opérations serait ainsi, dans certains cas, presque complétement perdu.

THÉRAPEUTIQUE GÉNÉRALE. — La thérapeutique rationnelle
des affections cutanées parasitaires est facile et très simple,
à la condition cependant qu'on ne confonde pas les éruptions

parasitaires, les éruptions symptomatiques et les éruptions constitutionnelles.

Elle comprend trois indications essentielles : — il faut d'abord et en avant tout détruire les parasites ; —puis on s'attachera à faire disparaître les éruptions inflammatoires liées directement ou indirectement à la présence du parasite ; — enfin il faudra combattre les éruptions constitutionnelles qui compliquent les affections parasitaires.

Première indication. —J'ai dit que la destruction du parasite était l'indication principale ; n'est-ce point en effet le parasite qui, fixé à la surface ou dans la profondeur de la peau, y joue le rôle d'un corps étranger, d'une épine, fait naître et entretient les différentes éruptions que l'on observe ? Aussi, malgré l'intensité des phénomènes inflammatoires et l'étendue des surfaces malades, n'hésitez pas à extraire cette épine, à faire disparaître ce corps étranger, et vous verrez ensuite l'inflammation s'éteindre comme par enchantement ; si parfois elle persiste, vous pourrez employer avec un succès certain les moyens antiphlogistiques qui n'auraient eu, avant la destruction du parasite, qu'une action nulle ou défavorable. Dans la mentagre pustuleuse ou tuberculeuse, essayez avant l'épilation l'emploi des cataplasmes émollients, et presque toujours vous observerez, après cette application, et dès le lendemain, une augmentation très sensible du gonflement de la face. Ainsi, il faut d'abord détruire le parasite.

Comment remplir cette indication ?

Les parasiticides peuvent être employés de deux manières: à l'intérieur ou à l'extérieur. Les préparations internes n'ont aucune influence ; elles n'arrivent pas à la peau ou n'y arrivent que décomposées. Il faut donc se borner aux parasiticides externes qu'on distingue en phyticides et en insecticides, selon qu'ils détruisent les parasites végétaux ou les parasites animaux. Ces agents parasiticides sont nombreux et plusieurs sont en même temps phyticides et insecticides, par exemple, l'huile de cade, la staphisaigre, la camomille romaine, le sublimé.

Parmi ces agents, il faut nécessairement faire un choix, et, après de nombreuses expériences, voici ceux auxquels je donne la préférence : contre les parasites végétaux, j'emploie surtout l'huile de cade, le sublimé, le turbith minéral ; j'ai renoncé aux préparations du cuivre dont j'ai fait longtemps usage parce qu'elles produisent souvent des éruptions pustuleuses confluentes. Parmi les insecticides, le soufre tient le premier rang ; après lui viennent l'huile de cade et la staphisaigre.

Les parasiticides peuvent être à l'état demi-solide, sous forme d'onguents, de pommades ou de liniments, employés en onctions ou en frictions, et les frictions sont douces ou rudes ; — ils sont souvent à l'état liquide (bains et lotions de toutes sortes), — et quelquefois à l'état gazeux (douches, fumigations sulfureuses....).

Quelle que soit la forme sous laquelle ils sont employés, les parasiticides ont des inconvénients qu'il faut connaître : très souvent ils amènent des complications inflammatoires (ces éruptions artificielles disparaissent toujours très rapidement), et quelquefois leur absorption détermine des accidents plus graves et variables selon les substances employées ; ce sont, à divers degrés, les phénomènes d'intoxication par les préparations de cuivre, d'arsenic, de mercure....

Les excipients ordinaires des agents parasiticides sont : l'eau, l'huile d'amande douce, la glycérine, l'axonge....

En général, 1/10 de substance parasiticide suffit pour tuer les animaux parasites ; il n'en faut que 1/100 pour détruire les parasites végétaux. Ne vous éloignez pas de ces proportions que l'expérience m'a montrées les plus convenables : avec une moindre quantité de parasiticide, vous courriez risque de manquer le but auquel vous tendez, et en augmentant, au contraire, le chiffre de la substance active, vous vous exposeriez à produire, sans aucun profit pour le malade, des éruptions inflammatoires que l'on aurait pu éviter.

J'emploie comme excipients l'huile d'amande douce, la glycérine, le blanc de baleine de préférence à l'axonge, dans les hôpitaux surtout, parce que l'axonge en vieillissant se décompose ; des acides se forment qui exercent ordinairement sur la peau une action corrosive.

Au reste, l'espèce d'excipient doit varier suivant la nature et le siége du parasite, la disposition des parties malades, et surtout l'état du parasiticide. La seule chose vraiment importante c'est de ne pas oublier le but qu'on se propose, et de mettre toujours le parasiticide en contact avec le parasite ; quant aux moyens à employer, on saura toujours en trouver de convenables.

Pourquoi avant moi ne guérissait-on que très rarement la gale à l'hôpital Saint-Louis ? — Parce que le rôle de la friction était méconnu. M. Cazenave, chargé du traitement, se bornait à des frictions partielles aux mains, aux poignets et aux pieds, et les acares répandus dans les autres régions ainsi épargnées ne tardaient pas à reproduire la maladie. Si, par hasard, une guérison durable était obtenue, c'était que le malade avait eu l'esprit de se frotter non-seulement les mains et les pieds, mais encore toutes les parties du corps où il éprouvait des démangeaisons, et, de cette manière, avait pu détruire tous les animaux parasites.

A côté de la gale, je puis placer la teigne qui faisait, il y n'y a que cinq ans ! le désespoir des médecins de cet hôpital ; et pourtant de quels agents parasiticides n'avait-on pas essayé l'emploi? — A quoi pouvait tenir un insuccès si fréquent ou, pour dire vrai, si constant? — Vous le savez tous, sans doute, car vous connaissez les immenses progrès faits depuis cette époque dans la thérapeutique des teignes, et les succès innombrables, constants, obtenus dans notre service. Avant mes recherches, on se bornait à l'application extérieure des parasiticides ; on ne détruisait donc que la partie du champignon situé à la surface de la peau et on laissait toujours sur la partie intra-cutanée du poil, dans le poil même et dans le follicule pileux, l'élément reproducteur de la maladie.

Il est indispensable d'atteindre le parasite partout où il se trouve, jusque sur la papille cutanée qui produit le poil ; c'est là l'unique but vers lequel on doit tendre, et, pour y arriver, l'épilation et les parasiticides sont également nécessaires.

On emploie, pour l'application des parasiticides, des brosses douces, des éponges, des tampons ou des balais de charpie, avec lesquels on fait des onctions, des frictions douces ou rudes, des lotions ; mais souvent la main et les doigts sont plus commodes que les divers objets dont nous venons de parler.

Le nombre des applications parasiticides ne peut être précisé d'avance : quelquefois une seule suffit, c'est l'exception ; ordinairement il faut en faire dix, quinze, vingt, et souvent plus ; il n'y a d'autre limite que la destruction complète du parasite.

Je me borne généralement à prescrire un bain simple avant et après l'emploi des parasiticides ; les frictions ou lotions savonneuses sont, je crois, au moins inutiles.

Deuxième indication. — Elle consiste à combattre les éruptions inflammatoires produites soit par les parasites, soit par les parasiticides. On peut employer les émollients, les réso-

lutifs, les antiphlogistiques ; ce sont ordinairement les cataplasmes froids, les pommades au calomel ou à l'oxyde de zinc,
les lotions saturnines, les bains de son ou d'amidon, les douches
froides ou les douches de vapeur.... auxquels on donne la préférence. Les sangsues et même les saignées générales sont quelquefois aussi, mais très rarement indiquées.

Dans le choix à faire parmi tous ces moyens, il faut surtout
tenir compte de la nature de l'éruption, de la prédisposition
et de la constitution du sujet.

Troisième indication.—On doit, en dernier lieu, traiter les
différentes complications constitutionnelles, telles que les éruptions dartreuses, syphilitiques, scrofuleuses, etc. Mais avant
tout, détruisez le parasite, qui souvent occasionne et presque
toujours entretient ces diverses complications. Il est quelquefois possible d'attaquer en même temps le parasite et la
maladie constitutionnelle, qui dans certaines circonstances,
c'est un fait digne de remarque, exercent l'un sur l'autre une
réciproque et fâcheuse influence. Ainsi, la syphilis est une cause
prédisposante de la teigne tonsurante, et le *trichophyton* (parasite de cette teigne) entretient souvent une éruption syphilitique. Nous avons observé, il y a quelques années, un remarquable exemple de cette influence bien singulière sur un malade
de nos salles.

ÉTUDE

DES

AFFECTIONS CUTANÉES PARASITAIRES

EN PARTICULIER.

Il y a deux classes de parasites, les parasites végétaux et les parasites animaux; deux classes d'affections cutanées leur correspondent : — affections produites par les végétaux parasites; — affections produites par les animaux parasites.

PREMIÈRE SECTION.

AFFECTIONS CUTANÉES PRODUITES PAR LES PARASITES VÉGÉTAUX.

Quelle méthode suivrons-nous pour diviser ces affections? — Celle de Willan? — Mais c'est une méthode peu naturelle, qui nous obligerait à rapprocher des choses qui n'ont entre elles aucun rapport, et à en éloigner d'autres qui se touchent de très près. Ainsi, un parasite produit simultanément ou successivement des vésicules, des pustules, des tubercules; faudra-t-il étudier ces différentes affections en autant de chapitres distincts? Quelle route longue et ennuyeuse à parcourir !....

Suivrons-nous donc l'ordre de l'histoire naturelle, l'ordre adopté par M. Robin? Non, assurément, car nous encourrions le reproche de tomber dans un excès contraire, en rapprochant des espèces pathologiques n'ayant entre elles aucune analogie.

La division que je propose, celle qui me paraît la plus naturelle, est fondée sur le siége de prédilection (siége anatomique, bien entendu) des végétaux parasites. Les uns ont une préférence marquée pour les poils ou les ongles, d'autres vivent plus volontiers aux dépens de l'épiderme, d'autres, enfin, occupent principalement les surfaces épithéliales ; de là les trois catégories de végétaux parasites :

Végétaux trichophytiques et onychophytiques ;

Végétaux épidermophytiques ;

Végétaux épithéliophytiques.

C'est dans cet ordre que nous étudierons successivement les végétaux parasites.

CHAPITRE PREMIER.

VÉGÉTAUX TRICHOPHYTIQUES ET ONYCHOPHYTIQUES.

Ces parasites peuvent bien quelquefois aussi se développer sur l'épiderme ; mais les poils et les ongles, les poils surtout, sont leur siége de prédilection. Je donne le nom de *teignes* aux affections cutanées qu'ils déterminent.

Les teignes forment un groupe très naturel, car elles possèdent un grand nombre de caractères communs : — toutes sont contagieuses, toutes produisent une altération des poils, et, selon la période de leur existence, une calvitie temporaire ou permanente ; les démangeaisons sont un de leurs signes les plus constants ; elles sont encore remarquables par une résistance opiniâtre aux traitements ordinaires, par leur

durée souvent indéfinie et par l'extrême rareté d'une guérison spontanée ; enfin, elles exigent une thérapeutique rationnelle identique, qui permet d'assurer, dans tous les cas, une
complète guérison.

En faut-il davantage pour légitimer un rapprochement contre
lequel tant de voix s'élèvent encore ?

M. Cazenave proposait, il y a quelques années (*Traité des
maladies du cuir chevelu*, 1850), de réserver le nom de teignes à toutes les affections contagieuses du cuir chevelu ; l'idée
était bonne, sans doute, et nous l'eussions acceptée, s'il eût
été possible de ne pas considérer comme affections identiques
l'herpès tonsurant du cuir chevelu et l'herpès tonsurant des
parties sexuelles. Une affection ne change pas de nature parce
qu'elle change de siége.

Quelques objections nous ont été adressées, auxquelles nous
devons répondre.

M. Devergie, repoussant quelques-uns des caractères communs que nous avons dit appartenir aux teignes, avance que
le favus est la seule teigne que l'on ne puisse pas guérir par
les moyens de traitement ordinaires ; que c'est la seule qui
soit suivie de calvitie.... Quelle profonde erreur !.... Parce
qu'on a fait disparaître pour un temps (ordinairement très
court) les éruptions inflammatoires symptomatiques, on croit
avoir guéri la maladie ! Plus tard, les malades reviennent
réclamer le secours du médecin, et il semble qu'alors on dût
ouvrir les yeux ; mais il est plus commode de considérer le
même sujet comme atteint d'une affection différente de la
première : autrefois, il avait de l'herpès tonsurant, et aujour-
d'hui, sur les mêmes parties, il porte de la syphilis ou de la
dartre !....

M. Devergie nous objecte enfin que, sur nos six teignes,
deux seulement sont contagieuses, inoculables.

Mais d'abord, pourquoi me faire admettre six espèces de teignes : n'était-ce pas assez de cinq ?

Il est vrai que deux teignes seulement ont été inoculées, la teigne faveuse et la teigne tonsurante; M. Devergie ignore sans doute que ce sont les deux seules sur lesquelles nous ayons fait, M. Deffis et moi, des essais d'inoculation. A l'époque de nos expériences, nous pensions que dans les teignes achromateuse et décalvante le champignon n'était visible ni à l'œil nu, ni à la loupe; nous ne savions pas alors que cette sorte de fécule, de duvet grisâtre qui recouvre les surfaces dénudées, n'est autre chose que le *microsporon*. L'inoculation peut être essayée avec cette poussière champignonneuse, et je ne doute pas qu'ici encore nous n'obtenions un plein succès; les faits cliniques prouvent d'ailleurs que ces deux teignes (achromateuse et décalvante), dont je ne fais qu'une seule espèce aujourd'hui, sous le nom de *pelade*, sont contagieuses comme les autres. Quant à la teigne mentagrophytique, je n'en parle pas, la rattachant, comme vous allez voir, à la teigne tonsurante.

Comment classer les teignes ?

Dans mon premier travail (*Recherches sur la nature et le traitement des teignes*, 1853), j'admettais cinq espèces de teignes : la teigne faveuse, la teigne tonsurante, la teigne mentagrophytique, la teigne achromateuse et la teigne décalvante.

Dans la petite brochure que je fis paraître l'année suivante (*Considérations sur la mentagre et les teignes de la face*), je disais déjà que la mentagre était rarement produite par le *microsporon mentagrophyte* de M. Gruby, que le plus souvent le champignon de cette teigne était le même que dans la teigne tonsurante, c'est-à-dire n'était autre que le *trichophyton*. Cependant je croyais encore à l'existence des mentagrophytes.

Depuis cette époque, M. Robin étudiant à son tour cette question, a nié complétement l'existence du champignon décrit par M. Gruby sous le nom de microsporon mentagrophyte; ce micrographe distingué pense que M. Gruby aura pris pour un champignon quelques lamelles d'épiderme roulées sur les bords et simulant des tubes de mycélium.

J'ai fait, de mon côté, quelques recherches avec M. Deffis, et je suis loin de partager l'opinion de M. Robin, bien que je sois d'accord avec lui sur ce point que le microsporon menta-grophyte n'existe pas. — Nous avons examiné les poils de malades affectés depuis longtemps de teigne tonsurante (les faits cliniques ne nous permettaient pas d'en douter); nous les avons comparés à des poils pris sur la figure d'autres malades affectés de teigne mentagrophytique : dans les deux cas nous avons trouvé un végétal parasite ayant absolument les mêmes caractères, caractères rapportés par M. Gruby au microsporon mentagrophyte. Je suis donc porté à croire que M. Gruby n'a pas pris de l'épiderme pour un parasite, mais qu'il a décrit comme un champignon nouveau du trichophyton vieilli, dégénéré.

Je pense qu'avec le temps, les spores du trichophyton deviennent moins grosses et moins nombreuses; et, lorsqu'on voit les caractères extérieurs appréciables de ce champignon varier selon l'époque de la maladie, pourquoi ne pas admettre qu'un changement puisse s'opérer aussi dans les caractères microscopiques? — Dans le trichophyton n'y aurait-il pas, avec les spores, quelques tubes de mycélium ? Je le croirais volontiers; mais des recherches nouvelles sont nécessaires pour que je sois fixé à cet égard.

En résumé, je ne puis plus diviser les teignes comme je le faisais autrefois, mettant d'un côté celles dans lesquelles le champignon est visible, et de l'autre, celles dans lesquelles il est invisible ; car l'apparition extérieure du champignon est un fait commun à toutes et n'appartient pas seulement à la teigne faveuse et à la teigne tonsurante, comme je le croyais. La teigne mentagre n'est plus une espèce, ce n'est qu'une période avancée, la dernière période de la teigne tonsurante. Enfin, je réunis sous le nom de *pelade* les deux teignes achromateuse et décalvante.

Je distingue donc trois espèces de teignes, répondant chacune à une espèce botanique différente ; ce sont :

La teigne faveuse avec l'*achorion Schœnleinii ;*

La teigne tonsurante avec le *trichophyton tonsurans ;*

La teigne pelade avec le *microsporon Audouini.*

On peut ensuite, dans chacune des espèces, établir des variétés, variétés de forme et variétés de siége. Les premières, plus importantes, nous fournissent les divisions suivantes :

Dans la teigne faveuse : — le favus urcéolaire ou en godets (*porrigo favosa*), dans lequel les croûtes champignonneuses sont très régulièrement déprimées en cupule ; — le favus scutiforme ou nummulaire (*porrigo scutulata*), qui se présente sous l'aspect de plaques continues légèrement saillantes et occupant quelquefois de larges surfaces, — le favus squarreux (*porrigo squarrosa*), dans lequel le parasite est disposé en monticules plus ou moins élevés, plus ou moins irréguliers.

Dans la teigne tonsurante, trois variétés aussi, suivant que les éruptions affectent une forme circulaire, ponctuée ou rayonnée (*circinata, punctata, gyrata*). — Aucune de ces dispositions n'a de rapport nécessaire avec l'élément primitif ; et, par exemple, dans la teigne tonsurante circinée, ce sont tantôt des vésicules, tantôt des pustules ou des papules qui signalent le début de la maladie.

La teigne pelade peut se présenter sous deux formes différentes, à ce point que j'en faisais autrefois deux espèces. La première variété est la pelade simple ou ophiasique (ancienne teigne décalvante); la seconde est la pelade achromateuse (ancienne teigne achromateuse), remarquable, comme son nom l'indique, par la décoloration des poils et des surfaces dénudées; elle est confondue par les auteurs avec le vitiligo et décrite sous ce nom.

Une subdivision doit être établie dans la pelade achromateuse; tantôt, en effet, les surfaces malades sont déprimées et tantôt elles sont de niveau avec les parties saines.

J'ai dit que dans la classification des teignes il fallait tenir compte de la région occupée par la maladie. Aussi, bien que cette considération de siège n'ait qu'une importance secondaire, admettons-nous : des teignes du cuir chevelu; des teignes de la face; des teignes des parties sexuelles; des teignes du tronc et des membres; cette division s'appliquant également à chacune des espèces et des variétés établies.

Voici, sous forme de tableau, le résumé très exact de ma classification des teignes :

A. TEIGNE FAVEUSE (achorion Schœnleinii).	Urceolaris............ Scutulata............ Squarrosa............	1° Du cuir chevelu. 2° De la face.
B. TEIGNE TONSURANTE (trichophyton tonsurans).	Circinata............ Punctata............ Gyrata............	3° Des parties sexuelles.
C. TEIGNE PELADE (microsporon Audouini).	Simple, ophiasique............ Achromateuse.. { avec dépression. sans dépression.	4° Du tronc et des membres.

Commençons maintenant la description générale des teignes. Nous passerons successivement en revue la nosographie, l'étiologie, la sémiotique et la thérapeutique, nous conformant à l'ordre déjà suivi dans l'étude des affections cutanées parasitaires, envisagées d'un point de vue plus général.

Cette marche nous expose à quelques répétitions, et c'est sans doute un inconvénient sérieux, mais cet inconvénient est largement racheté par de nombreux avantages. Il est impossible, quand on veut exposer les faits avec méthode, de ne pas procéder ainsi du général au particulier. D'ailleurs, nous passerons sur ce sujet aussi rapidement que possible.

NOSOGRAPHIE. — Je divise les symptômes et la marche des teignes en trois.périodes, correspondant à trois époques bien marquées dans le développement du cryptogame. Ce sont : la période de germination ; la période d'état ou d'accroissement ; la période de déclin du végétal parasite.

Période de germination. — Le champignon est alors invisible.

Le prurit est ordinairement franc et quelquefois accompagné de cuisson, d'éruptions fugaces, vésiculeuses, pustuleuses, érythémateuses..... Une hypersécrétion d'épiderme, l'altération primitive des poils, caractérisent essentiellement cette première période.

L'altération des poils dont nous parlons ici varie selon l'espèce de teigne ; les cheveux deviennent secs, ternes, leur diamètre n'est pas le même dans les différents points de leur tige, ils portent des nœuds et des rétrécissements, ils changent de couleur, et, au lieu d'être blonds ou bruns, ils sont rougeâtres, gris souris, blanc d'argent..... Ce changement de couleur, souvent obscur, est quelquefois très net, comme chez cet enfant couché en bas au n° 75, et qui, depuis un mois, a quitté notre service. Il était affecté de pelade achromateuse et portait sur le cuir chevelu un grand nombre de plaques blanches, ovalaires de diverses grandeurs ; de plus, en cer-

4

tains points, et sur des surfaces où la peau ne paraissait
nullement altérée, on voyait des bouquets de poils, les uns
rougeâtres et ternes, les autres fins et sensiblèment décolorés.

Période d'état. — Les démangeaisons souvent continuent,
et le végétal parasite paraît au dehors et se développe.

Ce sont des croûtes jaunes et plus ou moins épaisses dans
le favus, des lamelles blanches et nacrées dans la teigne tonsurante, un léger duvet blanchâtre ou grisâtre dans la pelade.
Tantôt le champignon est seul, tantôt il se trouve mêlé à des
débris épidermiques, à de la matière pigmentaire...

En même temps, se manifestent d'autres éruptions symptomatiques, ordinairement accompagnées de prurit et de
cuisson; elles dépendent d'une altération plus profonde de
la peau, aussi disparaissent-elles moins rapidement que les
éruptions primitives.

Alors aussi, on observe une altération plus avancée des
poils, qui non-seulement sont friables, lanugineux, tortillés,
d'une couleur différente, mais encore tombent ou se brisent
à la surface de la peau, selon l'espèce de teigne. — Il y a donc,
à la deuxième période des teignes (teigne tonsurante excep-
tée), une calvitie qu'il ne faut pas confondre avec la calvitie
qui survient quelquefois à une période plus avancée, car
celle-ci est permanente et celle-là temporaire.

Période de déclin. — Cette période est caractérisée, nous
venons de le dire, par une calvitie définitive, résultant ordinairement de la destruction de la papille pileuse et de l'oblitération du canal pilifère. Souvent alors on voit le champignon
disparaître avec les éruptions symptomatiques, et le malade
se trouve guéri.

Le tableau que nous venons de tracer à grands traits varie
dans les détails, suivant chaque espèce de teigne, et aussi
suivant les variétés de forme et de siége.

Durée. — Quelle est la durée des affections de la peau auxquelles j'ai donné le nom de teignes ?

Elle est très variable et l'on ne peut la préciser d'avance, quand la maladie n'est pas attaquée par des moyens convenables. Cependant on peut dire que, abandonnées aux seules ressources de la nature, ces affections ont une durée ordinairement fort longue et souvent même indéfinie, et vous savez vous-mêmes combien sont communes, à notre consultation des vendredis, les vieilles teignes de vingt ou trente ans !...

Terminaisons. — Trois modes de terminaison sont possibles ; ce sont : la guérison spontanée sans calvitie, la guérison avec calvitie définitive, enfin la mort.

Je ne ferai que mentionner, comme souvenir d'un passé qui n'est pas encore loin de nous, la terminaison par la mort. Elle a été observée plusieurs fois dans cet hôpital, chez des malades atteints de favus, précédée des symptômes de plus en plus graves de la cachexie parasitaire. Aujourd'hui, nous sommes loin de craindre cette terminaison funeste pour nos teigneux.

La guérison spontanée sans calvitie, produite par la mort du végétal parasite, et dont on fait si grand bruit à nos dépens, est une terminaison possible, mais extrêmement rare de la teigne. Je vous en ai fait comprendre la possibilité, en vous parlant des conditions nécessaires à la vie des parasites. Elle survient sous l'influence de causes que nous ne connaissons pas.

La guérison avec calvitie permanente est incomparablement la plus fréquente des trois terminaisons que nous avons admises ; elle offre donc plus d'intérêt que les précédentes et mérite d'être étudiée avec plus de soin.

La teigne faveuse et la teigne décalvante sont ordinairement suivies de la perte des cheveux, après une durée plus ou moins longue et variable pour l'une et pour l'autre ; tous les auteurs en conviennent avec nous. — Dans la teigne tonsurante, la calvitie est plus rarement observée, et la maladie dure deux ans et plus qu'aucun poil n'est encore détruit sans espoir de retour. Ce ne sera que plus tard, quand nous traiterons en particulier de la teigne tonsurante, que vous comprendrez bien l'explication de ce fait ; et nos détracteurs ne manquent pas d'en exagérer l'importance pour repousser tout rapprochement entre des affections si dissemblables, disent-ils, dont les unes sont très rarement, et les autres presque toujours suivies de la perte de la chevelure.

J'accorde volontiers, car c'est la vérité, que la teigne tonsurante se termine moins souvent que la pelade ophiasique par une calvitie définitive ; mais les exemples de cette terminaison ne sont pas assez rares, surtout quand la teigne tonsurante siége à la face, pour qu'il soit permis de les nier.

Généralement on considère comme guéris les malades chez lesquels on a vu disparaître après un traitement antiphlogistique de plusieurs mois, les éruptions inflammatoires symptomatiques de la présence du trichophyton sur les poils ; mais le champignon demeure sur la racine et dans le follicule, lors même qu'on a joint aux émollients les divers parasiticides, et il ne tarde pas à manifester sa présence par d'autres éruptions.

D'autres fois, à une période plus avancée de la maladie, le cryptogame peut être détruit, non par les traitements mis en usage, mais par le pus sécrété en plus grande abondance ; et cependant, la maladie ne guérit pas, l'inflammation se perpétue, entretenue par les poils altérés, qui, au centre des follicules malades, jouent, en quelque sorte, le rôle de corps étrangers. Quoi qu'il en soit, l'affection change d'aspect, et lorsque, au bout d'un certain temps, quatre ou cinq ans par exemple, la chute des poils arrive, la calvitie est rapportée (sans doute par ignorance, plutôt que par mauvaise foi) à la dartre, à la scrofule..., et non au parasite.

A l'appui de ce que j'avance, je pourrais vous raconter l'histoire du nommé Barbier, que nous avons guéri d'une teigne tonsurante invétérée, et qui avait été, pendant plusieurs années, considéré comme dartreux par un habile professeur de la Faculté; vous trouverez cette observation dans ma brochure sur la mentagre et les teignes de la face.

Peut-être les différences de calvitie dans les diverses espèces de teignes s'expliquent-elles quelquefois, et jusqu'à un certain point, par l'épaisseur du champignon qui appartient à chacune d'elles.

Nous verrons, en effet, que la pression mécanique exercée par le parasite joue, avec l'inflammation, un certain rôle dans la production de la calvitie; et il suffit de comparer les croûtes épaisses du favus aux minces lamelles de la teigne tonsurante pour être convaincu que, dans les deux cas, la papille pileuse et le conduit pilifère sont soumis à des forces de pression très différentes.

Gardons-nous, cependant, de faire une part trop large aux causes purement mécaniques, dont on conçoit si aisément l'action quand on compare le favus et la teigne tonsurante. Mettons, au lieu du favus, la pelade en regard de cette dernière; aussitôt notre explication est en défaut, et nous sommes obligés d'admettre que d'autres causes plus puissantes concourent à la production de la calvitie.

Comment donc arrive la calvitie définitive dans les teignes? — De deux manières différentes.

Le plus souvent, il y a oblitération du canal pilifère, oblitération produite soit par la pression de la matière parasi-

taire, soit par l'inflammation du follicule pileux (peut-être
même un certain degré d'inflammation est-il toujours nécessaire). En même temps que le conduit s'oblitère, la papille
pileuse s'atrophie de plus en plus et finit par être détruite.
D'autres fois, ce phénomène avait échappé à l'attention des
observateurs, il n'y a ni oblitération du canal, ni atrophie
de la papille ; mais cette papille a subi une altération spéciale
par suite de laquelle elle ne produit plus que de l'épiderme,
au lieu de sécréter le pigment nécessaire à la formation du
poil. Le premier, je crois, j'ai fait connaître cette cause de
calvitie.

ÉTIOLOGIE ET PATHOGÉNIE. — L'étiologie comprend les
causes prédisposantes avec la prédisposition et les causes
déterminantes.

Les causes prédisposantes doivent être rapportées à trois
sortes d'influences : physiologiques, hygiéniques et pathologiques.

Influences physiologiques. — Les teignes sont plus fréquentes dans l'enfance qu'à toute autre époque de la vie. La
région qu'elles occupent varie avec l'âge des malades ; ainsi
la teigne tonsurante a pour siége de prédilection le cuir chevelu chez les enfants, et, à un âge plus avancé, chez l'ado-
lescent, ou chez l'homme adulte, elle affecte plus souvent la
face, le cou, les parties sexuelles.

Les sujets du sexe masculin sont plus exposés que ceux de
l'autre sexe à contracter la maladie ; les garçons teigneux
sont toujours ici plus nombreux que les jeunes filles ; et les
différences d'habitudes fournissent peut-être de ce fait une
explication naturelle et très simple. Les garçons se livrent à
des jeux plus animés, ils luttent corps à corps, prennent les
casquettes ou les bonnets les uns des autres.... En un mot,

les rapports médiats ou immédiats sont, chez eux, incontestablement plus fréquents que chez les filles ; aussi la contagion a-t-elle lieu plus souvent.

Les tempéraments lymphatique, bilieux....., prédispo-
sent-ils à la teigne, comme le disent quelques auteurs ? — Je
ne le pense pas, bien que je sois convaincu de l'influence du
tempérament sur l'espèce d'éruption que provoquent les
parasites.

Quant à la constitution, on a singulièrement exagéré son
importance ; et si quelques-uns de nos teigneux sont pâles,
maigres, chétifs, vous pouvez aisément constater que plus
des deux tiers sont forts et robustes, d'une excellente constitution. Je viens d'apprendre ce matin même, en arrivant à
l'hôpital, que dans un village des environs de Paris, à Fon-
tenay-aux-Roses, la plupart des habitants étaient affectés de
teigne tonsurante ; on aurait, je crois, dans ce cas particulier,
quelque peine à admettre que la faiblesse de la constitution
a pu favoriser le développement de la maladie !

Influences hygiéniques. — Parmi les causes de cette
nature, l'habitation, le climat, les saisons..... n'ont qu'une
importance très secondaire.

Il n'en est pas de même des soins de toilette ; tout le monde
sait ici que le meilleur moyen de se mettre à l'abri de la
teigne dans un foyer de contagion, c'est de ne négliger aucun
soin de propreté ; et la raison en est si simple que je ne saurais, sans vous faire injure, insister davantage sur ce point.
Permettez-moi seulement de vous dire que, selon toute apparence, c'est à des habitudes de malpropreté que sont dues les
teignes endémiques et celles que l'on a, bien à tort, appelées
héréditaires.

Les conditions sociales méritent aussi d'être mentionnées
parmi les causes prédisposantes. Dès le début de mes recher-

ches sur les teignes, j'avais observé que certaines espèces affectaient de préférence les classes pauvres, et d'autres la classe aisée : l'expérience de quelques années n'a fait que me confirmer dans cette opinion. Le favus est plutôt la teigne des pauvres, tandis que les teignes tonsurante et pelade ne se rencontrent pas plus souvent chez ces derniers que chez les riches.

Mais cette action prédisposante des conditions sociales ne doit-elle pas être rapprochée des influences pathologiques? La scrofule, en effet, prédispose au favus, et la syphilis à la teigne tonsurante et à la pelade ; — aussi peut-on dire que la syphilis, la teigne tonsurante et la pelade sont souvent des maladies des classes aisées; et la scrofule, avec le favus, presque toujours le triste apanage des pauvres; — mais que d'exceptions dans ces divers rapprochements !!!

Influences pathologiques. — Je n'ajouterai rien aux considérations qui terminent le dernier paragraphe, et qui auraient peut-être trouvé dans celui-ci une place plus naturelle. Il me suffit de vous avoir signalé la coexistence fréquente de a scrofule et du favus d'une part, et, d'autre part, de la syphilis et des teignes tonsurante et pelade.

Quant à la prédisposition, je vous en ai déjà parlé assez longuement dans les leçons précédentes; et maintenant aucun de vous n'ignore qu'indépendamment de toutes les causes qui viennent d'être énumérées, certaines conditions organiques, inconnues dans leur essence, sont nécessaires pour que les cryptogames se développent et produisent une affection cutanée.

Cause déterminante. — Il n'y a qu'une cause déterminante de la teigne, c'est le végétal parasite. Comment se transmet-il ? — Sans aucun doute, par contagion; mais comment la contagion peut-elle s'opérer ? — De quatre ma-

nières différentes : 1° par l'air ; — 2° par le contact médiat ;
— 3° par le contact immédiat ; — 4° enfin par l'inoculation.

C'est contre le premier mode de contagion admis par nous
(contagion par l'air), qu'on s'élève avec le plus de force ; c'est
alors qu'on croit si volontiers au développement spontané de
la maladie.

Est-il donc si absurde ou si difficile d'admettre qu'une de
ces nombreuses pores, d'une ténuité extrême, qui recouvrent
la tête d'un teigneux, puisse être emportée par un léger
mouvement dans l'air et déposée sur la tête d'un frère ou
d'un camarade ? — Mais, nous dira-t-on, s'il est vrai que la
contagion puisse s'opérer et s'opère souvent de cette manière,
comment se fait-il que les médecins, les élèves, les infirmiers,
les malades qui s'y exposent tous les jours, soient si rarement affectés de teigne ? — Apparemment, ceux qui nous
adressent de semblables objections n'ont jamais interrogé à
cet égard ni examiné nos malades, car ils auraient appris,
de manière à n'en pouvoir douter, que la teigne, la teigne
tonsurante surtout, se gagne assez souvent dans nos salles.
Et, sans aller plus loin, voyez nos infirmiers épileurs qui
portent en permanence, sur le dos des mains, un ou plusieurs
cercles herpétiques (première période de la teigne tonsurante) ; il est vrai que chez eux la contagion a pu s'opérer
par le contact immédiat plutôt que par l'air.

On oublie aussi, ou plutôt on ignore, qu'il faut, pour contracter la teigne, certaines conditions de terrains et une aptitude de l'organisme. Presque toujours on peut remonter à la
source de la contagion dans les pensionnats, dans les
familles.... J'allais omettre la boutique du barbier où un
même rasoir fait souvent tant de victimes ! ! !

Mais, puisque l'on ne croit plus aujourd'hui aux généra-
tions spontanées, et que la teigne dépend toujours de la pré-

sence sur les poils d'un végétal parasite, n'est-il pas évident qu'il faut, de toute nécessité, admettre la contagion dans la production de ces affections de la peau ?

A proprement parler, il n'existe pas, pour chaque espèce de teigne, un mode particulier de transmission de la maladie ; cependant il est d'observation que la teigne faveuse, la teigne tonsurante du cuir chevelu et la teigne pelade se communiquent ordinairement par le contact médiat (bonnet, peigne, serviette ou tout autre objet de toilette...), tandis que la teigne tonsurante de la face se transmet le plus souvent par inoculation (rasoir du barbier).

Nous avons fait ici avec M. Deffis, sur les teignes faveuse et tonsurante, de nombreux essais d'inoculation. Je vous l'ai déjà dit, nous ne savions pas à cette époque qu'il y eût dans la pelade une manifestation extérieure du champignon ; ce sont donc, pour cette teigne, des expériences à reprendre.

L'inoculation réussit toujours. Après avoir introduit du favus dans la couche la plus superficielle de la peau avec la pointe d'une lancette, nous avons toujours vu l'achorion germer. Mais neuf fois sur dix c'est du favus épidermique qui se développe (vous en comprendrez la raison quand nous étudierons la teigne favueuse) ; dans un seul cas, sur un des infirmiers du service, nous avons obtenu un petit godet très bien formé, offrant un poil à son centre, comme tous les godets faviques. Le plus souvent, le champignon inoculé meurt et disparaît après une courte durée ; mais, quelquefois aussi, il peut se développer, et il faut que l'art intervienne pour arrêter les progrès du mal. L'avortement du crypto-game dépend sans doute de certaines conditions locales, du défaut d'aptitude ou des deux causes interne et externe réunies.

Des considérations qui précèdent, il résulte que le favus et

la teigne tonsurante, toujours inoculables comme affections,
ne peuvent l'être comme maladies que dans des conditions de
l'organisme que le mot aptitude résume très bien.

L'étude des teignes inoculées a jeté quelque lumière sur
des points obscurs de leur histoire. C'est en effet par l'inoculation que nous avons pu connaître le siége exact du parasite
végétal qui germe, la durée de l'incubation et le temps nécessaire pour la formation du godet favique. Mais nous
reviendrons sur ce sujet en étudiant chaque espèce en particulier, et nous entrerons alors dans tous les détails que
comporte ce point intéressant de pathologie.

Disons maintenant comment se comportent les végétaux
parasites des teignes relativement à l'épiderme, aux ongles et
aux poils.

Le parasite qui vit aux dépens de l'épiderme occupe toujours, nous l'avons dit ailleurs, la couche profonde de cette
membrane ; il se trouve entre la lame cornée et la lame muqueuse, ou; si l'on aime mieux, entre les cellules pavimenteuses et les cellules à noyaux. Mais bientôt la couche
cornée de l'épiderme cède à la pression du cryptogame, qui
se montre à nu et sous des formes variables suivant l'espèce
de teigne. Ce sont des croûtes jaunes et minces (favus épidermique), des lamelles d'un beau blanc de neige (teigne
tonsurante), un duvet grisâtre (pelade).

Le champignon qui germe sous l'ongle se comporte absolument de la même manière ; il occupe le même siége anatomique. Remarquons, en effet, que l'ongle n'est qu'une modification de la couche superficielle de l'épiderme, dont il ne
diffère que par une plus grande dureté et une plus grande
épaisseur.—Les trois cryptogames des teignes peuvent-ils se
développer ici comme aux dépens de l'épiderme?—Le fait est
possible et même probable. Cependant nous n'avons jamais

observé le microsporon de l'ongle (1), signalé d'ailleurs par
d'autres auteurs.—L'achorion et le trichophyton produisent
des altérations remarquables dont nous parlerons plus tard.
Qu'il nous suffise aujourd'hui de savoir que le cryptogame
manifeste toujours sa tendance à la disjonction des éléments
cutanés; mais ici, la lamelle cornée offrira une plus grande
résistance, et il lui faudra toujours un temps très long pour
la détruire, la perforer et paraître au dehors.

Quant aux poils, ils sont le siége de prédilection des champignons des teignes (voy. la définition de la teigne); il est
donc intéressant de connaître les rapports exacts qu'ils affectent avec ces champignons. Or, il résulte des nombreuses
recherches microscopiques auxquelles nous nous sommes
livré, que nos végétaux parasites se comportent tous les
trois à l'égard des poils absolument de la même manière, fait
important, qui avait échappé à l'attention des micrographes !

Vous voyez représenté sur ce tableau, avec un grossissement
assez considérable, un poil à l'état de développement parfait ;
avant d'aller plus loin, permettez-moi de vous en donner une
description très abrégée.

Considérant d'abord le poil même, nous le trouvons formé
d'une partie libre ou aérienne, c'est la tige, et d'une partie
intra-cutanée, appelée racine, qui d'un côté, au niveau de la
surface tégumentaire, s'unit à la tige, et, de l'autre côté, dans
la profondeur de la peau, aboutit à une saillie mamelonnée
connue sous le nom de *bulbe*.

Sur un poil laissé en place, on voit cette saillie bouton-
neuse constituée par deux éléments : la papille pileuse et la
papille dermique, celle-ci étant recouverte et comme emboîtée
par celle-là.

—————————

(1) Le lecteur verra plus loin que depuis cette époque M. Bazin a eu l'occasion d'en observer un cas remarquable.

Dans la tige, deux parties distinctes : une externe ou corticale, principalement formée de fibres longitudinales ; l'autre interne ou médullaire, constituée par de la graisse et des globules pigmentaires auxquels les poils doivent leur coloration. Telle n'est pas, cependant, l'opinion de Kölliker, qui n'admet guère que des bulles d'air dans la partie centrale et attribue aux fibres corticales la couleur des cheveux.

A la surface de la papille pileuse on voit un produit de sécrétion qui, après quelques transformations, constitue le poil ; ce n'est autre chose que du pigment. A mesure qu'ils approchent de l'origine de la racine (*souche*), les noyaux pigmentaires prennent une forme de plus en plus allongée (*grains d'orge*) ; c'est en ce point que se fait l'évolution des fibres longitudinales ; c'est là aussi que commence la partie centrale ou médullaire du poil. Quelquefois, mais rarement, les granules pigmentaires devenus ovoïdes, au lieu de se diriger dans le sens de la longueur du poil, pour constituer les fibres longitudinales, affectent une direction perpendiculaire à celle-ci ; de là sans doute ces stries transversales signalées par tous les auteurs et généralement décrites sous le nom de fibres en spirale.

Le poil, dans sa partie intra-cutanée, est immédiatement en rapport avec une gaîne épidermique qui lui adhère assez intimement et qui se confond en bas avec la membrane interne de la capsule ; c'est le canal épidermique, dans lequel est déversé le produit de sécrétion des glandes pileuses, ordinairement au nombre de deux ; chacune de ces glandes possède un canal excréteur large et court.

En dehors de la gaîne épidermique, on trouve la membrane interne ou translucide de la capsule, puis la membrane externe ou grenue, qui n'est qu'une dépendance du corps pigmentaire ;

enfin, le tout est logé dans une dépression du derme appelée
follicule.

Ainsi, pour résumer, nous voyons successivement : le poil,
le conduit épidermique, la capsule avec ses deux membranes
interne et externe, enfin le derme.

Supposez maintenant que la moindre parcelle d'un cryptogame de nos teignes tombe dans le canal épidermique du poil ;
qu'arrivera-t-il ?

Les spores se dirigeant vers la profondeur du follicule,
traverseront (elles sont si petites !) les cellules pavimenteuses
qui constituent ce canal et seront bientôt arrêtées par les
conduits sécréteurs des glandes pileuses. C'est immédiatement au-dessus de l'orifice de ces derniers, dans le canal épidermique, qu'elles (les spores) viennent se fixer ; tel est du
moins le résultat de mes observations, confirmé tout récemment par de nouvelles recherches de M. Ch. Robin sur ce
point de micrographie. C'est de là qu'elles vont s'étendre,
s'accroître dans tous les sens, en convertissant tout en leur
propre substance. En dedans, elles rencontreront le poil ; en
dehors les membranes capsulaires interne et externe ; en
haut, les cellules épidermiques et plus tard la tige du poil ; en
bas, la souche et le bouton avec les globules pigmentaires qui
les recouvrent.

Tout est donc attaqué, détruit ou plutôt transformé en
matière champignonneuse. Aussi le poil, examiné au microscope, offre-t-il des altérations remarquables ; les fibres longitudinales paraissent écartées et leurs intervalles remplis par
des spores qui pénètrent souvent jusque dans la partie médullaire ; en différents points on peut trouver des renflements
circulaires, ovoïdes, tubériformes..., et, quelquefois, ces altérations sont appréciables à l'œil nu.

Tels sont les principaux phénomènes observés dans toutes les teignes indistinctement. Mais il y a, suivant les espèces, des différences que nous étudierons plus tard ; aujourd'hui nous nous contenterons d'en dire quelques mots.

Dans la *teigne tonsurante*, le parasite se développe principalement aux dépens des poils, dont tous les éléments paraissent plus complétement désorganisés que dans les autres espèces ; aussi voit-on les poils se briser dans leur partie aérienne, à quelques millimètres de la surface tégumentaire ; d'où la production des tonsures qui ont mérité à cette affection le nom qu'elle porte.

Dans la *pelade*, la désorganisation de la capsule est très rapide et le poil tombe en peu de temps.

Dans le *favus*, le champignon envoie dans la profondeur du follicule un renflement mamelonné ; quelquefois, comme dans la teigne tonsurante, le poil altéré peut se briser, et, dans ce cas, la brisure se produit ordinairement au niveau du godet ou des croûtes ; d'autres fois, le poil tombe en entier, mais ce n'est jamais qu'au bout d'un temps assez long.

DIAGNOSTIC. — Le diagnostic des teignes est ordinairement facile, et cependant que d'erreurs sont commises au sujet de ces affections ! Journellement on voit l'impétigo confondu avec le favus, et la teigne tonsurante au début prise pour une syphilide......!

Les signes à l'aide desquels on peut établir le diagnostic doivent être puisés à trois sources principales :

1° Aux parasites eux-mêmes se rattachent des caractères importants. Ce sont des incrustations jaunes soufrées dans le favus ; des lamelles blanches, amiantacées, dans la teigne tonsurante ; une fécule grisâtre dans la pelade.

2° Je n'insisterai pas sur les éruptions symptomatiques ;

vous savez tous quelle valeur sémiotique nous accecordons ici à l'herpès circiné, aux disques érythémateux, à certains groupes d'eczéma.

3° Enfin, l'examen des poils, des ongles, fournit des signes d'une importance capitale, des signes souvent pathognomoniques.

Les cheveux peuvent être rares ou même manquer dans une certaine étendue ; quelquefois ils sont brisés ; très souvent on les voit atrophiés, racornis, fendillés, bifurqués, tortillés... Ils ont un aspect lanugineux et sont secs et friables à divers degrés. Le changement de couleur est un des phénomènes les plus fréquents et les plus remarquables, sur lequel on ne saurait trop insister, car il est lié à un autre fait d'une grande importance : je veux parler de la présence du végétal parasite dans la partie profonde du follicule pileux. Pour peu que vous ayez fréquenté nos salles et assisté à nos consultations, vous n'avez pas été sans remarquer ces poils flétris, décolorés et rares qui recouvrent les surfaces malades dans la pelade, et cette couronne rougeâtre ou gris souris qui entoure les parties affectées de favus ou de teigne tonsurante. Ces altérations sont un signe certain de la germination du parasite sur les parties du corps où on les observe.

Il est des cas, avons-nous dit, dans lesquels le diagnostic est loin d'être facile ; presque toujours cette difficulté tient à quelque complication.

Tantôt, ce sont deux teignes d'espèces différentes qui, se trouvant en même temps sur le cuir chevelu, peuvent mettre le médecin dans l'embarras ; — tantôt, ce sont des animaux parasites, des poux, qui masquent les caractères d'une teigne en produisant des éruptions impétigineuses plus ou moins confluentes.

Plus souvent peut-être, l'obscurité du diagnostic est due à la coexistence d'affections constitutionnelles ou d'éruptions artificielles. C'est le parasite qui, jouant le rôle de corps étranger, occasionne le développement d'affections scrofuleuses ou dartreuses, qu'ensuite il entretient, et au milieu desquelles il est difficile de le retrouver.

Quant aux éruptions artificielles, vous ne sauriez croire combien souvent elles compliquent les affections parasitaires! Il n'est presque pas de malades affectés de teigne qui, avant de venir nous consulter, ne se soient adressés à des empiriques; ordinairement, ils ont fait un long abus de topiques irritants, lesquels ont amené des poussées impétigineuses et dénaturé l'affection primitive. Aussi est-il habituellement impossible, en pareil cas, de poser un diagnostic.

Que faire donc, et quels conseils donner ? — Il faut attendre, renvoyer à huitaine ou à quinzaine le malade qui se présente, en lui recommandant de ne se servir d'aucune pommade, d'aucun onguent...; tout au plus permettrez-vous quelques applications émollientes (cataplasmes de fécule), si l'inflammation produite par un traitement irrationnel paraît trop vive. De cette manière, les éruptions artificielles disparaîtront de jour en jour, et l'affection parasitaire se montrera avec des caractères de plus en plus accusés.

Il y a cependant un moyen précieux de dissiper le doute quand il faut sans retard arriver à un diagnostic : c'est, vous le devinez, l'examen microscopique.

J'ajoute que la manière dont se fait l'épilation fournit quelquefois des indications précieuses que, par conséquent, on ne doit pas négliger; aussi me verrez-vous souvent, à la consultation, dans les cas difficiles, interroger la pince de l'épileur.

PRONOSTIC. — Le pronostic est généralement peu grave ; nous ne redoutons plus l'incurabilité, ni la mort, depuis que nous avons inauguré la méthode actuelle de traitement. Et ne vous semble-t-il pas que ce progrès dans la thérapeutique des teignes soit un véritable bienfait rendu à l'humanité?

Pour le favus, tout le monde est obligé de reconnaître la supériorité de notre méthode ; la guérison était un fait exceptionnel, et aujourd'hui elle est constante. Dans la curation des autres espèces (tonsurante et pelade), on ne veut pas nous accorder que nous ayons rendu le plus léger service. — Pourquoi cela? — C'est que, en effet, toutes les teignes ne guérissent pas avec la même facilité, et la teigne faveuse, qui était, à juste titre, considérée comme la plus rebelle et la plus grave, est, sans aucun doute, celle que nous faisons disparaître le plus aisément.

Ce n'est pas cependant que nous traitions les autres teignes avec moins de succès ; mais il nous faut, pour obtenir une guérison complète et solide, un temps ordinairement beaucoup plus long, ce que ne comprendront jamais qu'à grand'-peine ceux qui, depuis si longtemps, regardent les teignes tonsurante et pelade comme des affections légères relativement au favus. Il faudra pourtant bien, un jour, ouvrir les yeux à la lumière, ou se constituer définitivement en état de cécité!

Je l'ai déjà dit, et j'aurai certainement encore l'occasion de le répéter, on croit guérir par les moyens ordinaires, mais on ne guérit point la teigne tonsurante ; les éruptions symptomatiques disparaissent, et, quand l'affection parasitaire revient, elle est méconnue parce qu'elle se montre sous une forme différente.

Vous concevrez aisément pourquoi nous guérissons telle teigne plus rapidement que telle autre.

Dans le favus, l'épilation est habituellement facile ; avec la pince on peut très bien saisir les poils qu'on arrache en totalité avec leur capsule. — Dans la teigne tonsurante, par suite d'une altération plus avancée du poil, ce dernier se brise plus souvent qu'il n'est arraché, surtout quand l'épilation n'est pas faite avec soin et par une main habile, et il reste, sur la partie non avulsée, de nombreux éléments reproducteurs de la maladie. — Dans la pelade, il n'y a plus ou presque plus de véritables poils sur les surfaces malades ; ces dernières, en apparence dénudées, sont couvertes d'une innombrable quantité de poils de duvet que la pince peut à peine saisir et qu'il faut cependant extraire, sous peine de ne pas guérir le malade ; l'opération offre encore plus de difficulté que dans le cas précédent.

Ainsi, règle générale, la guérison est d'autant plus prompte que l'épilation est plus facile. Je pense donc que désormais les teignes doivent être rangées dans l'ordre suivant, au point de vue de la gravité du pronostic : teigne pelade, teigne tonsurante, teigne faveuse.

Nous guérissons toutes les teignes avec notre méthode thérapeutique, tandis que les autres procédés sont impuissants.

Mais si cela est vrai, nous dira-t-on, pourquoi voit-on encore ici, à côté de vous, des empiriques soutenir la concurrence dans le traitement de la teigne ? — Parce que, j'ose à peine le dire, quelques-uns de mes collègues de l'hôpital envoient tous les jours, au traitement des Mahon, des enfants affectés non de teigne, mais d'impétigo scrofuleux et plus souvent d'impétigo pédiculaire. Les malades guérissent en peu de temps, et l'on fait ainsi, à la faveur de nombreuses erreurs de diagnostic (erreurs trop souvent monstrueuses pour n'être pas quelquefois volontaires), des statistiques incroyables. Les élèves du service savent combien nous en avons guéri de ces pauvres enfants affectés de gourmes, qui avaient été adressés comme teigneux aux héritiers du secret des Mahon , et épilés par ces derniers pendant une ou plusieurs années ! ! !

Certaines circonstances font varier le pronostic de la teigne. L'étendue et l'âge plus ou moins avancé de la maladie exercent une influence incontestable ; mais , sur ce point encore, que d'erreurs sont professées par les dermatologistes !

On dit généralement que le pronostic est d'autant plus grave que la maladie est plus ancienne. J'en conviens, si l'on ne veut tenir aucun compte du traitement ; mais je ne saurais admettre, dans aucun cas, qu'on puisse faire abstraction de l'influence des moyens thérapeutiques, quand on porte un pronostic. Cela posé, je n'accepte point la proposition des auteurs, et je crois qu'en la renversant, on est beaucoup moins éloigné de la vérité. Nous guérissons les mentagres invétérées bien plus aisément que les mentagres récentes : une seule épilation suffit souvent pour la guérison complète des premières ; les autres en exigent deux, trois et parfois davantage.

Entendons-nous cependant, et distinguons avec soin ces deux choses généralement confondues : l'*âge de la maladie* et l'*étendue de la maladie*. J'ai dit que la guérison était d'autant plus facile, que la teigne était plus ancienne ; j'ajoute qu'elle est d'autant plus difficile, que la maladie est plus étendue. Ainsi , n'en doutez pas, si la teigne au début est si aisément et si rapidement guérie, c'est uniquement à cause de la circonscription du mal.

Voici deux hommes affectés de teigne tonsurante de la face à une période différente : l'un porte depuis six mois un cercle d'herpès tonsurant au milieu de la barbe ; l'autre offre, depuis quelques jours seulement, trois ou quatre disques érythémateux répandus en divers points du visage.

Direz-vous, avec presque tous les auteurs, que la guérison du premier de ces malades sera plus difficile et exigera un temps plus long ? — Quant à moi, je prendrais, sans crainte, l'engagement de l'obtenir en moins de six semaines, tandis que je n'oserais affirmer d'avoir guéri l'autre malade (j'entends guéri radicalement) après un espace de temps double ou triple. Le premier serait immédiatement confié aux soins de l'épileur, et peut-être deux ou trois opérations suffiraient-elles ; pour le second, il faudrait se borner aux agents parasiticides (lotions de sublimé, pommade au turbith), et attendre, avant de commencer l'épilation, que l'affection fût parfaitement localisée.

Le pronostic varie suivant l'espèce de teigne ; et vous savez déjà que, pour nous, le favus est la moins grave des teignes, à cause de la facilité de la curation ; vient ensuite la teigne tonsurante ; la pelade occupe le dernier rang.

Le siége de la maladie, les conditions anatomiques ont aussi leur importance. Le pronostic est d'autant plus sérieux, que la région affectée est plus abondamment fournie de poils (cuir chevelu, barbe, face chez l'homme, parties sexuelles...), que le système pileux général, y compris le duvet, est plus développé, et que la matière sébacée est sécrétée en plus grande abondance ; car la matière sébacée, qu'on me passe le mot, est, pour nos parasites, une sorte d'engrais qui favorise leur développement.

Il faut tenir compte également des complications diverses qui peuvent exister, bien qu'en réalité, dans ces conditions, la teigne ne soit pas en elle-même plus difficile à guérir ; mais l'état des parties malades peut exiger quelques précautions, occasionner quelques retards dans le traitement. En outre, vous aurez de la peine à faire croire à la guérison d'un malade affecté de teigne, tant qu'il portera au cuir chevelu ou ailleurs des éruptions dartreuses ou scrofuleuses.

Enfin, les traitements antérieurs qui jettent parfois tant d'obscurité sur le diagnostic, rendent aussi, généralement, la curation plus longue et plus difficile.

THÉRAPEUTIQUE GÉNÉRALE DES TEIGNES. — Avant 1852, l'empirisme seul guérissait la teigne, ce dont on ne doit pas s'étonner. Des théories fausses pouvaient-elles engendrer autre chose qu'une thérapeutique impuissante? La teigne faveuse faisait le désespoir des médecins, et personne n'eût osé dire, comme au temps d'Ambroise Paré : « La récente est difficile à curer, et la vieille ne guérit jamais, » car la récente était traitée sans plus de succès que la vieille.

La teigne tonsurante était-elle plus efficacement combattue? — On le disait partout; mais vous savez maintenant quelle valeur il faut accorder à ces assertions, et ce que l'on doit penser de ces rapides guérisons proclamées définitives et qui tardaient si peu à se démentir. On faisait tant bien que mal disparaître les accidents inflammatoires, les éruptions symptomatiques, et on laissait presque toujours intact le champignon producteur du mal.

Aujourd'hui, comme autrefois, on a la prétention de guérir la teigne tonsurante par des moyens de traitement ordinaires, avec des topiques de toutes sortes; que font cependant les détracteurs de notre méthode? — A l'hôpital, ils renvoient les malades, les déclarent à tout jamais guéris; en ville, ils agissent avec plus de prudence, et, quand une men-

tagre a longtemps résisté à leurs onguents et à leurs pommades, ils ne se mettent point en peine de recourir en secret
à l'épilation. Pourquoi donc faire en ville ce qu'on proscrit
à l'hôpital?

Quant à la pelade, on la considérait comme une affection
mystérieuse dont la nature seule pouvait quelquefois débarrasser le malade, et l'on n'essayait même pas de la combattre.
Parfois cependant, à cause d'antécédents fâcheux, cette affection singulière des poils était rattachée à la syphilis et traitée
en conséquence.

La méthode épilatoire des frères Mahon, méthode empirique et enveloppée de mystères, était la seule vraiment efficace dans le traitement du favus, à l'époque où nous avons
entrepris nos recherches. Elle avait, nous devons le dire, un
immense avantage sur la calotte et les autres moyens proposés jusque-là. On guérissait, sinon toutes les teignes, du
moins un très grand nombre de ces affections de la peau.
Cependant, quand la maladie était invétérée, il ne fallait pas
moins d'un an à dix-huit mois pour obtenir une guérison
complète; et si le favus était *scutiforme*, on voyait assez souvent le mal reparaître, même après un traitement de plusieurs
années. La même méthode était appliquée par les Mahon aux
teignes tonsurantes et avec autant de succès qu'aux teignes
faveuses; mais la guérison se faisait encore attendre très longtemps, huit, dix mois, terme moyen.—Voici donc où nous en
étions en 1852: pour la teigne comme pour la gale, l'empirisme avait devancé la science; il était temps que cette dernière reprît son rang.

A une thérapeutique empirique si souvent impuissante j'ai
substitué une thérapeutique rationnelle et toujours efficace,
quelle que soit l'espèce de la teigne et quelles que soient les
conditions de santé du teigneux.

Nous ne connaissons vraiment aucune contre-indication à
la cure radicale de ces affections ; le règne des théories humo-
rales est passé, et un médecin instruit ne dirait point aujour-
d'hui qu'il peut être dangereux de guérir la teigne. Nous ne
sommes plus au temps où il fallait la respecter comme un
émonctoire dont la nature se servait pour prévenir des maladies plus sérieuses.

Tel est le langage que je croyais pouvoir tenir en 1857 et
au commencement de l'année suivante, en publiant la première édition de cet ouvrage ;— je ne pensais pas, je l'avoue,
que deux ans plus tard on verrait reparaître ces doctrines
surannées. Aussi, dans mes leçons de 1859, avais-je bien
raison de dire qu'avec les habitudes de la presse périodique, il
fallait s'attendre aux plus étonnantes excentricités. — On
trouve dans l'*Union médicale* (numéros du 12 janvier et du
9 février 1860) deux longs articles traduits de l'anglais, et
extraits du *British medical Journal*, sous le titre : *Des para-*
sites de la peau humaine, par le docteur J. Hogg. — L'auteur commence par confondre toutes les productions dermo-
phytiques, déclarant qu'il y a entre les unes et les autres si peu
de différence, qu'il faut aimer les subtilités pour établir des
distinctions ; — en outre, les parasites se trouvent dans *pres-*
que toutes les espèces de maladies chroniques de la peau ;
ils sont le produit et non la cause de la maladie. Conclusion : les affections cutanées parasitaires sont un non-sens.
Il est difficile de résister au plaisir de citer textuellement la
fin de l'article : « *La distribution universelle des fongus sur*
toute la surface du globe prouve évidemment que ces végé-
taux ont dans la création un but certain ; peut-être même
trouvera-t-on que ces parasites, loin d'être un fléau, comme
on l'a prétendu, sont destinés à être, et sont effectivement
créés dans un but utilitaire : ainsi on le trouve toujours dans

les tissus mortifiés ou en voie de décomposition, où ils absor-
bent les produits morbides dont la présence au milieu de nos
organes ne peut que produire de mauvais effets. » — Que les
teigneux se réjouissent et que le docteur Hogg lise ces leçons
pour apprendre avec quel soin nous distinguons les parasites des teignes de ceux qui se développent sur des tissus
altérés, et aussi pour ne pas nous faire admettre jusqu'à la
fin des temps une teigne mentagrophytique comme espèce
distincte.

La cause, l'unique cause de la maladie est un champignon ;
donc, pour guérir, il faut et il suffit de détruire ce champignon. Mais, dira-t-on, cela n'est pas nouveau ; longtemps
avant vous on avait employé les parasiticides ; pourquoi ne
guérissait-on pas ?

Déjà, dans une leçon précédente, j'ai répondu indirectement à cette objection. On ne guérissait pas, parce qu'on ne
remplissait pas cette condition fondamentale de mettre partout le parasiticide en contact avec le parasite. On détruisait
le champignon à la surface de la peau, et on laissait de nombreuses spores dans la partie centrale du poil, sur sa racine
et dans le follicule.

L'épilation est nécessaire dans le double but d'enlever,
avec le cheveu, le champignon qu'il renferme, et de laisser
béante, par le fait de cette extraction, l'ouverture du follicule pileux, dans lequel on peut alors introduire la solution
parasiticide.

Il est vrai qu'on peut me dire encore que l'épilation n'est
pas chose nouvelle dans le traitement de la teigne ; que la
calotte, qui n'est qu'un procédé d'épilation, est presque aussi
ancienne que la médecine, et enfin, qu'avant moi, on s'est
également servi des doigts et de la pince pour pratiquer cette
petite opération.

Pourquoi donc ne guérissait-on pas, et pourquoi cette méthode de traitement a-t-elle été abandonnée?

Tout à l'heure, avec le parasiticide, on détruisait le champignon à la surface de la peau et on le respectait dans l'épaisseur du poil, sur la racine et dans le follicule; maintenant, avec l'épilation seule, on enlève les spores qui tiennent au poil (à la racine et à la tige), et on laisse le reste.

Quelquefois, cependant, on joignait, sans trop savoir pourquoi, l'épilation aux parasiticides, comme faisaient et font encore les Mahon, et l'on guérissait un certain nombre de teignes; mais comme cette méthode de traitement ne s'appuyait sur aucune raison scientifique, et qu'il était impossible, la nature de la teigne étant inconnue, de donner de sa supériorité une explication satisfaisante, elle ne pouvait trouver de nombreux partisans parmi les médecins.

Comment, en effet, concilier l'efficacité de l'épilation avec les hypothèses le plus généralement acceptées sur la nature des teignes? Quelle importance pouvait-on accorder à l'extraction des poils et à l'emploi des parasiticides, quand on professait que la maladie était produite par la pourriture des cheveux, par un vice spécial des humeurs, par une altération de certains produits de sécrétion?...

Évidemment, la nécessité de l'épilation était incompatible avec ces fausses théories.—Et n'avons-nous pas vu de même (*Généralités sur les affections cutanées parasitaires*) la friction générale abandonnée dans le traitement de la gale, malgré sa supériorité incontestable, et par ce seul fait que son rôle était méconnu?

Toute méthode thérapeutique, pour avoir chance de durée, doit être fondée sur des indications.

Or, trois indications principales se présentent dans le traitement des teignes. La première, de beaucoup la plus importante, est de détruire le parasite qui produit la maladie ; — la seconde , de combattre les éruptions inflammatoires développées par ce même parasite ; — la troisième, de faire disparaître les éruptions entretenues par un vice interne, et de modifier, s'il est nécessaire, la constitution des teigneux.

Généralement, un praticien un peu instruit ne sera pas embarrassé pour remplir ces deux dernières indications. On attaquera les phénomènes inflammatoires par les anti- phlogistiques, les résolutifs... On prescrira l'application de cataplasmes émollients, des lotions, des frictions avec une préparation iodée ou avec la pommade de ciguë... Tel tei- gneux aura besoin de toniques , et on lui donnera du sirop de fer, du vin de quinquina; pour tel autre, il fau- dra mettre en usage un traitement antisyphilitique ou anti- dartreux...

Quant à la première indication, qui se rapporte plus direc- tement à la teigne, son importance nous oblige à l'étudier avec une scrupuleuse attention.

Il faut détruire le parasite, le détruire partout, et, pour cela, il est nécessaire de savoir exactement où il se trouve. — Or, nous avons dit que le parasite pouvait siéger entre les deux couches épidermiques, à la surface de la peau, sur les poils et dans le follicule pileux.

Pour faire disparaître le champignon situé soit dans l'épaisseur de l'épiderme, soit à l'extérieur (à ce moment le parasite a rompu la lame cornée superficielle), les parasiti- cides suffiraient; mais pour l'atteindre dans le follicule et sur la racine du poil, l'épilation associée aux parasiticides est indispensable.

Entrons dans quelques détails sur le mode d'extraction des poils.

L'épilation est une opération qui exige, comme toute opération chirurgicale, une certaine habitude pour être pratiquée
convenablement. Elle paraît si simple, que l'on regarde tout
apprentissage comme inutile, et, sans aucun scrupule, on la
confie à tel infirmier plus ou moins maladroit. Aussi qu'arrive-t-il ? C'est que souvent on ne guérit point les malades ;
et l'insuccès est attribué à la méthode thérapeutique plutôt
qu'à la manière dont elle a été appliquée ! — Je vous engage
donc, messieurs, à observer avec soin comment on épile ici
dans notre service ou au traitement externe que dirige avec
nous M. Deffis ; et puis, vous mettrez vous-mêmes la main à
l'œuvre ; car il se présentera telle circonstance où il faudra
forcément vous passer d'un infirmier spécial et pratiquer l'épilation jugée par vous nécessaire.

Mais, s'il est indispensable, comme nous l'avons établi,
pour la curation de la teigne, de dépouiller les parties malades des poils et des cheveux qui les recouvrent, ne peut-on
pas cependant se passer de la petite opération, toujours un
peu douloureuse, dont je vous parle, et recourir à l'emploi des
agents dits épilatoires ? En un mot, y a-t-il ou non des agents
épilatoires, et, s'il y en a, ceux des frères Mahon méritent-
ils la préférence ?

A cette double question, je ferai sans hésiter une réponse
négative, après avoir tenté moi-même de nombreux essais
pour connaître la valeur des pommades et des poudres répu-
tées épilatoires.

Nous avons épilé des surfaces dont les unes avaient été
longtemps frictionnées avec différents agents épilatoires, y
compris ceux des frères Mahon, tandis que sur les autres on
n'avait fait l'application d'aucune pommade ni d'aucune
poudre ; eh bien ! il n'y a pas eu de différence appréciable ;
l'arrachement des cheveux a été également facile partout.

Les agents dissolvants les plus puissants peuvent détruire la partie libre des cheveux, par exemple le sulfhydrate de chaux ; la partie intra-cutanée demeure toujours intacte.

Tel est le résultat d'expériences multipliées par lesquelles nous avons appris également que les préparations des frères Mahon n'étaient aucunement préférables aux autres. Toutes n'agissent que par l'irritation qu'elles provoquent dans les bulbes pileux, et, à cet égard, la maladie ne le cède en rien aux épilatoires.

Aussi peut-on reprocher à M. Cazenave d'avoir cru, sur la foi des Mahon, à l'action des agents épilatoires, lorsque les Mahon eux-mêmes, habiles à exploiter leur secret, n'y croyaient pas, et arrachaient les cheveux malades à l'aide du peigne et des doigts.

Je le répète, le meilleur épilatoire que je connaisse, c'est la maladie. A une certaine période, lorsqu'il y a inflammation suppurative du follicule, le poil se détache, tombe, et souvent ne se reproduit pas ; de sorte que, si l'on voulait attendre la terminaison naturelle des teignes, on guérirait beaucoup de malades, mais la guérison ne serait obtenue qu'au prix d'une perte irrémédiable de la chevelure, résultat sans doute peu séduisant !

Quoi qu'il en soit, et malgré mon opinion bien arrêtée sur la valeur des agents épilatoires, je ne me prive pas de l'usage de certains agents que j'appellerai volontiers préparatoires et dont l'expérience m'a démontré l'utilité. Presque toujours, avant d'épiler, je fais recouvrir d'une couche d'huile de cade la tête ou toute autre partie malade ; l'huile de cade est un parasiticide qui flétrit et quelquefois détruit la partie extérieure du champignon, elle éteint la sensibilité du cuir chevelu, et exerce une action spéciale sur le bulbe pileux, qu'elle ramollit. L'épilation est donc ensuite plus facile.....

Il existe pour l'extraction des poils trois procédés que nous allons comparer ; ce sont : la calotte générale ou partielle, l'extraction avec les doigts, l'extraction par les pinces.

Épilation par la calotte. — La calotte est le procédé le plus anciennement connu ; elle remonte aux premiers âges de la médecine et se perd, pour ainsi dire, dans la nuit des temps. Elle consiste en un emplâtre agglutinatif qu'on applique sur toute la tête ou seulement sur une partie de la tête ; de là, la distinction de la calotte en générale et partielle. Sa composition est la suivante :

Vinaigre blanc..............	150 gram.
Farine de froment	
Poix noire	ãã 25
Poix blanche...............	

C'est encore le moyen de traitement le plus répandu en France ; c'est le seul employé à Lyon et dans quelques départements, sous le patronage de religieuses (dames de Saint-Thomas) qui y ont attaché leur nom. Et cependant c'est un moyen barbare, qui produit toujours des douleurs atroces et constitue un véritable supplice pour les malades qui sont obligés de le subir plusieurs fois. Car l'efficacité du traitement par la calotte n'est rien moins que certaine : témoin ce malheureux enfant auquel on l'a appliquée soixante-dix fois, sans pouvoir le guérir. Signalons aussi les accidents qui peuvent résulter de l'emploi de cette méthode, accidents souvent graves, et que l'on trouve consignés en bon nombre dans les annales de la science.

Il n'est pas difficile de comprendre pourquoi ce moyen est à la fois si cruel et si incertain. Les cheveux sont arrachés en masse, et tirés, pour la plupart, dans des directions opposées à celles des capsules : aussi se cassent-ils en grand nombre, et, sur les poils cassés, le champignon demeure et se développe pour reparaître bientôt à la surface de la peau.

La calotte est donc un procédé d'épilation aussi imparfait que douloureux, qui mérite d'être à tout jamais proscrit de la thérapeutique des teignes.

Je n'insiste pas davantage sur ses inconvénients et ses dangers, bien que tout récemment une thèse ait été soutenue à la Faculté de Paris en faveur de la supériorité de ce moyen de traitement.

Épilation avec les doigts. — C'est le procédé des frères Mahon, qui épilent leurs malades de la même manière qu'on plumerait un oiseau. Ils se servent en même temps du peigne et des doigts, et toujours, avant l'opération, le cuir chevelu a été recouvert de la poudre merveilleuse.

Malgré l'habileté la plus consommée dans ce genre d'exercice, acquise par une longue pratique, il est difficile de bien saisir avec les doigts les poils que l'on veut extraire, et souvent même, quand les cheveux sont très courts ou quand il n'y a qu'un léger duvet, comme dans la teigne pelade, l'extraction par ce procédé devient impossible. Mais, si leurs doigts sont insuffisants, les Mahon ne se font aucun scrupule de recourir à notre méthode et de faire usage de la pince, ce qui, d'ailleurs, n'est ni plus long ni plus douloureux.

Épilation par la pince. — Ce procédé n'est pas nouveau. A. Paré dit quelque part que, si la teigne existe en un point circonscrit, il faut se servir de la *pincette*, et, par ce mot, il désigne sans doute la pince dont nous nous servons, ou du moins un instrument analogue. En Angleterre, Samuel Plumbe parle aussi du traitement de la teigne par la pince. En Italie, ce procédé a été usité de tout temps; telle est du moins l'opinion de J. Frank, à laquelle je me rallie complètement.

Cette méthode d'avulsion des cheveux a, sur les précédentes, d'incontestables avantages, et les reproches dont elle a été l'objet sont entachés d'une exagération presque incroyable. Écoutez plutôt ce qu'en dit Alibert :

« Que signifie la torture de l'épilation, pratiquée encore dans quelques lieux de l'Italie et de l'Angleterre ? Ce genre de médication est tout aussi barbare que celui de la calotte. Arracher les cheveux un à un avec des pinces et sur une surface plus ou moins étendue, ensanglanter la tête à chaque instant par la plus douloureuse des mutilations, est un acte odieux, qui rappelle le supplice de ces anciens martyrs de la foi qu'on faisait mourir à petit feu. » (*Monographie des dermatoses*, 2ᵉ édit., p. 320.)

L'épilation par la pince cause, j'en conviens, quelques douleurs aux malades ; mais je pense que, sous ce rapport, on ne trouve pas qu'elle le cède à la calotte, ni même à l'épilation avec les doigts. D'ailleurs, dans la plupart des cas, la douleur n'est très vive qu'au début du traitement, à la première séance ; plus tard les malades s'aguerrissent ; au troisième jour, ils sont déjà accoutumés et disent ne souffrir que très modérément.

Si l'épilation par la pince exige un temps plus long que la calotte, ce temps au moins est employé au profit du malade ; car, l'extraction des poils étant plus complète, mieux faite, dans une direction convenable, les chances de succès sont beaucoup plus nombreuses. La lenteur de notre procédé n'est cependant pas telle qu'on veut le faire croire ; il ne faut à nos infirmiers guère plus de sept à huit heures pour épiler avec la pince toute une tête, et ce temps est partagé en trois, quatre ou cinq séances ; de sorte qu'en général, au quatrième jour, l'épilation est terminée.

Ce que je viens de dire de la durée de l'opération et des

douleurs qu'elle occasionne doit être considéré comme la règle générale; et, puisqu'il est si peu de règles sans exceptions, nous avouerons volontiers qu'il y a un certain nombre de malades qui supportent difficilement cette légère opération, et chez lesquels on doit la pratiquer avec une lenteur extrême, ou, pour mieux dire, avec des temps d'arrêt très nombreux. Quelquefois il faudra s'en prendre à la maladresse de l'épileur, et, plus souvent, à une sensibilité excessive de quelques malades, ou à une pusillanimité dont vous ne vous faites pas d'idée. M. Deffis a vu, au traitement externe chez des mentagreux, la seule crainte de l'épilation provoquer une syncope ! Quant aux enfants, vous savez aussi bien que moi qu'on ne peut pas juger, par leurs cris, de la douleur qu'ils éprouvent; rarement ceux qui crient le plus sont-ils ceux qu'on fait le plus souffrir.

Je résume les avantages que me paraît avoir l'épilation par la pince, et qui doivent lui mériter la préférence sur les autres procédés : elle est beaucoup moins douloureuse que la calotte, et ne l'est pas plus que l'épilation avec les doigts; elle est surtout plus efficace que l'une et l'autre, car on peut extraire les poils (les poils de duvet comme les poils parfaits) sans en laisser un seul ; et l'on n'en casse qu'un petit nombre, parce qu'on les tire dans le sens de leur direction naturelle.

S'il en est autrement dans la teigne tonsurante, c'est que les poils se brisent d'eux-mêmes, par suite d'une altération spéciale : nous en parlerons plus tard.

Il n'est pas indifférent de prendre la première pince venue pour pratiquer l'épilation, et surtout pour la bien faire. Les pinces qui servent ordinairement à cet usage sont impropres à remplir le but qu'on se propose en évulsant les cheveux ou les poils dans les teignes. Les branches en sont trop minces, trop flexibles; quand on les presse, elles fléchis-

sent sous les doigts; les deux faces internes se touchent
au centre, et les deux extrémités libres, au lieu de se rapprocher de plus en plus, s'écartent au contraire l'une de
l'autre, ce qui fait qu'elles glissent sur les cheveux qu'elles
ont saisis, les tiraillent et les rompent; l'épilation est incomplète et elle cause de très vives douleurs.

Frappé de ces graves inconvénients et profondément convaincu de la nécessité d'une épilation prompte et bien faite,
M. Deffis a remédié à l'insuffisance de ces pinces en faisant
subir une légère modification à la pince à disséquer. Cette
modification porte tout simplement sur les extrémités libres
des deux branches de la pince; elles sont aplaties, d'un
diamètre de 3 ou 4 millimètres, se touchant exactement
par leurs surfaces internes quand on les presse, et munies
d'une dentelure émoussée, dans une étendue d'un centimètre
à peu près. Je dis émoussée, car si les dents de lime dont
sont armées les extrémités internes de la pince conservent
leurs bords tranchants, elles coupent les cheveux comme le
feraient des ciseaux, et l'épilation devient impossible. Le
bout libre de la surface externe de chacune des deux branches est taillé en biseau, et son épaisseur à l'extrémité est
à peu près d'un millimètre; l'une des deux branches est
percée au centre; dans cette petite ouverture circulaire,
vient s'engager une pointe qui se trouve solidement fixée
à la branche du côté opposé; elle maintient ainsi les deux
branches appliquées l'une contre l'autre, et les empêche de
glisser quand on les serre sur les cheveux, au moment de les
extraire.

Cette pince, avec ces petites modifications, remplit parfaitement les conditions nécessaires pour pratiquer l'épilation
avec facilité et presque sans douleur, lorsque les cheveux ou
les poils sont fournis et qu'ils ont un certain développement.

Mais là où il n'y a que des poils follets ou quelques cheveux rompus très ras, qu'il est également indispensable d'évulser, M. Deffis remplace cette pince par une autre, qui, dans ce cas, fonctionne beaucoup mieux.

Celle-ci diffère de la première en ce que les deux branches sont plus larges, surtout aux extrémités libres, qui ont un diamètre de 8 à 10 millimètres, et qui sont recourbées en dedans, de façon à simuler une tenaille. Quand un espace plus ou moins étendu de la peau a été déblayé par la première pince, la seconde, si elle est bien maniée, s'empare de tout ce qui offre la moindre prise et fait place nette.

C'est en appelant ainsi à notre secours, tantôt l'une, tantôt l'autre de ces pinces, que nous sommes parvenu à obtenir une épilation aussi parfaite que possible.

Comment pratique-t-on l'épilation ?

L'opérateur fait prendre au malade et prend lui-même la position qui lui semble la plus commode. Ici nos infirmiers épileurs sont assis, et font reposer sur leurs genoux la tête du patient. D'une main, ordinairement de la droite, ils tiennent la pince comme une plume à écrire, ou s'ils veulent, dans les cas les plus faciles, comme un archet pour jouer du violon. L'autre main est appliquée sur la partie qu'il s'agit d'épiler, et, entre le pouce et l'indicateur, on tend la peau afin qu'elle ne glisse pas. Puis, une lotion savonneuse ayant été faite préalablement, on extrait les poils en les tirant dans le sens de leur direction naturelle; on n'en prend à la fois qu'un petit nombre, deux, quatre, six et tout au plus un bouquet uniloculaire.

Quand on a dénudé une surface de 2 à 3 centimètres carrés, on suspend quelques instants l'épilation, et l'on fait une application parasiticide (presque toujours solution de sublimé), avec une brosse douce, une éponge, un pinceau..., selon le siége de la partie affectée. Alors on recommence l'avulsion des poils, pour s'arrêter de nouveau après quelques instants ; et ainsi de suite, jusqu'à la fin de la séance.

Il ne faut épiler ni trop vite ni trop doucement ; il y a un point intermédiaire qu'on ne peut saisir qu'avec un peu d'habitude.

Quatre ou cinq heures après l'épilation, on fait une onction avec la pommade parasiticide ; ici nous employons de préférence la pommade à l'huile de cade, et plus souvent la pommade au turbith. Voici les formules de ces deux préparations :

1° Axonge. . . . .   15 gram.
Huile d'amandes. . . . .   }
Glycérine. . . . .   } ãã 2
Turbith minéral. . . . .   0,50 centigr.

2° Axonge. . . . .   20 gram.
Huile de cade.   2

Je résume en quelques mots, afin que vous le compreniez mieux, le traitement auquel les teigneux sont soumis dans notre service :

Il faut d'abord nettoyer la tête, faire tomber les croûtes, s'il y en a, et couper les cheveux à 2 ou 3 centimètres du cuir chevelu. Aussitôt on applique une couche d'huile de cade, qui détruit en partie le parasite placé à la surface de la peau, éteint la sensibilité du cuir chevelu et facilite l'extraction des poils. Le lendemain on épile, et l'opération exige ordinairement d'une à cinq séances, suivant l'étendue du mal et la sensibilité du sujet. Pendant l'épilation on fait des applications de sublimé avec une brosse douce ; les mêmes lotions sont continuées matin et soir pendant deux ou trois jours après que l'épilation est terminée ; puis on les remplace par des onctions avec de la pommade au turbith jusqu'à la complète guérison de la maladie.

Ordinairement, une seule épilation est insuffisante, et il faut en pratiquer deux, trois, et quelquefois davantage.

[Ici trouve naturellement sa place un article publié par le *Journal des connaissances médicales et pharmaceutiques* dans le numéro du 30 janvier 1859; — c'est le plus bel échantillon qu'on puisse donner des élucubrations que se permet la presse médicale. — Cet article est intitulé :

« *Teigne, sa guérison radicale en huit minutes par le sulfure de chaux bibasique.* — M. le docteur Malagot, de Ferrare, qui publie ce traitement, l'emploie de la manière suivante : 1° raser les cheveux le plus exactement possible ; 2° préparer le remède le plus près possible du moment de son application, l'appliquer à l'aide d'un pinceau sous la forme d'une pâte molle et chaude, ayant la précaution, dans le cas de favus disséminé, de ne pas l'étendre sur les parties du derme chevelu non malade, en raison de la causticité du topique. Après huit minutes environ, on enlève les traces de ce topique à l'aide de lotions répétées avec un autre pinceau ou au moyen de compresses d'eau pure. Pendant ces deux temps de l'opération les malades n'ont pas senti de douleur.

» Ce médicament, qui doit être préparé très chaud, sous peine de perdre son efficacité, est composé de sulfure de chaux sec et de chaux récemment éteinte et réduite en consistance molle. On unit ces deux substances et l'on en forme un sel de chaux à double base.—Le sulfure se solidifie en se refroidissant.

» La promptitude de cette médication, si elle est constatée, fait disparaître la nécessité de l'épilation. Je ne parle pas du traitement des frères Mahon, qui ne doit plus être mis en usage par aucun médecin capable : nul n'ignore que depuis cinquante ans est mort le véritable Mahon. »

J'ai reproduit dans son entier, afin d'être dispensé de toute critique, cet article, dont le seul mérite est d'être court. Il n'est plus permis de parler de la guérison de *la teigne* avant d'avoir acquis quelques. notions sur des affections aujourd'hui bien connues.]

Nous arrivons maintenant à la description des diverses espèces de teignes. Nous commencerons par la teigne faveuse.

TEIGNE FAVEUSE.

Le *favus* (*tinea vera* de Lorry) mérite la première place parmi les teignes, et, pour beaucoup d'auteurs encore, c'est la seule affection à laquelle on doive réserver le nom de *teigne*. Longtemps il s'est montré rebelle à toute thérapeutique, et aujourd'hui nous le guérissons avec une étonnante facilité. Aussi sommes-nous loin du temps où la teigne, mystérieuse dans sa nature, était considérée comme une viciation des humeurs, et où le teigneux, regardé comme un paria dans la société, était repoussé de tous les emplois, jugé impropre aux plus grossiers services, non-seulement à cause de l'incurabilité de l'affection cutanée et de la crainte de la contagion, mais aussi, et surtout, à cause de la faiblesse de la constitution qui produisait une pareille maladie !

Vous savez, messieurs, ce qu'on doit penser maintenant de cette faiblesse de la constitution à laquelle on attachait naguère une si grande importance ; et il me suffirait de vous montrer réunis les teigneux qui occupent nos salles pour vous convaincre qu'à part quelques enfants scrofuleux, ces malades sont tous d'une constitution robuste, et par conséquent aptes à tout service.

Avant d'aborder la description de la teigne faveuse, nous entrerons dans quelques considérations historiques

HISTORIQUE. — L'étude historique du favus se divise naturellement en trois époques, répondant à trois degrés bien marqués dans la connaissance de cette affection. Ces trois périodes sont séparées par d'assez longs intervalles.

La première époque, de beaucoup la plus longue, commence aux écrits des Arabes et ne s'arrête qu'à M. Devergie. Elle est tout entière consacrée à l'étude des caractères nosographiques et sémiotiques.

La seconde date de l'année où Schœnlein découvre le végétal parasite de la teigne faveuse, et finit en 1852. — Les naturalistes s'occupent activement de l'étiologie et de la pathogénie des teignes, et, sous ce rapport, font faire à la science d'immenses progrès en très peu de temps.

La troisième commence en 1852. C'est à ce moment que nous inaugurons une thérapeutique rationnelle des teignes. Le traitement du favus est désormais assis sur des bases solides.

Première époque. — Avant les Arabes, on ne trouve rien sur l'affection que nous étudions. L'*alopecia* et l'*area* des anciens s'appliquaient à la teigne tonsurante, ou plutôt à la pelade, et non au favus.

On a pensé et dit que Celse avait parfaitement tracé les caractères des croûtes faveuses ; mais il suffit de lire avec un peu d'attention la description qu'il en donne pour demeurer convaincu qu'il les confondait, comme tous les médecins de cette époque, avec les croûtes d'impétigo. D'ailleurs, cette manière de voir ne m'est point personnelle ; c'est l'opinion du savant Lorry et de beaucoup d'autres auteurs.

C'est donc aux Arabes qu'on doit faire commencer l'histoire de la teigne faveuse. Avenzoar, Avicenne, Rhazès, Ali Abbas..., connurent parfaitement les caractères cliniques du favus, bien qu'ils ne le désignassent pas encore sous le nom de teigne. Ils appelaient cette affection : *sahafats, safati, albathin,* et n'ignoraient pas qu'elle entraîne souvent la perte de la chevelure.

On peut leur reprocher cependant d'avoir distingué deux

espèces, l'une sèche (la seule qui soit du favus), et l'autre humide, qui n'est autre chose qu'une pseudo-teigne muqueuse ou eczéma impétigineux du cuir chevelu.

Le mot *tinea* se trouve pour la première fois dans Étienne d'Antioche, traducteur des écrits arabes; mais déjà depuis longtemps le mot existait dans la langue populaire, exprimant sans doute un des caractères les plus saillants de cette maladie, la ténacité, la persistance.

Un grand nombre de sens étymologiques ont été proposés, mais je ne veux pas insister davantage sur ce point très peu important.

Toujours est-il que le mot *teigne* passa dans la science et fut adopté par tous les auteurs du moyen âge, par Gordon, Nicolas Florentin, Arnauld de Villeneuve...., et surtout par Gui de Chauliac, qui admet cinq espèces :

1° Favosa,
2° Ficosa,
3° Amedesa (similis carni humiditas),
4° Uberosa (similis uberibus mamillarum),
5° Lupinosa.

Une seule de ces espèces doit être rattachée au favus, c'est la *tinea lupinosa ;* peut-être aussi la *tinea amedesa* s'applique-t-elle à cette variété du favus dans laquelle on trouve, après la chute des croûtes, un état fongueux du cuir chevelu. L'espèce *favosa* répond exactement à la gourme ; c'est une pseudo-teigne.

A. Paré réduit à trois les espèces de Gui de Chauliac. Ce sont les :

1° Ficosa,
2° Furfurosa,
3° Corrosiva.

Mais l'espèce *ficosa* de Paré, la seule qui mérite le nom de teigne, répond à la *tinea lupinosa* de Gui de Chauliac, et non à l'espèce *ficosa* de ce dernier auteur.

Quant à Lorry, il ne reconnaît qu'une seule teigne qu'il appelle *tinea vera;* les autres espèces ne sont que des pseudo-teignes.

Alibert, dans sa première édition, qui parut au commencement de ce siècle, donne un sens générique au mot *teigne,* et en admet cinq espèces : 1° furfuracée, 2° granulée, 3° muqueuse, 4° amiantacée, 5° faveuse ; une seule, la faveuse, correspond au favus.

Mahon jeune conserve la classification d'Alibert, et y ajoute la téigne tondante, qu'il ne confond pas, comme les Anglais, avec une variété de favus (*porrigo scutulata*).

Alibert publie une deuxième édition de son ouvrage, et dans la classe des dermatoses teigneuses il établit quatre genres :

1° Achore...... $\begin{cases} \text{Muqueux.} \\ \text{Lactumineux.} \end{cases}$

2° Porrigine.. . $\begin{cases} \text{Furfuracée.} \\ \text{Amiantacée.} \\ \text{Granulée.} \\ \text{Tonsurante.} \end{cases}$

3° Favus....... $\begin{cases} \text{Vulgaire.} \\ \text{Scutiforme.} \end{cases}$

4° Trichoma (qui n'a aucun rapport avec notre trichophyton).

Jusqu'alors les affections à tort ou à raison rattachées à la teigne avaient été rapprochées par les caractères cliniques des croûtes et la communauté de siége.

Mais une autre école venait de se fonder avec Willan, dans laquelle on prenait pour base de classification les formes primitives des affections (vésicules, pustules....). Or, les croûtes n'étant qu'une production secondaire, perdaient désormais toute leur importance.

Willan considère donc lo favus comme une affection pustuleuse, et le place à côté de l'impétigo, dont il ne se distingue, dit-il, que par son caractère contagieux. Le mot *teigne* est trouvé trop vague et remplacé par un autre non moins obscur. C'est le *porrigo* (de *porrigere*, étendre), dont il fait deux variétés : le *porrigo favosa* et le *porrigo scutulata*.

Bateman, qui vient ensuite, adopte la mutation opérée par Willan dans la classification des teignes, et porte à six le nombre des *porrigo*. Ce sont : 1° le *porrigo larvalis* (scrofulide bénigne exsudative) ; 2° le *porrigo furfurans* (pseudo-pityriasis du cuir chevelu) ; 3° le *porrigo lupinosa ;* 4° le *porrigo scutulata* ou *ringworm*, confondu avec la teigne tondante ; 5° le *porrigo decalvans*, répondant à l'*area* des anciens, et dans lequel il reconnaît, avec Celse, deux variétés : l'*alopecia* et l'*ophiasis ;* 6° enfin, le *porrigo favosa*.

Je ne puis m'empêcher de louer Bateman d'avoir ainsi rapproché le *porrigo decalvans* du *porrigo favosa*, d'avoir compris que ces affections ont un grand nombre de caractères communs, malgré des différences de forme très apparentes ; car, pour nous, toutes les deux appartiennent à la grande famille des teignes. Mais les willanistes, placés à un point de vue tout autre, devaient blâmer un pareil rapprochement : aussi semble-t-il que Bateman ait voulu, au moyen d'une singulière hypothèse, prévenir tout reproche à cet égard. Il suppose dans le *porrigo decalvans* l'existence de pustules éphémères ; voici plutôt comment il s'exprime : « Il peut exister, *quoique le fait ne soit pas prouvé*, autour des cheveux, une éruption de petites pustules qui ne subsistent que peu de temps et ne donnent issue à aucun fluide. »

Samuel Plumbe ne fait que reproduire les divisions de Bateman.

Biett intronise en France la classification germanico-anglaise. Pour le *porrigo*, il revient à Willan ; et, comme ce dernier, n'admet que deux espèces : le *porrigo favosa* et le *porrigo scutulata*.

C'est la nomenclature qui a été adoptée, sans modification aucune, par les élèves de Biett, MM. Gibert et Cazenave.

Voici donc où nous en étions : il fallait, avec Lorry et Alibert, prendre les croûtes pour point de départ dans la classification des teignes, ou, marchant sur les traces des willanistes, les considérer comme des affections pustuleuses, et les faire figurer à côté de l'impétigo.

Jusqu'alors on ne s'était occupé que des caractères cliniques; nulle part il n'était question ni de la nature, ni du traitement des teignes.

Deuxième époque. — On découvre la nature de la teigne. C'est à Schœnlein qu'appartient l'honneur d'avoir démontré le premier l'existence d'une production végétale dans le favus. Il donna au champignon qu'il venait de découvrir le nom d'*oïdium*, qui fut plus tard changé en celui d'*achorion Schœnleinii*, par les professeurs Link et Remak; c'est le nom qui lui a été conservé. A partir de ce moment, les hypothèses disparaissent; désormais on ne peut plus attribuer la teigne à l'atrabile, à un vice des humeurs...

Plus tard, M. Gruby soupçonne la présence du champignon jusque dans l'intérieur du follicule pileux; il dit, en effet, qu'on voit sur certains poils malades quelques filaments se diriger du côté du bulbe. Je démontre alors ce que M. Gruby n'avait fait qu'entrevoir, l'existence du champignon sur la racine du poil et dans le canal pilifère, fait important qui a été confirmé par les recherches toutes récentes de M. Ch. Robin, consignées dans son excellent ouvrage (*Histoire naturelle des végétaux parasites qui croissent sur l'homme et les animaux vivants*, Paris, 1853).

Troisième époque. — En 1852, les mystères de la nature

et du traitement du favus disparaissent; nous instituons la thérapeutique rationnelle des teignes.

NosoGRAPHIE. — Elle comprend non-seulement les symptômes, la marche, la durée et la terminaison, mais aussi et d'abord la définition de la teigne faveuse; car une bonne définition est un résumé aussi court et aussi substantiel que possible des caractères de l'affection qu'on étudie : et quand on l'a bien comprise, on peut sans peine entrer dans les détails, ou, ce qui n'est autre chose, décrire les symptômes, la marche....

Qu'est-ce donc que le favus?

C'est une teigne caractérisée par des incrustations jaunâtres, plus ou moins épaisses, sèches, raboteuses, d'une odeur *sui generis*, tantôt disposées d'une manière irrégulière, tantôt au contraire artistement déprimées en forme de coupes d'une régularité remarquable.

Si je n'ai pas fait entrer dans ma définition d'autres caractères importants, tels que la contagion, l'alopécie, c'est que ces caractères, étant communs à toutes les teignes, se trouvent indiqués dans la définition de la teigne en général. (Voyez plus haut.)

La marche du favus comprend trois périodes.

Première période. — Le prurit est habituellement le premier symptôme par lequel le parasite manifeste sa présence; je ne reviendrai pas ici sur ses caractères.

Bientôt on observe sur le cuir chevelu, ou pour mieux dire sur les parties imprégnées de champignon, une rougeur érythémateuse, ordinairement peu vive, tantôt bien circonscrite et de forme circulaire, tantôt et le plus souvent diffuse et étendue sur de larges surfaces. En même temps ou peu de temps après, les papilles cutanées, douées d'une vitalité anormale, sécrètent une plus grande quantité d'épiderme, et la peau, sur les points malades se recouvre quelquefois de débris squameux. Puis survient, mais seulement dans quelques circonstances, une éruption pustuleuse discrète qui précède l'apparition des godets faviques. Les poils sont presque toujours altérés dans leurs qualités physiques ; ils perdent leur brillant, deviennent ternes ; leur couleur aussi est changée, et contraste avec celle des cheveux restés sains. Si on les arrache, on voit qu'ils n'offrent plus le même degré de résistance.

Les altérations primitives des poils sont évidemment dues au cryptogame que l'œil ne peut encore apercevoir, mais dont le microscope permet de distinguer les éléments sur le bouton et sur la racine. Disons aussi, pour ne pas être exclusif, que le champignon favique forme un obstacle à l'excrétion de la matière sébacée chargée de lubrifier le poil ; et que c'est sans doute à cette circonstance qu'il faut attribuer l'aspect terne et sec de ce dernier. Plus tard nous reviendrons sur les phénomènes remarquables que nous révèle l'examen microscopique à cette première période de la maladie.

Deuxième période. — Le champignon favique apparaît extérieurement sous forme de concrétions jaunâtres, et subit les phases de son développement plus ou moins régulier. Presque toujours les démangeaisons persistent, les cheveux paraissent plus altérés qu'à la période précédente ; ils sont gris souris, rougeâtres ou décolorés, ternes...., et enfin ils peuvent tomber (alopécie primitive). Mais la papille pileuse n'est pas encore détruite et sécrète les éléments nécessaires à leur reproduction. Quelquefois aussi, mais rarement, on observe à cette époque de la maladie des éruptions symptomatiques.

Troisième période. — Elle commence à l'oblitération des conduits pilifères, d'où résulte une calvitie définitive, et comprend tout le temps nécessaire à l'évolution des cicatrices. Le parasite meurt faute de nourriture, et ordinairement les croûtes ne tardent pas à disparaître. Quelquefois cependant elles persistent, et, semblables à ces lichens qu'on observe sur les vieux troncs d'arbres, à des fragments de plâtre desséché, elles couvrent de leurs débris, pendant un certain temps, les surfaces dépouillées de cheveux.

Voilà les principaux caractères qui appartiennent à chacune des trois périodes que nous avons établies dans la marche de la teigne faveuse, et qui si souvent se trouvent réunies sur une même tête. Nous allons revenir sur ces phénomènes dans la description des variétés.

Nous avons admis (classification des teignes) des variétés de siége et des variétés de forme. Ces dernières, les plus importantes, et vraiment les seules importantes dans la teigne faveuse (nous verrons qu'il n'en est pas de même de la teigne tonsurante), sont au nombre de trois : le *favus urcéolaire*, le *favus scutiforme*, et le *favus squarreux*.

§ I. — Teigne faveuse urcéolaire.

Le *favus urcéolaire* ou *en godets*, appelé aussi *favus disséminé*, *favus isolé*, *tinea favosa*, *porrigo favosa*, répond également à la *tinea lupinosa* de Gui de Chauliac, et à la *tinea ficosa* d'Ambroise Paré.

Il peut se montrer sur tous les points de la surface du corps, excepté là où il n'y a pas de poils. Telle n'est pas toutefois l'opinion de M. Lebert (*Physiologie pathologique*), qui, ayant observé un godet favique sur le gland, en a conclu qu'il n'y a pas de rapport nécessaire, indispensable,

entre la forme urcéolaire et la présence d'un poil. Mais je
suppose que M. Lebert, trop confiant dans les assertions des
anatomistes qui n'admettent pas de poils dans cette région,
n'aura pas mis tous ses soins à découvrir ce poil dont il nie
l'existence ; car nous-même, qui avons été assez heureux pour
observer, comme M. Lebert, un godet sur le gland, avons pu
très-aisément constater, à l'aide d'une loupe, un poil rudimentaire au centre de la dépression favique. C'est qu'en réalité il y a bien peu de régions complétement dépourvues de
poils.

Aussi le favus urcéolaire peut-il se rencontrer à peu près
partout ; il n'en est pas de même des deux autres variétés de
la teigne faveuse (*porrigo scutulata* et *squarrosa*), qui siégent
toujours au cuir chevelu. Tout à l'heure nous verrons pourquoi on ne les trouve pas sur les autres parties du corps.

La teigne urcéolaire débute quelquefois par un seul point,
et plus souvent par plusieurs points à la fois.

Quels sont les symptômes par lesquels elle s'annonce?

Des démangeaisons ordinairement modérées signalent le
début de l'affection parasitaire, et obligent le malade à venir
vous consulter ; alors, sur les surfaces qui seront plus tard
couvertes de croûtes, vous voyez une rougeur diffuse ou
exactement limitée et accompagnée d'une légère tuméfaction.

C'est principalement sur le tronc qu'on observe cette rougeur érythémateuse nettement circonscrite et affectant une
forme régulièrement arrondie.

Ce sont de véritables anneaux érythémateux, semblables, à
beaucoup d'égards, aux cercles herpétiques qui caractérisent
la teigne tonsurante, et avec lesquels cependant il ne faut
pas les confondre. Leurs dimensions sont loin d'être les mêmes,
et ce seul caractère suffit pour les distinguer.—Les cercles

herpétiques qui se rattachent à la présence du trichophyton ont un diamètre fort variable : les uns sont de la dimension d'une pièce de 50 centimes (ce sont les plus petits) ; les autres peuvent comprendre dans leur concavité la plus grande partie du visage ou du cou, quelquefois même les deux régions, et alors, le plus souvent, le cercle est incomplet. — Les anneaux érythémateux, qui annoncent la germination de l'achorion, ont un diamètre moindre que les plus petits des cercles herpétiques ; ils sont aussi d'une uniformité remarquable, autre caractère distinctif non moins important que le premier.

Pourquoi attachons-nous tant d'importance à cette distinction ? — C'est que le favus et la teigne tonsurante, l'achorion et le trichophyton ne s'excluent point. Aussi, dans certains cas, les deux teignes se rencontrent-elles en même temps sur une même tête. Supposez donc que, chez un malade affecté de teigne tonsurante et porteur d'herpès circiné, on aperçoive en un point quelconque de la surface du corps, quelquefois même au centre de l'herpès, un ou plusieurs cercles érythémateux d'un très petit diamètre ; — vous annoncerez qu'en ce point l'achorion est en train de germer et qu'un godet favique ne tardera pas à paraître : tandis que d'autres, moins attentifs ou moins instruits, rattacheront ces derniers cercles, comme ceux d'un plus grand diamètre, à la présence du trichophyton. J'ai eu l'occasion d'observer plusieurs cas de ce genre, dont j'ai parlé dans mes leçons de 1855 et dont j'ai fait prendre le dessin par M. Bion.

On a dit et écrit que l'érythème précurseur de la teigne n'existait pas au cuir chevelu ; c'est une grossière erreur, et l'on ne comprend pas qu'elle ait été commise par d'habiles observateurs. Il est vrai qu'à la tête, où la surface de la

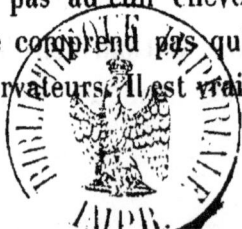

7

peau est recouverte par une épaisse chevelure, les caractères de l'affection érythémateuse sont moins tranchés, plus obscurs qu'en toute autre région du corps ; mais n'en est-il pas de même de l'érysipèle ? et cependant personne, que je sache, n'a jamais eu l'idée de nier l'existence de l'érysipèle au cuir chevelu ! D'ailleurs, quand les surfaces sont dépouillées de cheveux, l'érythème et l'érysipèle se manifestent par des symptômes tout aussi nombreux et aussi accusés qu'à la face ; et quand nous ferons l'histoire de la teigne tonsurante, je vous citerai l'observation bien remarquable d'une jeune fille qui, affectée de teigne pelade, prit sur les genoux de l'épileur la teigne tonsurante et eut la tête couverte de nombreux cercles herpétiques.

Dans la teigne urcéolaire, comme dans les autres variétés du favus, l'altération primitive des poils est ordinairement bien évidente ; et nous avons dit tout à l'heure que ces diverses altérations pouvaient être rapportées à deux causes : à l'interception de la sécrétion pileuse et à la transformation champignonneuse de la souche, cette dernière cause étant la plus importante.

Enfin, une éruption pustuleuse peut survenir avant que le champignon soit encore visible à l'œil ; les pustules occupent ordinairement les surfaces érythémateuses, et le plus souvent elles indiquent les points précis où les godets paraîtront. Quelquefois même les pustules ne sont pas tout à fait disparues quand le cryptogame se montre ; aussi l'élément pustuleux et l'élément parasitaire sont-ils constamment confondus par les observateurs peu attentifs. On considère les croûtes faveuses comme du pus desséché, et l'erreur est surtout facile à commettre dans le cas où un cercle purulent circonscrit un bouton favique ; mais les pustules n'ont jamais que des rapports de contiguïté ou de succession avec les favi, et sans entrer, pour le moment, dans plus de détails, il y a des éléments anatomiques bien différents dans les deux cas, ainsi que l'avait déjà établi M. Lebert dans sa *Physiologie pathologique.* Vous comprendrez mieux ces différences quand vous connaîtrez les caractères et la marche du favus.

Le champignon paraît en dehors, et alors commence la deuxième période de la maladie. Si l'on examine à l'œil nu le cryptogame naissant, on le distingue sous la forme d'un point jaunâtre, à peine perceptible, et cependant offrant déjà une dépression centrale traversée par un poil. Avec le secours de la loupe, on peut surprendre vingt-quatre heures plus tôt son développement : on voit tantôt un petit soulèvement épidermique à l'endroit où le poil sort de la peau, tantôt un petit point jaune sous-épidermique et latéral, ou bien deux ou trois concrétions de même couleur, isolées, séparées à la base du poil, et qui, le lendemain, n'en forment déjà plus qu'une seule, creusée d'un enfoncement conique et traversée par le poil.

Ainsi se forme le godet qui, à partir de ce moment, ne cesse de s'accroître ; son diamètre vertical augmente d'un quart de ligne à une demi-ligne en vingt-quatre heures, et à mesure qu'il s'élève, la dépression centrale devient plus accusée ; la croûte faveuse peut acquérir ainsi jusqu'à un centimètre et demi de hauteur.

Cette forme urcéolaire si remarquable qu'affecte le champignon de la teigne faveuse avait depuis longtemps frappé l'attention des observateurs. Aussi comparent-ils les godets faviques, les uns aux alvéoles des gâteaux d'abeilles (de là le nom de *favus*); d'autres aux dépressions qu'offrent les semences du lupin (d'où la *tinea lupinosa* de Gui de Chauliac)..... Enfin, M. Devergie est frappé de leur ana-

logie avec un lampion, une écuelle. J'accepte volontiers ces
dernières comparaisons de notre savant collègue ; mais je
ne puis, en aucune façon, partager sa manière de voir
sur le sens du mot *scutulata*, employé par les auteurs
modernes qui ont traité de la teigne. Tout le monde sait
que *scutulata* est un adjectif formé de *scutum* (bouclier,
écu), et l'on en conclut légitimement que *porrigo scutulata* signifie teigne en forme de bouclier, teigne en écu,
teigne nummulaire. Comment donc M. Devergie a-t-il pu
commettre une pareille erreur de traduction ? — Ce n'est
pas sans inconvénients sérieux pour la science qu'on
change ainsi le sens des mots et qu'on décrit sous le nom
de *porrigo scutulata* ce que tout le monde appelle *porrigo favosa*. Aussi lit-on dans l'ouvrage de notre honorable collègue que le *porrigo scutulata* est, de toutes les
variétés de teigne faveuse, la plus fréquente sur le corps ;
tandis que, nous le verrons tout à l'heure, on ne la trouve
jamais qu'au cuir chevelu. Et après cela, M. Devergie nous
reproche de bouleverser la science !!! Mais revenons à notre
description.

Le godet favique, avons-nous dit, est traversé par un
poil ; ce dernier occupe assez exactement le centre, la
partie la plus déprimée. On voit également en ce point,
dans la plupart des cas, une petite tache brunâtre, comme
écailleuse, formée par le canal épidermique, qui demeure
toujours en place dans cette variété de teigne faveuse.
Tantôt la face interne de la dépression favique est parfaitement lisse, comme celle de la cupule d'un gland ;
d'autres fois elle est rugueuse, inégale, et offre une série
de reliefs circulaires concentriques, dont le nombre est
en rapport avec l'âge du godet, et qui rappellent, par leur
disposition, les saillies circulaires qu'offrent à l'extérieur les

nids d'hirondelles. Ces différentes couches, de plus en plus rares, ont une couleur jaune d'autant plus foncée qu'elles sont plus récentes; les plus anciennes, qui occupent le centre, sont presque blanches. La dernière de ces couches, celle qui forme le rebord de la cupule, soulève quelquefois fortement l'épiderme et dépasse de quelques millimètres le niveau de la peau voisine. Le godet peut acquérir ainsi, sans se déformer, une largeur de plus de 2 centimètres.

Jusqu'alors il demeure enchâssé entre deux lamelles d'épiderme, dont l'une, superficielle, est facile à apercevoir; elle est plus ou moins soulevée par le cryptogame et finit par céder à la pression; l'autre ne se voit qu'après la chute des croûtes faveuses; elle est extrêmement mince et recouvre une surface rouge déprimée, nettement circonscrite. Cette membrane épithéliale est tellement fine et transparente, qu'elle permet de voir les petits vaisseaux sousjacents : on croirait, au premier abord, que le derme est à nu. Et, en effet, il peut en être ainsi dans le cas où les croûtes sont enlevées sans aucune précaution; alors les surfaces qu'elles recouvraient paraissent granuleuses, de là sans doute le nom de *tinea ficosa* donné par certains auteurs à la teigne faveuse. — Si l'on détache avec soin la croûte, on voit très bien la convexité de sa face profonde ou adhérente, qui forme comme un mamelon dans l'intérieur du follicule pileux.

A une certaine époque de son existence, le champignon rompt ses enveloppes, ou plutôt déchire la membrane épidermique superficielle, qui est incapable de résister plus longtemps à la pression qu'elle supporte. La rupture de l'épiderme peut se faire en différents lieux; le plus souvent elle s'opère à quelques millimètres du point où la croûte est traversée par le poil, quelquefois aussi au niveau de la circonférence de la cupule.

A partir de ce moment, le parasite se développe en liberté à la surface de la peau et n'offre plus dans son accroissement de forme régulière.

Cependant le poil s'altère chaque jour davantage ; les cheveux paraissent de plus en plus décolorés, atrophiés ; leur diamètre varie dans les divers points de la tige. Ils sont flétris, d'une couleur terne, gris-souris ou cendrée ; la plus légère traction suffit pour les faire tomber avec leur racine et leur bulbe, quand ils ne tombent pas d'eux-mêmes. Quelquefois aussi ils se cassent au niveau des croûtes, et leur racine demeure dans le follicule.

Le champignon est encore vivace ; les croûtes tombent et se reproduisent, et occupent des surfaces de plus en plus étendues. En quelques points on peut trouver encore les godets caractéristiques ; mais presque partout ils sont déformés, méconnaissables et remplacés par de larges croûtes plus ou moins saillantes et inégales qui exhalent une odeur fade, repoussante, qui a quelque analogie avec l'odeur de souris, d'urine de chat, de moisissures, de matières animales en macération.... On peut aussi la comparer, avec Alibert, à l'odeur des marécages. Cette odeur ne peut être confondue avec aucune autre : et, par exemple, celle que répandent les gourmes ou l'impétigo du cuir chevelu est tout à fait différente ; aussi, dans les cas où le diagnostic différentiel entre la teigne faveuse et la pseudo-teigne offre quelques difficultés, il ne faut pas négliger les signes que peut vous fournir le sens de l'odorat, sans toutefois leur accorder une trop grande importance, l'odeur ne pouvant jamais constituer un signe pathognomonique.

Il n'est pas très rare de voir plusieurs poils traverser le

même godet ; comment se comporte à leur égard la matière favique ?

Tantôt ces poils partent d'un même follicule, tantôt et plus souvent ils naissent de follicules différents ; dans ce der-nier cas un seul de ces poils traverse le godet dans une direction perpendiculaire et en occupe ordinairement le centre ; les autres le traversent plus ou moins obliquement. Ces derniers peuvent à la rigueur n'être pas malades, et quelquefois l'examen microscopique ne fait découvrir de spores ni dans leur épaisseur, ni sur leur racine, ni dans le follicule d'où ils naissent. Ce sont des poils qui se sont rencontrés par hasard sur la petite surface envahie par le cryptogame au milieu duquel on les trouve. Quant au poil central, nous savons quels rapports il affecte avec le parasite.

Tels sont les phénomènes que l'on observe dans la deuxième période de la teigne faveuse urcéolaire, quand les godets sont isolés et éloignés les uns des autres ; mais pour peu qu'ils soient rapprochés, ils ne tardent pas à se rencontrer dans leur développement excentrique ; la couche superficielle de l'épiderme est rompue plus tôt et quelquefois en différents points, et le champignon se développe d'une manière tout à fait irrégulière.

De la réunion des godets faviques résulte une surface plus ou moins étendue, de plus en plus anfractueuse, que l'on pourrait prendre pour une plaque de teigne scutiforme ou de teigne squarreuse. Cependant on trouve encore, malgré la déformation des godets, quelques vestiges bien évidents de la disposition urcéolaire primitive. C'est une sous-variété de *porrigo favosa*, à laquelle j'ai donné le nom de *favus ur-céolaire cohérent*. Nous verrons mieux tout à l'heure, quand nous aurons décrit le *porrigo scutulata* et le *porrigo squar-*

rosa, en quoi elle diffère de ces deux variétés de la teigne faveuse.

Assez souvent le malade lui-même, ne résistant pas aux démangeaisons qu'il éprouve, se gratte et déchire avec les ongles l'enveloppe épidermique des godets qui, dès lors, n'offriront plus de forme régulière dans leur développement. Il peut arriver aussi que le grattage donne lieu à un suintement de quelques gouttelettes sanguines qui se dessèchent sur la croûte faveuse et lui donnent un aspect brunâtre. L'irritation du cuir chevelu occasionnée déjà par la présence du parasite, véritable corps étranger, est habituellement plus vive quand les sujets se grattent sans modération ; alors se montrent en différents points des pustules ; des croûtes impétigineuses leur succèdent, qui, se mêlant aux croûtes sèches du favus, peuvent masquer le caractère de ces dernières et rendre ainsi le diagnostic sinon impossible, au moins très difficile.

D'ailleurs, ces éruptions d'impétigo, qui viennent compliquer le favus, dépendent de plusieurs causes, parmi lesquelles l'action de gratter est loin d'occuper le premier rang. Assez souvent le parasite peut, par sa seule présence au sein du tissu cutané, éveiller des prédispositions morbides et provoquer la manifestation d'éruptions dartreuses ou scrofuleuses. Souvent aussi des topiques de différentes sortes ont été appliqués dans un but curatif, et des éruptions inflammatoires plus ou moins confluentes ont accompagné ces applications intempestives. Quelquefois, enfin, ce sont des animaux parasites, des poux, qui pullulent sous les croûtes faveuses et occasionnent le développement de l'impétigo parasitaire. Je vous ai déjà signalé les rapports des pustules et des croûtes faviques, je n'y reviendrai pas.

Chez quelques sujets, l'inflammation produite par le para-

site végétal ne demeure pas limitée à la couche superficielle
de la peau ; elle s'étend plus profondément et atteint le tissu
cellulaire sous-cutané; de véritables abcès peuvent se former
alors en différents points du cuir chevelu, abcès ordinairement circonscrits, de nombre et de volume variables, et qui,
dans certaines circonstances, d'ailleurs très rares, détruisent
toutes les parties molles péricrâniennes et arrivent jusqu'à
la surface osseuse dénudée ; nous en avons tout récemment
observé un exemple chez un jeune garçon de quinze à seize
ans, couché en bas au n° 59.

Mais, je le répète, ces complications de la teigne faveuse
sont rares. Bien plus souvent, on rencontre des angioleucites
et des adénites sympathiques qui occupent les régions sous-
maxillaire et parotidienne.

Arrivé à une certaine période de son existence, après un
temps qui varie de quelques mois à plusieurs années, le favus
urcéolaire, longtemps localisé au cuir chevelu, s'étend aux
autres régions du corps, à la face, au tronc, aux membres,
souvent précédé dans son développement par des cercles herpétiques d'un très petit diamètre. C'est ordinairement par
voie d'inoculation qu'a lieu la propagation de la maladie, et
j'ai dit ailleurs quel rôle jouait le grattage dans ce transport
de la matière parasitaire du cuir chevelu à tel ou tel point
de l'économie. Le teigneux qui gratte avec l'ongle une partie
couverte de favus peut, en grattant ensuite une partie saine
de la peau, insérer sous l'épiderme quelques parcelles de
matière faveuse. Aussi est-il assez rare de rencontrer des
malades qui portent depuis longtemps de la teigne faveuse,
chez lesquels on ne trouve pas d'altération des ongles ; car le
champignon inséré sous l'ongle occupe un terrain qui lui
convient à merveille. Il est entre deux lames épidermiques
dont la superficielle est très dure et très épaisse ; il se trouve

donc dans des conditions favorables à la germination. Toutefois le favus alvéolaire peut se montrer de prime abord sur
toutes les régions, notamment aux bras, aux jambes, aux
parties sexuelles; et déjà Mahon avait signalé ce fait que le
favus de l'ongle est quelquefois primitif.

La maladie arrive à la troisième période après un temps
si variable, qu'on ne saurait aucunement le préciser; les cheveux tombent pour ne plus reparaître, les follicules s'oblitèrent; en même temps les croûtes faveuses se détachent,
laissant à découvert des surfaces rouges, déprimées, qui peu
à peu se transforment en de véritables cicatrices.

Que s'est-il donc passé, et pourquoi un changement si profond dans l'aspect de la maladie? car déjà les poils étaient
tombés plusieurs fois, et plusieurs fois aussi l'éruption favique
avait été balayée à la surface de la peau. — L'explication de
ces phénomènes est très simple : tout dépend de la papille
pileuse; car, sans elle, pas de poil, et sans poil le champignon
ne peut vivre longtemps. La première condition pour qu'un
poil se reproduise, c'est que la papille pileuse continue à
sécréter les éléments nécessaires à sa formation; cette vérité
tombe sous le sens. Or qu'arrive-t-il dans la teigne faveuse,
comme, d'ailleurs, dans toutes les teignes? C'est que le parasite, dans sa marche envahissante, a bientôt atteint la partie
la plus profonde du follicule où il rencontre la papille, élément générateur; il se borne d'abord à dénaturer, à transformer en sa propre substance les produits sécrétés, et de là
résultent ces altérations si remarquables des poils sur lesquelles je viens d'attirer votre attention. Jusqu'alors il n'y a
point perte irrémédiable de la chevelure. Mais, au bout d'un
certain temps, l'organe sécréteur lui-même s'altère, ne souf-
frant pas impunément la présence de la matière parasitaire.
La papille devient donc le siège d'une irritation obscure,

elle s'atrophie, et cette altération, faisant des progrès incessants, un jour vient où elle ne sécrète plus les éléments formateurs du poil; alors ce dernier tombe, et, ne pouvant plus se reproduire, il y a calvitie définitive. Alors aussi le follicule pileux n'a plus de raison d'être, et ses parois se rapprochent et ne tardent pas à arriver au contact.

Quelquefois, il me semble vous avoir déjà signalé ce fait sur lequel j'ai le premier appelé l'attention des observateurs, la papille pileuse n'est pas détruite, mais par suite d'une altération spéciale, elle sécrète des cellules épidermiques, et non plus des cellules pigmentaires. Dans ce cas, il n'y a pas oblitération du follicule qui doit livrer passage aux cellules épidermiques, comme il livrait passage au poil.

D'autres fois enfin, après la disparition du parasite et l'oblitération incomplète du follicule, la papille peut sécréter encore les éléments du poil, et l'on voit, ainsi que l'a fait remarquer M. Cazenave, des débris de cheveux qui rampent et qui semblent emprisonnés sous l'épiderme.

Le jour où la sécrétion pileuse est suspendue sur le bulbe papillaire, le champignon ne trouve plus les éléments nécessaires à sa subsistance, et il ne tarde pas à mourir. Il disparaît donc à la surface de la peau, laissant à découvert les cicatrices qui se forment et sur lesquelles on ne le trouve jamais, quoi qu'en dise M. Devergie. — M. Cazenave ne peut comprendre cette disparition du parasite à la troisième période de la maladie, et il l'invoque comme un puissant argument contre la nature végétale de la teigne. Quant à nous, rien dans ce fait ne peut nous étonner; qu'il nous suffise donc, pour répondre aux objections de M. Cazenave, de répéter ce que nous venons de dire, que le champignon meurt faute de nourriture.

Les surfaces dépouillées de cheveux ont un singulier aspect. Ce sont des places blanches où les bulbes pileux et tout le pigment ont été absorbés par le champignon favique ; la peau est lisse, tendue, luisante et extrêmement amincie.

A son début, la teigne faveuse urcéolaire est une affection locale, qui n'a aucune influence fâcheuse sur la santé générale des sujets qui en sont atteints ; mais à une époque avancée, quand la maladie dure depuis nombre d'années et qu'elle s'est étendue à la plus grande partie du corps, elle devient beaucoup plus sérieuse. Les fonctions digestives se troublent, le malade devient anémique, tombe dans le marasme, et la mort vient mettre un terme à une si triste existence.—Mais ces faits sont maintenant du domaine de l'histoire, et de pareils accidents ne sont plus à craindre depuis que nous avons mis en usage et fait connaître une méthode de traitement toujours efficace.

§ II. — Teigne faveuse scutiforme.

Cette variété, connue aussi sous les noms de *favus en écu, favus nummulaire, favus en groupes, en anneaux, en cercles, porrigo scutulata...*, obscure avant Willan, est maintenant admise par tous les auteurs ; cependant elle est, en France, généralement confondue avec la teigne squarreuse. Ouvrez, en effet, les ouvrages de MM. Gibert, Cazenave, Rayer, et vous verrez que *favus squarrosa, porrigo scutulata, favus en groupes*, sont des termes synonymes. Les Anglais, sous le nom de *ringworm*, l'ont confondue aussi, non plus avec le *porrigo squarrosa*, mais avec la teigne tonsurante. Je vous rappelle enfin que M. Devergie, par suite d'une erreur de traduction, a donné à l'article *porrigo scutulata* la description du favus urcéolaire cohérent.

A la première période de la maladie, on observe, dans cette

variété comme dans la précédente, du prurit, des éruptions fugaces, ordinairement érythémateuses, quelquefois aussi, mais plus rarement, pustuleuses, une hypersécrétion épidermique, l'altération primitive des poils. Nous ne reviendrons pas sur chacun de ces phénomènes ; nous signalerons seulement les particularités qu'ils offrent dans le favus scutiforme.

L'altération des poils est moins prononcée, moins profonde. L'érythème précurseur affecte une forme plus régulièrement circulaire ; les plaques arrondies sont plus larges, plus saillantes, plus rouges, et par conséquent plus apparentes, sensibles à la pression du doigt. L'hypersécrétion d'épiderme est beaucoup plus abondante et d'une durée plus longue ; nous l'avons vue, sur un malade de notre service, persister six semaines avant l'apparition extérieure du favus. Les poils sont entourés à leur base d'écailles épidermiques, blanchâtres, qui leur forment une gaîne adhérente, d'un aspect gommé, donnant à l'affection que nous étudions une grande analogie avec la teigne tonsurante arrivée à la deuxième période ; et c'est sans doute ce qui explique l'erreur des Anglais, qui n'ont pas su distinguer les deux maladies. Cependant il y a des caractères différentiels assez nombreux et assez tranchés que vous connaîtrez plus tard.

On pourrait également confondre le *porrigo scutulata* à son début avec le pityriasis du cuir chevelu ; mais la forme circulaire, l'adhérence des squames, la couleur plus foncée, l'aspect gommé des gaînes, permettront presque toujours de reconnaître l'affection parasitaire. Dans les cas difficiles, il faudrait recourir à l'examen microscopique ; car, chose remarquable, il semble que cette production d'épiderme se transforme insensiblement dans les éléments du parasite végétal. Les cellules épidermiques deviennent de plus en plus allongées et ne sont bientôt que des tubes de mycélium auxquels se joignent plus tard des sporules, longtemps avant que l'œil puisse distinguer la couleur jaune de la matière faveuse. Cependant les éléments cryptogamiques se rassemblent, et l'on aperçoit, au milieu des squames, plusieurs petits points jaunes qui soulèvent un peu l'épiderme, et qui peuvent paraître un instant isolés, mais ne tardent pas à se réunir. Ces points jaunes, formés par le champignon, sont autant de petits godets dont il est impossible de distinguer nettement la disposition, et qui, très voisins les uns des autres, se pressent et se déforment mutuellement, avant que le parasite soit visible à la surface de la peau.

A ce moment, la maladie est arrivée à la deuxième période.

Les petites croûtes jaunes partielles se réunissent bientôt pour n'en former qu'une seule qui, traversée par les cheveux, recouvre complétement la surface affectée. Les plaques faveuses ont donc, dans cette variété, une forme circulaire ; elles sont plus ou moins inégales, bosselées, légèrement saillantes dans leur totalité ; elles paraissent quelquefois un peu relevées sur les bords et plus ou moins squameuses. D'ailleurs ces croûtes jaunes, qui exhalent, comme dans la variété précédente, une odeur fade, marécageuse, sont assez souvent aussi imprégnées de sang desséché.

Il est rare de n'avoir à observer qu'une seule plaque dans le *porrigo scutulata ;* ordinairement on en voit plusieurs paraître simultanément ou successivement dans la même région ; elles se réunissent et ne forment plus qu'une large surface, qui occupe la plus grande partie et quelquefois même la totalité du cuir chevelu, et sur laquelle on retrouve presque toujours, à la circonférence, des arcs de cercle qui rappellent l'évolution primitive par plaques circulaires. Le plus souvent il reste sur le front et sur la partie inférieure de la région occipitale une couronne de cheveux respectés par le parasite.

L'altération des poils est bien évidente, quoique moins prononcée qu'à la période correspondante du favus urcéolaire ; l'alopécie arrive moins vite et quelquefois après plusieurs années seulement. Il semble que dans cette variété de la teigne faveuse le parasite perde en profondeur ce qu'il gagne en surface.

La troisième période ne se distingue en rien de la période correspondante dans la variété précédemment étudiée ; peut-être la marche en est-elle plus lente.

Arrivée à une époque avancée de son existence, la teigne faveuse scutulée peut s'étendre, comme la teigne faveuse urcéolaire, du cuir chevelu aux autres régions du corps ; mais, chose remarquable, dans cette extension, la forme en écu disparaît et se change en urcéolaire. — Je ne sais pas ce que les dermatologistes pensent de cette transformation qu'ils doivent trouver au moins singulière, et je me demande quelle explication ils en pourraient donner. Personne, sans doute à cause de la difficulté, ne s'est clairement expliqué à cet égard, et l'on a de la peine à comprendre la contradiction que l'on trouve dans un des auteurs le plus justement estimés. — M. Cazenave dit, en effet, que le *porrigo scutulata,* qui siége sur les membres, peut être confondu avec l'impétigo ;—quelques lignes plus loin, on lit que le *porrigo scutulata* ne se montre jamais sur les membres ! ! !

Pourquoi donc la teigne scutiforme, quand elle se propage au tronc, à la face..., affecte-t-elle une disposition urcéolaire ? — C'est ici le lieu d'expliquer les différences de forme que nous avons signalées entre le *porrigo favosa* et le *por-*

rigo scutulata. Tout dépend du mode d'ensemencement de
la matière parasitaire ; car, dans les deux variétés, le champignon est le même : c'est toujours l'*achorion de Schœnlein*.

Quand une ou plusieurs spores tombent sur un poil, elles
se développent uniformément autour de ce poil, dont elles sont
toutefois séparées par la gaîne épidermique, le canal épidermique et la tunique capsulaire interne ; car, nous l'avons
déjà dit, les spores tombant dans le canal épidermique du
poil, traversent sans peine, à cause de leur ténuité, les éléments qui constituent la tunique interne (celle-ci n'est autre
chose que la couche cornée de l'épiderme légèrement modifiée). — Elles se développent entre les deux tuniques du
follicule, occupant leur siége de prédilection, l'épaisseur
de l'épiderme dont les tuniques sont une dépendance ; de ce
point, elles s'étendent dans tous les sens : en bas, en haut,
en dedans, en dehors ; elles oblitèrent graduellement, à mesure qu'elles deviennent plus nombreuses, le canal épidermique et appliquent la tunique interne contre la gaîne du
poil.—Mais, à ce moment, la tunique refoulée offre au champignon qui germe une résistance d'autant moindre qu'on
s'éloigne davantage du poil central ; aussi les spores se déve-
loppent-elles surtout en haut et en dehors ; de là résulte leur
disposition en cupule, comme il est facile de s'en rendre
compte sur les figures où l'on voit les poils représentés avec
leurs enveloppes. Rien n'est donc plus aisé à comprendre
que le mode de formation du godet favique ; — il suffit de
bien connaître l'anatomie du poil et le siége exact des spores
cryptogamiques.

Tels sont les phénomènes qui se passent dans l'épaisseur
de la peau, alors que les éléments constitutifs de l'achorion
sont trop peu nombreux et trop profondément situés pour
paraître aux regards de l'observateur. Cependant les spores

se multiplient, se rapprochent de la surface tégumentaire et forment bientôt un corps opaque, visible à l'œil nu. Dès le premier jour qu'on peut l'apercevoir, le champignon revêt manifestement l'aspect d'une petite coupe ; et à mesure qu'il prend plus de développement, il conserve toujours cette disposition si remarquable, qui ne disparaît pas avant que la maladie soit arrivée à la troisième période. — Si les spores cryptogamiques se fixent et se développent en même temps sur des poils isolés et plus ou moins distants les uns des autres, les choses se passent comme nous venons de le dire, et au lieu d'un godet, il y en a plusieurs. — Dans ce dernier cas cependant, il peut arriver que les godets, primitivement isolés, soient assez rapprochés pour se rencontrer dans leur développement excentrique et se déformer mutuellement, à tel point qu'au bout d'un certain temps ils soient devenus méconnaissables. Nous aurons alors cette sous-variété de la teigne faveuse urcéolaire à laquelle j'ai donné le nom de *favus urcéolaire cohérent*.

Supposons maintenant que les poils affectés soient encore plus voisins, et, par exemple, naissent d'un même follicule : les spores auront la même tendance à se disposer d'une manière régulière autour de chaque poil ; les godets pourront donc se former encore, quoique les conditions anatomiques soient un peu changées ; mais, à cause de leur rapprochement extrême, leur déformation, par suite de pressions réciproques, aura lieu de très bonne heure ; et quand le champignon deviendra visible à l'extérieur, il ne paraîtra rien de la disposition urcéolaire.

Ainsi, pour résumer, on peut admettre que l'achorion de Schœnlein, champignon de la teigne faveuse, se développe toujours uniformément sur les poils qu'il a envahis ; la disposition en cupule paraît être la forme primitive sur les parties

velues, forme qui persiste quand les poils sont indépendants,
et qui, au contraire, si les poils sont très rapprochés, s'altère
dans la profondeur de la peau, et ne peut être distinguée à
l'époque où le cryptogame paraît. — Dans le premier cas, la
teigne faveuse est urcéolaire, c'est le *porrigo favosa* des auteurs : — dans le dernier, elle est scutiforme, c'est le *porrigo
scutulata*. Aussi quelques observateurs habiles, entre autres
M. Deffis, n'attachent-ils que peu d'importance à toutes ces
distinctions.

Comprenez-vous maintenant pourquoi le favus scutiforme
n'occupe que le cuir chevelu, et pourquoi il se change en
favus urcéolaire quand il gagne quelque autre partie de la
surface cutanée? — C'est que, généralement, en aucune autre
région on ne trouve le même développement du système pileux qu'au cuir chevelu, et que là seulement existent les bouquets de poils uniloculaires. — Pour vous mieux convaincre
que les différences de forme dans la teigne faveuse tiennent
uniquement au développement du système pileux et au mode
d'ensemencement du champignon, je crois devoir vous signaler ici le fait bien remarquable de la transformation du favus
scutiforme en favus urcéolaire, après une première épilation
de la tête.

§ III. — Teigne faveuse squarreuse.

Cette variété de favus (*porrigo squarrosa*) n'est pas généralement admise ; les auteurs la confondent, les uns avec le
favus scutiforme, les autres avec l'*impetigo granulata* ; et
nous devons convenir qu'il y a, en effet, une grande analogie
entre la teigne squarreuse et cette dernière affection.

Comme le *porrigo scutulata*, le *porrigo squarrosa* ne se
rencontre qu'au cuir chevelu, et débute par des groupes sur

lesquels on ne distingue rien de la forme urcéolaire, qui peut
être, ici également, la forme primitive. Cependant les deux
variétés, scutulée et squarreuse, offrent, dans leurs caractères, des différences bien tranchées : l'évolution extérieure
du champignon ne se fait pas d'une manière aussi régulière
dans le favus squarreux ; elle a lieu sur des surfaces allongées, inégales, et non plus circulaires. La matière favique
semble se développer plus particulièrement sur la tige des
poils, auxquels elle forme, dans une certaine étendue, des
gaînes qui se réunissent et adhèrent assez fortement les unes
aux autres. De là ces saillies anfractueuses et quelquefois
considérables qui hérissent le cuir chevelu, sortes de monticules que j'ai depuis longtemps comparés aux cartes de
géographie en relief représentant le sol de l'Ardèche. — La
membrane épidermique du poil ne reste pas en place,
comme dans les variétés précédentes ; mais, détachée par la
pression du parasite, elle glisse sur la racine et plus tard sur
la tige, formant ainsi à cette dernière, avec la tunique interne de la capsule, une véritable gaîne dans une étendue
d'un à plusieurs centimètres ; — le cryptogame est, dans ce
cas, en rapport immédiat avec le poil.

Les autres symptômes du *porrigo squarrosa* ne diffèrent
en rien de ceux qui appartiennent aux deux variétés de la
teigne faveuse précédemment étudiées.

Disons maintenant en quelques mots, bien que cette considération ne soit ici que d'une médiocre importance, quelles
sont les modifications qu'impriment à la teigne faveuse les
régions qu'elle envahit ; car les descriptions précédentes
s'appliquent spécialement aux cas dans lesquels l'affection
occupe le cuir chevelu, qui est son siége de prédilection. —
Mais n'oubliez pas que la variété urcéolaire (*porrigo favosa*)

est la seule qu'on observe dans les régions dont nous allons parler.

Les godets faviques peuvent se montrer sur tous les points de la face : sur les joues, les sourcils, le nez, dans les conduits auriculaires.... J'ai cité dans mes leçons de 1855 l'observation, à plusieurs égards très remarquable, d'une femme entrée dans le service pour une vieille affection syphilitique, et chez laquelle nous vîmes se développer, au bout du nez, un très beau godet de favus. Le parasite lui avait été probablement communiqué par une malade voisine, affectée de teigne faveuse. — Actuellement nous avons dans nos salles, au n° 51, un jeune homme qui porte, depuis onze ou douze ans, une teigne faveuse du cuir chevelu ; la maladie s'est tout récemment étendue à la face, et trois godets de différentes grandeurs occupent la région sourcilière gauche. — Presque jamais la teigne faveuse de la face ne s'accompagne de ces éruptions pustuleuses si fréquemment observées au cuir chevelu ; mais il n'est pas rare de voir autour des godets, et dans une étendue fort variable, une furfuration jaunâtre qui offre avec les croûtes de l'eczéma une certaine analogie ; c'est du favus épidermique si souvent pris pour de la dartre !

Sur le tronc et les membres, l'éruption cryptogamique se montre ordinairement au centre d'anneaux érythémateux, remarquables par leur uniformité et leur très petit diamètre, et se distinguant en cela des cercles herpétiques qui appartiennent à la teigne tonsurante. — L'affection occupe le dos, les épaules, les coudes, les ongles....; elle a une prédilection marquée pour le côté externe des membres (sans doute parce que le système pileux y est plus développé). — Les godets quelquefois se réunissent, et alors on voit une ou plusieurs plaques de favus urcéolaire cohérent. Nous en avons observé, il y a quelques années, à la face antérieure des jambes, sous la forme de larges incrustations brunes, irrégulières, couvertes de moisissures; ces dernières étaient, dans ce cas, le parasite du parasite.

Les altérations des ongles produites par l'achorion de Schœnlein avaient échappé à l'attention des observateurs. MM. Gibert et Cazenave n'en font aucune mention. Ce n'est pas cependant qu'elles soient bien rares, car, depuis plusieurs mois, nous en avons eu dans le service un assez grand nombre d'exemples. — Mahon, le premier, parla de cette singulière maladie qu'il avait contractée lui-même en soignant des teigneux; il la rapprocha du favus, mais n'en connut point la véritable nature. — Un auteur allemand, dont le nom m'échappe, avait aussi, je crois, vu et signalé le favus de l'ongle.

Presque toujours cette affection est consécutive à la teigne faveuse. Les malades se grattent, quelques parcelles de champignon s'introduisent sous l'ongle, et trouvant là, dans les cellules molles de l'épiderme, un terrain favorable, elles se développent et produisent la maladie que nous étudions en ce moment. Parmi les phénomènes qui annoncent la germination du parasite, on doit signaler surtout l'épaississement de la lame cornée unguéale; en même temps on aperçoit, par transparence, une matière sale, brunâtre. Mais bientôt l'ongle jaunit et se flétrit dans une partie de son étendue; les stries longitudinales deviennent plus apparentes, semblent s'écarter les unes des autres, quelquefois même les lamelles se brisent. Assez souvent des renflements, des nodosités, des tubérosités se forment, et dans ces divers points on observe un amincissement de plus en plus marqué, comme si l'ongle était graduellement usé par l'action du champignon sous-jacent. Après un temps ordinairement assez long, la perforation de l'ongle est complète.

Aux parties sexuelles, le favus n'offre aucune particularité qui mérite d'être signalée ; on n'y observe jamais que la forme urcéolaire. Je vous ai dit ailleurs que M. Lebert le premier avait fait connaître l'existence des godets faviques sur le gland. Dans mon premier travail sur les teignes, j'avais émis quelques doutes sur la réalité d'un pareil phénomène, ne sachant pas qu'il y eût des poils sur cette partie du corps ; mais, plus tard, un fait du même genre s'est offert à mon observation ; un beau godet existait sur le gland, traversé à son centre, comme tous les godets faviques, par un poil que l'on apercevait très distinctement à la loupe.

Je ne veux point revenir ici sur les symptômes communs aux différentes variétés de la teigne faveuse ; je vous rappellerai seulement qu'à son début, le favus est toujours une affection locale ; ce n'est que dans les cas rares où il se généralise, que la santé des sujets affectés peut être plus ou moins gravement altérée.

COMPLICATIONS. — Les complications sont celles dont nous avons parlé en étudiant les teignes en général. Tantôt c'est une autre teigne, la tonsurante par exemple, qui se montre en même temps que le favus ; tantôt, et plus souvent, c'est une affection produite par des animaux parasites (poux) ; dans le plus grand nombre des cas, ce sont des affections constitutionnelles dartreuses, scrofuleuses...., qui compliquent l'éruption cryptogamique.

DURÉE ET TERMINAISONS. — Le favus a ordinairement une durée très longue ; presque toujours, neuf fois sur dix au moins, il se prolonge indéfiniment jusqu'à la complète destruction de la chevelure. Dans un vingtième des cas environ, l'affection se généralisant, on voyait se manifester les symptômes de la cachexie parasitaire, signes avant-coureurs d'une terminaison funeste. — La possibilité de la guérison spontanée ne peut être révoquée en doute; mais cette terminaison est une très rare exception dans la teigne faveuse.

ÉTIOLOGIE ET PATHOGÉNIE. — Je vous renvoie ici à l'étiologie des affections parasitaires et des teignes en général, car je ne puis rien ajouter à ce que j'ai dit alors des causes prédisposantes ; et dans l'étude des causes efficientes, je ne veux aborder que deux points : l'inoculation et la disposition spéciale qu'affecte l'achorion, végétal parasite de la teigne faveuse. Cependant je rappellerai en quelques mots les principales hypothèses émises sur le siége et la nature de cette affection.

L'inoculation peut être involontaire et accidentelle : par exemple, dans le cas où un teigneux gratte avec l'ongle sa tête couverte de croûtes faveuses, puis une partie saine de la peau, et transporte ainsi le mal de la tête à une autre région du corps. D'autres fois elle est volontaire et artificielle, pratiquée à l'aide de la lancette par un expérimentateur, dans le but de connaître la pathogénie du favus.

M. Cazenave, dans son *Traité des maladies du cuir chevelu*, invoque, pour ne pas admettre la nature végétale du favus, un grand nombre de raisons plus spécieuses que solides, que j'ai en partie réfutées dans ma première brochure sur les teignes (*Recherches sur la nature et le traitement des teignes*, 1853). Toutefois deux objections de mon honorable collègue sont demeurées jusqu'alors sans réponse, et je ne puis me dispenser d'en parler aujourd'hui; il s'agit de la sanction de l'Académie de médecine, dont M. Cazenave se couvre comme d'un bouclier, et de la stérilité des tentatives d'inoculation.

Malgré mon respect pour l'Académie, il m'est impossible de reconnaître sa compétence en matière de teigne ; et, sans aller plus loin, ne lui a-t-on pas, ces jours derniers, présenté comme pellagreux trois aliénés venus d'Angers tout exprès et simplement affectés de teigne tonsurante à la période pityriasique ?

Relativement à l'inoculation, M. Cazenave pourrait-il dire aujourd'hui, comme en 1850, que les tentatives faites dans ce sens sont demeurées stériles ? — Je ne le pense pas ; car, depuis les expériences de M. Deffis, nous avons pour le favus, comme on a pour le chancre, toute l'histoire de l'inoculation.

[Je reproduis ici le résumé des trois observations recueillies par M. Deffis et publiées déjà dans mes leçons de 1855 (1).

OBSERVATION I. — *Favus épidermique.* — Le 4 novembre 1853, inoculation du favus ; cinq piqûres sur la partie dorsale et inférieure de l'avant-bras gauche : formation d'ecchymoses qui ont duré cinq jours, jusqu'au 10 exclusivement. Persistance de deux petites rougeurs inflammatoires sur deux piqûres ; progression incessante de ces deux petites rougeurs du centre à la circonférence jusqu'au moment de leur réunion, qui a lieu le 24, vingt jours après l'inoculation.

Le 25, vingt et unième jour, apparition d'un point jaune, favique, sur chacune des deux piqûres.

Du 25 au 30, formation d'une croûte mince, blanche, parcheminée, striée de jaune sur toute l'étendue de la rougeur.

A partir du 30, vingt-sixième jour de l'inoculation, la croûte épidermo-favique a commencé à se détacher légèrement et à devenir plus jaune, sans dépasser les limites d'un centimètre et demi. Elle a persisté ainsi, en se fendillant et

_____
(1) *Cours de sémiotique cutanée*, p. 104.

en tombant par petites parcelles, jusqu'au 14 janvier 1854, où tout vestige de favus a disparu pour ne plus reparaître.

Durée du favus à partir de l'inoculation : deux mois et dix jours.

OBSERVATION II. — *Favus épidermique.* — Inoculation du favus à la jambe gauche le 12 mars 1855. — Sur trois piqûres qui ont été faites avec la lancette, une seule a donné du favus, sous forme de lamelle mince, laquelle est tombée elle-même le 14 avril suivant, après avoir acquis le volume d'une grosse lentille. Il n'y a pas eu de reproduction favique.

Durée du favus : un mois et deux jours.

OBSERVATION III. — *Favus pileux.* — Le 17 mars 1855, inoculation du favus à la jambe droite. Une seule piqûre, sur deux qui avaient été faites, a donné du favus.

Le 28 avril suivant, nous avons trouvé un petit godet très bien formé, traversé au centre par un poil : il s'est détaché de lui-même dans le courant de mai. L'apparition de ce godet avait été précédée d'une pustule. — Il n'y a pas eu de reproduction favique.]

Ainsi sur trois cas, deux fois c'est du favus épidermique qui se développe sous la forme de petites croûtes minces, blanches, striées de jaune, à quelques égards analogues aux croûtes eczémateuses : examinées au microscope, elles offrent une structure intime ne différant en rien de celle des croûtes épaisses qui constituent les godets faviques. Une seule fois, on obtient un godet très bien formé, traversé au centre par un poil. — Pourquoi ne produit-on pas toujours un godet ?— Parce qu'il faudrait atteindre toujours avec la pointe de la lancette le canal pilifère, et y déposer une ou plusieurs spores. Or, la chose n'est pas facile, vous le comprenez; le hasard seul peut venir en aide à l'expérimentateur.

Ces inoculations ont singulièrement éclairé l'histoire du favus. Nous avons pu suivre jour par jour la marche du cryptogame, depuis le moment de la piqûre jusqu'à la chute des croûtes ou des lamelles faviques ; nous avons appris la durée de l'incubation et le temps nécessaire à la formation du godet; il est de quarante jours environ. Mais je conviens que les expériences ne sont pas encore assez nombreuses pour poser des chiffres.

Que deviennent maintenant toutes ces histoires, dans lesquelles on nous parle de godets faviques paraissant quatre ou cinq jours après l'inoculation, et ces expériences de Gallot, que rapporte M. Cazenave, et dans lesquelles l'inoculation ne réussit qu'une fois sur huit ? — Presque tous les auteurs font mention de ces expériences, auxquelles il est cependant impossible d'accorder la moindre valeur, quand on a lu la brochure de Gallot. On n'y trouve vraiment qu'un certain nombre de faits plus ou moins étranges, d'anecdotes curieuses qui ne ressemblent en rien à une relation d'expériences consciencieusement faites. Je suis convaincu que Gallot n'a jamais essayé l'inoculation de la teigne faveuse. D'ailleurs, le seul cas de réussite qu'il rapporte, cas observé par un officier de santé, ne prouve absolument rien en faveur de l'inoculation ; c'est simplement un fait de contagion.

J'arrive maintenant à la description du végétal parasite qui produit la teigne faveuse. Mais auparavant disons quelques mots des hypothèses le plus généralement adoptées sur la nature et le siége des teignes. Bien que j'aie réfuté toutes ces fausses hypothèses dans mon premier travail, et que j'aie démontré la nature végétale du favus par des arguments tirés de trois grandes sources : de l'examen microscopique, de l'action des réactifs chimiques et de l'anatomie pathologique; cependant je crois utile de revenir sur ces questions,

car il y a encore, parmi les dermatologistes, des hommes
d'un mérite incontestable, qui opposent toute la force de leur
talent aux doctrines nouvelles, niant jusqu'à l'existence des
végétaux parasites qui vivent sur la peau de l'homme.

Sur la question du siége anatomique du favus, trois opinions différentes étaient en présence. Pour ceux-ci (Baude-
locque et M. Rayer), il est dans le follicule pileux ; — pour
ceux-là (Murray, Mahon, etc.), dans les follicules sébacés. —
D'autres, comme MM. Letenneur et Cazenave, le placent en
même temps dans les follicules sébacés et à l'extrémité du
conduit pilifère ; — quelques-uns enfin dans la peau elle-
même, mettant ainsi les follicules hors de cause.

Sur la question de nature, mêmes divergences d'opinions.
Les anciens rattachaient le favus à un vice spécial des humeurs ; parmi les modernes, les uns l'attribuaient à l'inflammation, les autres à une lésion spéciale de sécrétion. Aussi,
laissant de côté les doctrines surannées, devrons-nous démontrer que les croûtes faveuses ne sont ni du pus desséché,
comme le pensait Letenneur, ni un produit altéré de sécrétion
folliculaire, comme le soutient encore M. Cazenave.

Voyons donc ce que nous apprennent à cet égard l'examen
microscopique, les réactifs chimiques et l'anatomie pathologique.

Si l'on examine au microscope, sous un grossissement de
200 à 300 diamètres, un fragment de croûte faveuse, délayé
dans un peu d'eau ou d'acide acétique, on ne voit que des
sporules, des tubes vides (*mycélium*) et des tubes chargés
de sporules (*sporidies*). Les sporules ont un volume et une
forme variables : les unes, plus petites, se distinguent à peine
des granulations noires ; les autres ont jusqu'à $0^{mm},007$ à
$0^{mm},008$ de diamètre, et paraissent avoir deux enveloppes,
si on les examine à un grossissement de 800 diamètres.

Leur forme n'est pas régulièrement sphérique, elles sont plus souvent ovoïdes, quelquefois triangulaires et comme étranglées vers le milieu ; il n'est pas rare de les voir réunies bout à bout en chapelet. Les tubes sont flexueux, simples ou ramifiés, vides ou chargés de spores ou de granules ; accolés les uns aux autres, ils forment des tiges plus ou moins larges et quelquefois comme articulées. Si l'on examine de la même manière un peu de muscardine, quelques parcelles de cette matière blanche caséiforme qui se produit dans le muguet, les moisissures qui se développent sur les matières animales en putréfaction, on trouve le même aspect, la même structure intime, sauf quelques nuances d'ailleurs peu accusées. Quant aux productions sébacées, épidermiques, elles n'offrent, dans leur composition, aucune analogie avec les matières précédentes ; je n'insiste pas sur ces nombreuses différences. — Aussi, et sans aller plus loin, pourrions-nous conclure que les croûtes faveuses ne sont pas du pus desséché ni un produit de sécrétion folliculaire, mais qu'elles sont en totalité constituées par un cryptogame de la tribu des torulacés, division des arthrosporés : c'est l'*Achorion Schœnleinii*, le plus évident de tous les champignons des teignes.

L'alcool, l'éther, le chloroforme, ne dissolvent point les croûtes faveuses, tandis qu'ils dissolvent, le chloroforme surtout, la matière sébacée. L'ammoniaque, mise en contact avec du pus liquide ou concrété, exerce la même action dissolvante et prend un aspect blanchâtre, laiteux, gélatiniforme ; elle ne fait que blanchir un peu le favus. L'action de la potasse, de l'acide nitrique, de l'acide sulfurique, est également différente sur les croûtes purulentes et la matière sébacée d'une part, et, d'autre part, sur le favus. Si j'ajoute que les divers réactifs dont nous venons de parler se comportent à l'égard des moisissures (dont la nature végétale ne saurait être méconnue) comme à l'égard du favus, vous en conclurez avec moi que les caractères chimiques plaident aussi fortement que les caractères microscopiques en faveur de l'opinion que je soutiens.

Enfin, si les glandes annexes des poils sécrétaient la matière faveuse, comme le pense M. Cazenave, on devrait les trouver hypertrophiées Or, il est aussi difficile de constater leur existence sur la tête des teigneux que sur celle des sujets sains. La même objection s'adresse à l'opinion de Mahon, qui repose d'ailleurs sur une erreur anatomique.

Je vous ai dit dans la première partie de cette leçon que les caractères anatomiques des pustules étaient bien différents de ceux des favi : ce sont des différences d'état (les premières sont toujours liquides au début, les seconds sont toujours solides) ; des différences de couleur, de siége ; des différences dans la marche..... Le temps ne me permet pas d'entrer dans les détails, et je vous engage à lire ce que j'ai écrit dans mon premier ouvrage (*Recherches sur la nature et le traitement des teignes*, 1853).

Ainsi donc, le microscope, la chimie et l'anatomie pathologique se prêtent un mutuel et solide appui pour démontrer que le favus est une production d'origine végétale.

Mais l'achorion n'existe pas seulement dans les croûtes faviques qu'il constitue en presque totalité. Nous avons dit plus haut, en parlant des altérations si remarquables des poils affectés, qu'on trouve des spores et des tubes sur la racine, sur le bulbe, sur la capsule et jusque dans l'épaisseur du cheveu ; fait important qui renverse toutes les théories mécaniques (en particulier celle de M. Letenneur, adoptée par M. Cazenave), et qui cependant avait échappé à l'observation de très habiles micrographes.

Les spores de l'achorion déposées à l'extrémité du canal

pilifère, envoient de ce point, dans leur développement, une
double irradiation externe et interne, ou plutôt superficielle
et profonde. Du côté de la surface cutanée, les éléments se
multiplient, se réunissent, pour constituer la croûte faveuse.
Dans la profondeur des follicules, au contraire, ces éléments
demeurent isolés, peu nombreux, et ne sont pas visibles autrement qu'au microscope ; les altérations primitives des
poils, que la théorie de M. Letenneur est impuissante à expliquer, témoignent de leur existence avant l'apparition du
cryptogame à la surface de la peau.

[Tous les auteurs qui ont écrit sur la teigne faveuse semblent n'avoir jamais observé cette maladie que dans l'espèce
humaine ; aussi personne n'a, que je sache, parlé de la transmission du favus des animaux à l'homme ; — M. Bazin lui-
même n'en a point observé d'exemple.

Cependant, dans le courant de l'hiver dernier, un jeune
médecin fort distingué de New-York, M. Draper, m'assura
que, dans son pays au moins, le favus n'était pas rare chez
les animaux, et que lui-même avait eu l'occasion d'en voir
plus d'une fois sur des rats. — Il en avait recueilli avec soin
une observation fort remarquable, et je le priai de me la
communiquer dès qu'il serait de retour à New-York. — Voici
le résumé de cette observation à laquelle M. Draper a bien
voulu joindre quelques fragments des croûtes prises à cette
époque sur les animaux malades.

Dans le courant de l'année 1854, plusieurs membres d'une
même famille, parmi lesquels était un jeune médecin, remar-
quèrent que plusieurs souris prises au piége étaient affectées
d'une singulière maladie : sur la tête et sur les membres
antérieurs existaient des croûtes jaunâtres, un peu foncées,
de forme assez régulièrement circulaire, et plus ou moins éle-
vées au-dessus du niveau des parties demeurées saines. —

En outre, une dépression manifeste se voyait au centre de chacune de ces croûtes, ainsi qu'on l'observe dans le *porrigo favosa*, et, sur les parties où ces dernières étaient tombées, des ulcères existaient et semblaient avoir détruit la peau dans toute son épaisseur. — Ces souris malades furent données à un chat, qui offrit quelque temps après, au-dessus de l'œil, une croûte semblable à celles que portaient les souris. — Plus tard, deux jeunes enfants de la maison, qui jouaient avec le chat, furent successivement, et à quinze jours d'intervalle, affectés de la même maladie : des croûtes jaunes, circulaires, se montrèrent en plusieurs parties du corps, à l'épaule, à la face, à la cuisse. — Le médecin appelé prononça le nom redoutable de *porrigo favosa*. Cependant des applications d'acétate de cuivre et d'hyposulfite de soude suffirent pour la complète guérison des petits malades.

Les croûtes envoyées avec l'observation avaient été prises par M. Draper sur la tête d'une souris, et ce jeune médecin, qui a appris à l'école de M. Robin le maniement du microscope, m'écrit, après avoir examiné cette matière : « J'ai l'impression que c'est bien du favus que j'ai recueilli autrefois. » M. Bazin, à son tour, ayant examiné les fragments envoyés, y a trouvé l'achorion avec ses caractères les plus tranchés. — Le cryptogame n'avait pas été détérioré par le temps.

Voilà assurément une observation intéressante et sur laquelle toute réflexion me semble inutile. Toutefois on pourrait s'étonner de la facile disparition du favus chez les jeunes enfants, sous la seule influence des préparations parasiticides, et peut-être en conclure qu'il n'y avait qu'une apparente analogie entre la maladie des enfants et celle des animaux ; — mais si l'on considère quelles régions du corps occupaient les croûtes faveuses : l'épaule, la face, la cuisse...., on com-

prendra que le parasite n'ait pas été difficile à détruire là
où il ne pouvait trouver qu'une pauvre nourriture.]

Diagnostic. — Le diagnostic est complexe. Il faut d'a-
bord savoir quels sont les signes à l'aide desquels on pourra
reconnaître la teigne faveuse ; puis nous dirons quels sont
les caractères qui permettent de distinguer le favus des
diverses affections qui ont avec lui quelque analogie ; en
troisième lieu, nous ferons le diagnostic des variétés de cette
affection parasitaire. Entrons maintenant en matière.

Mais, avant tout, la teigne faveuse est-elle ou non facile
à reconnaître? — Les réponses que vous obtiendrez à cette
question seront fort différentes et même opposées, selon les
médecins auxquels vous l'adresserez. — Les praticiens ordinaires, et parmi eux des hommes souvent très distingués,
vous répondront que les affections de la peau (qu'ils appellent
des maladies) sont habituellement d'un diagnostic très facile,
et que, pour le favus en particulier, il est impossible de commettre une erreur, n'eût-on qu'une ou deux fois dans sa vie
observé cette affection. — Les médecins de l'hôpital Saint-
Louis, et tous ceux qui se sont spécialement occupés de dermatologie, vous diront, de leur côté, que le diagnostic du
favus, ordinairement facile, offre parfois quelques difficultés.
— Quant à moi, messieurs, après avoir fait des recherches
sérieuses, approfondies, sur la teigne faveuse, je vous déclare
que ces difficultés sont plus grandes et plus nombreuses qu'on
ne se l'imagine, même ici dans un vaste hôpital spécialement
consacré aux affections cutanées ; et je crois avoir eu déjà
l'occasion de vous parler de ces enfants affectés de dartres ou
de scrofulide bénigne exsudative, que certains de mes collègues envoient journellement, comme affectés de teigne, au
traitement des frères Mahon. L'erreur opposée est commise

au moins aussi souvent. Et maintenant, comment nous
étonner que tel professeur de clinique de la Faculté de
Paris fasse de magnifiques leçons sur le favus en montrant
à ses nombreux auditeurs des jeunes enfants atteints de
pseudo-teigne? Le fait nous a été rapporté par un juge très
compétent qui avait appris dans notre service à distinguer
le favus d'avec l'impétigo, et qui ne pouvait revenir de la
profonde ignorance en pareille matière du savant professeur.

Tous les jours vous serez témoins d'erreurs du même
genre. On pose hardiment un diagnostic en ne s'attachant
qu'à un seul signe, et en cela on croit souvent faire preuve
d'une remarquable habileté. Les croûtes sont-elles partout
très sèches, incontestablement c'est du favus ; ont-elles une
couleur jaune soufrée, c'est encore du favus.... quels que
soient d'ailleurs les autres caractères de l'affection observée !
— Comme si l'impétigo ne pouvait jamais offrir pareille couleur ni pareille sécheresse dans ses croûtes, quand l'éruption
est de date ancienne et qu'une poussée nouvelle ne s'est
faite en aucun point du cuir chevelu ! ! — Cette manière de
procéder est, à coup sûr, plus simple et plus commode, mais
les résultats en sont déplorables. On se trompe souvent dans
les cas un peu difficiles ; on recommande l'épilation quand il
faudrait se borner à des applications émollientes ; ou, plus
souvent, on ne prescrit que ces dernières dans les cas où il
serait nécessaire d'épiler. Et c'est en agissant ainsi qu'on
laisse se perpétuer pendant des mois ou des années une affection qu'on aurait fait disparaître en quelques jours, si l'on eût
apporté dans l'examen du malade une plus sérieuse attention.

D'ailleurs, ce que nous disons là du favus pourrait également s'appliquer à toute autre branche de la science médicale. Il n'y a que les ignorants qui aient la sotte prétention
de ne jamais rencontrer de difficultés.

Le diagnostic du favus n'est donc pas aussi simple qu'on veut bien le dire, au moins dans quelques cas ; et, pour l'établir, il faut se garder de toute précipitation, observer avec soin, en procédant toujours avec méthode, et tenir compte non pas seulement d'un seul caractère, mais surtout de l'ensemble des caractères.

Quels sont donc les signes à l'aide desquels on peut faire un diagnostic exact ? — Ils peuvent être tirés de trois sources principales : 1° des caractères propres aux croûtes faveuses ; 2° des altérations des cheveux et de la calvitie ; 3° de l'examen microscopique.

1° *Caractères propres aux croûtes faveuses.* — Quand ces caractères sont bien dessinés, le diagnostic ne saurait être un instant douteux. Des incrustations sèches, adhérentes, plus ou moins épaisses, d'une couleur jaune-paille, d'une odeur de souris ou de marécage, d'une cassure pulvérulente....., ne peuvent appartenir qu'à la teigne faveuse. Rarement, il est vrai, les signes sont aussi nombreux, les caractères aussi tranchés ; plusieurs peuvent manquer à la fois, et c'est alors qu'il faut redoubler d'attention dans l'examen du malade, s'informer avec soin de la disposition primitive de l'affection, de sa marche...., c'est alors surtout qu'il faut résister à la tentation bien naturelle d'accorder à un seul signe une trop grande valeur. La couleur jaune soufrée, l'enchâssement et l'adhérence des croûtes appartiennent aussi à certaines variétés d'impétigo ; la sécheresse, à la pseudo-teigne amiantacée, la forme déprimée à la lèpre vulgaire....

Quant à l'odeur, fût-elle très prononcée, je ne suppose pas que vous la considériez jamais comme un signe suffisant pour poser un diagnostic : les perceptions fournies par le sens de l'odorat sont trop incertaines et fugaces.

2° *Altérations des cheveux et alopécie.* — Ces altérations

ont une très grande importance ; seules elles mettent quelquefois sur la voie d'un diagnostic difficile. Les modifications
de couleur manquent très rarement ; les cheveux sont ternes
et comme flétris, ordinairement secs, d'un gris cendré, couleur de souris, qui tranche d'une manière bien remarquable
au milieu d'une belle chevelure blonde ou brune. Plus rarement c'est une couronne de cheveux rougeâtres, couleur de
feu, qui entoure les plaques du favus. En même temps, les
poils imprégnés de parasites paraissent (surtout à la loupe) tortillés, bifurqués, lanugineux ; ils sont cassés ou complétement
déracinés, et, dans tous les cas, la plus légère traction suffit
pour les avulser. C'est sur ces poils faciles à extraire qu'on
peut constater l'absence complète de capsules ; d'autres fois,
au contraire, si l'altération est moins avancée, cette dernière
est hypertrophiée, d'un volume trois ou quatre fois plus considérable qu'à l'état normal. Plus tard, la chute spontanée
des cheveux arrive ; en même temps l'éruption parasitaire
disparaît et les surfaces malades paraissent pendant quelques
jours à peu près complétement, sinon tout à fait dénudées.

Mais quand les croûtes sont tombées ou ont été enlevées,
ne reste-t-il pas encore quelques signes d'une assez grande
valeur pour établir le diagnostic de la teigne faveuse ?

Au-dessous des godets ou, plus généralement, des croûtes
faviques, on trouve des surfaces rouges, plus ou moins déprimées, nettement circonscrites, sur lesquelles il semble, au
premier abord, que le derme soit à nu ; cependant, en examinant avec un peu d'attention, on aperçoit une mince lamelle
épidermique qui séparait la croûte faveuse de la couche superficielle du derme ; nous en avons déjà parlé. A mesure que
la rougeur s'éteint et que les dépressions s'effacent, l'aspect
cicatriciel de la peau se prononce chaque jour davantage, à

moins toutefois que, les papilles pileuses n'étant pas complétement détruites, d'autres cheveux ne paraissent, et de nouvelles croûtes ne se forment.

En résumé, le diagnostic du favus peut être établi dans
deux conditions bien différentes : les croûtes existent encore,
ou bien elles sont tombées. Si elles existent, leur couleur,
leur forme, leur odeur..., fournissent des signes ordinairement plus que suffisants. Si elles sont tombées, des surfaces
rouges, déprimées, ovalaires, exactement limitées, ne permettent pas un seul instant l'incertitude. J'ajoute que l'altération des cheveux dans le premier cas, et leur absence dans
le second, nous fournissent également des signes précieux.

A une période plus avancée de la maladie, et à défaut des
caractères précédents, on a encore, pour asseoir une opinion,
des surfaces blanches et lisses où les bulbes pileux et tout le
pigment ont été détruits. Ce sont de véritables cicatrices,
assez souvent analogues à celles qui succèdent à des brûlures
superficielles ou au lupus érythémateux.

3° *Examen microscopique.* — C'est dans les cas difficiles,
quand les caractères de l'affection ne sont pas nettement dessinés, qu'il faut recourir à l'examen microscopique. On prend
un fragment de croûte, ou plus souvent un ou deux poils
dont la couleur paraît suspecte; on les place sous le champ
du microscope, et, si l'on a réellement affaire à une teigne
faveuse, dans les croûtes comme sur les cheveux, on trouve
les éléments caractéristiques du végétal parasite, de l'*Achorion Schœnleinii.* Nous avons déjà fait connaître, dans la
leçon précédente, les résultats de cet examen relativement
aux croûtes faviques ; aujourd'hui nous devons dire aussi
quelques mots des altérations de structure si remarquables
dont les poils sont le siége, altérations qui varient d'ailleurs,
nous allons le voir, suivant l'époque de la maladie.

La tige seule peut paraître affectée, et sur les divers points de sa longueur, on trouve des fragments de matière analogue à celle qui constitue les croûtes, c'est également du favus ; de plus, le poil est terne, les deux substances corticale et médullaire sont moins distinctes que dans l'état normal, les fibres longitudinales paraissent plus grosses. Il n'est pas rare de retrouver sur les membranes, non plus seulement des spores, des tubes de mycélium, mais aussi de la matière faveuse en masse, déposée entre le prolongement radiculaire du poil et la tunique capsulaire interne. En même temps, la tige offre la même altération, mais plus prononcée encore que celle dont nous venons de parler tout à l'heure. D'autres fois, la capsule est absente, ou bien on n'en trouve que des lambeaux. Le bulbe du poil, la souche et le prolongement radiculaire sont parsemés de spores et de filaments tubuleux ; tantôt les globules pigmentaires ou grains d'orge se voient encore à l'origine des fibres longitudinales, et tantôt ces éléments anatomiques ont complétement disparu. Des spores et des tubes existent manifestement au centre de la tige. Dans quelques cas, quand l'altération est portée à son comble, le poil est atrophié, décoloré, la capsule et le bouton manquent, les fibres longitudinales de la tige sont écartées et comme transformées en tubes ; dans leurs intervalles se voient des spores bien distinctes et, sur les bords, des filaments tubuleux qui semblent sortir de l'épaisseur du cheveu. Ces dernières altérations offrent une grande analogie avec celles qui appartiennent aux poils affectés de teigne tonsurante.

Permettez-moi de vous rappeler ici que, de ces recherches microscopiques qui me sont personnelles, il résulte : 1° Que les altérations primitives des poils avant la manifestation extérieure du champignon favique, altérations qui mettent

en défaut la théorie toute mécanique de MM. Letenneur et
Cazenave, dépendent du développement du parasite dans la
profondeur des follicules, à l'intérieur du bulbe ; 2° que les
altérations d'une époque plus avancée (seconde période) ne
sont pas le fait de la compression exercée sur la tige au-
dessus du bulbe par l'incrustation faveuse, puisque, contrai-
rement à l'opinion de Letenneur généralement adoptée, les
parties constituantes du bulbe lui-même sont altérées, et
que d'ailleurs la lésion des cheveux n'est pas une simple
atrophie, mais une désorganisation de leur structure intime ; 3° que les follicules pileux ne sont pas étrangers à la
maladie, puisqu'on trouve dans leur intérieur et sur les
organes qu'ils renferment les mêmes produits morbides qu'à
l'extérieur ; 4° enfin, que si le bulbe disparaît à une époque
avancée de l'évolution favique, ce n'est pas seulement,
comme on l'a dit, à cause de l'atrophie de la papille, mais
bien plutôt à cause de la présence du parasite qui absorbe et
détruit tout, transformant en sa propre substance les globules pigmentaires aussitôt qu'ils sont sécrétés, jusqu'à ce
qu'il y ait complète oblitération des canaux excréteurs de la
papille.

Ces détails étaient nécessaires pour compléter ce que nous
avons dit à la fin de la leçon précédente, et ils trouvaient ici,
ce me semble, une place fort naturelle.

Plusieurs causes que nous allons passer rapidement en revue peuvent rendre obscur le diagnostic du favus.

Quelques parents, c'est presque toujours une affaire
d'amour-propre, prennent pour leurs enfants malades, avant
de nous les conduire, des soins extrêmes de propreté ; la
tête est nettoyée, brossée, pommadée avec une exactitude
scrupuleuse ; les croûtes ont été détachées avec des cataplasmes ou avec le peigne,.....; de sorte que, le jour où ces

enfants nous arrivent, il nous est impossible de découvrir sur la tête la moindre trace de l'éruption parasitaire pour laquelle on vient nous demander des conseils. Nous sommes bien évidemment, pour juger la question, dans des conditions défavorables, privés de signes nombreux et des éléments les plus importants.

A côté des soins de propreté exagérés, nous devons, par opposition, placer les traitements irrationnels. Tout à l'heure la tête était trop nettoyée, dépouillée des croûtes caractéristiques ; et maintenant ce sont des éruptions artificielles, ordinairement impétigineuses, qui se combinent avec l'éruption parasitaire qu'elles masquent plus ou moins complètement. Dans les deux cas, nous attendons, avant de nous prononcer, et nous recommandons aux parents de s'abstenir de tous soins et de tous topiques pendant huit ou quinze jours, et après ce laps de temps, de nous conduire de nouveau leurs enfants. On pourrait toutefois pratiquer l'avulsion de quelques poils, et recourir au microscope, s'il était nécessaire de porter sans retard un jugement.

Quelquefois une erreur de diagnostic pourra résulter de la coexistence de plusieurs espèces de teignes chez un même sujet. Nous avons eu dans le service un jeune enfant affecté en même temps de teigne faveuse et de teigne tonsurante du cuir chevelu : M. Bion en a pris le dessin. Les deux affections étaient tellement tranchées, qu'on ne pouvait guère les méconnaître. Mais supposons un instant qu'on n'eût pas examiné toutes les parties malades (et l'on est bien tenté d'agir ainsi quand en un point on trouve des signes non équivoques), une erreur de diagnostic aurait été inévitablement commise, et un pronostic défectueux en eût été la conséquence ; car, je vous l'ai déjà dit, le pronostic est différent dans chacune de ces deux espèces de teignes.

Si la pelade, la pelade achromateuse surtout, existe sur une même tête avec la teigne faveuse, elle passera souvent inaperçue ; les plaques de teigne achromateuse seront presque infailliblement prises, par un observateur peu attentif, pour des plaques de favus arrivées à la période cicatricielle ; on n'épilera pas ces surfaces en apparence dénudées, et le malade sera, par la faute du médecin, privé d'une partie de sa chevelure qu'on aurait pu lui conserver.

Une dernière cause d'obscurité dans le diagnostic du favus consiste dans la coexistence d'éruptions constitutionnelles, ce que l'on comprend d'autant mieux que la distinction entre ces éruptions et la teigne faveuse est, en dehors même de toute complication, parfois très difficile. Mais nous voici arrivés à cette seconde partie du diagnostic.

Diagnostic différentiel. — On peut confondre le favus avec un certain nombre d'affections constitutionnelles, que l'on a, pour cette raison, désignées sous le nom de pseudo-teignes. Elles forment un groupe naturel dans lequel on peut établir trois divisions principales : les pseudo-teignes humides, les pseudo-teignes squameuses et les pseudo-teignes sébacées.

Les pseudo-teignes humides répondent à nos scrofulides bénignes exsudatives (1re période de la scrofule); elles comprennent : les achores, l'eczéma, l'eczéma impétigineux, l'impétigo, toutes distinctions qui ne peuvent avoir de l'importance que pour les partisans exagérés de la méthode de Willan.

Quels sont les caractères qui permettent d'établir un diagnostic différentiel entre ces affections et la teigne faveuse?

Les croûtes sont moins sèches, plus foncées, souvent même brunâtres en certains points ; presque toujours, sur les parties où elles sont de date assez récente, elles offrent un

aspect luisant, comme si on les eût recouvertes d'une couche de vernis. Assez souvent, dans leur ensemble, elles ont
une remarquable analogie avec de la marmelade d'abricots
un peu cuite. Leur disposition est moins régulière, et il est
extrêmement rare que la face interne du pavillon de l'oreille
ne soit pas affectée en même temps, et souvent à un degré
plus prononcé que le cuir chevelu. Le suintement, quand il
existe, est un signe d'une très grande valeur; mais lors même
qu'il fait défaut, que les croûtes sont sèches, on trouve habituellement dans la disposition de ces dernières, dans leur
aspect, quelque chose de particulier que l'œil saisit très bien,
et qu'il est fort difficile, pour ne pas dire impossible, d'exprimer par des mots. On voit que ces croûtes sont le résultat
de la concrétion d'un produit liquide; quoique sèches, elles
ont un faux air d'humidité.

Les cheveux sont collés les uns aux autres, et ils n'offrent
aucune de ces altérations de forme et de couleur sur lesquelles nous avons tant insisté dans la nosographie de la
teigne faveuse; ils résistent à la traction de la pince ou des
doigts, et, quand ils cèdent, les capsules n'ont pas un volume
plus considérable qu'à l'état normal. Enfin, il n'y a de calvitie que dans les cas rares où la maladie dure depuis très
longtemps.

Ces signes fournis par l'examen des cheveux méritent
de fixer l'attention d'une manière toute spéciale, au point
de vue du diagnostic différentiel que nous cherchons à établir en ce moment; et si les deux affections se compliquent, ils ne le cèdent en importance à aucun autre caractère.

Quand les croûtes sont tombées par suite d'un traitement
ou par la marche naturelle de la maladie, la distinction n'est
pas moins facile dans la plupart des cas, en dehors même de

l'examen des cheveux, entre le favus et la pseudo-teigne humide. A ce moment, il est vrai, les deux affections sont caractérisées par de la rougeur seulement; mais cette rougeur est
superficielle, diffuse, occupe des surfaces plus ou moins irrégulières et plus ou moins étendues dans la pseudo-teigne; —
dans le favus, au contraire, la rougeur est plus foncée, les surfaces sont nettement limitées, de forme ordinairement ovalaire, très sensiblement déprimées et recouvertes d'une lamelle
épidermique très mince et transparente, qui laisse apercevoir
les vaisseaux du derme injectés.

Sachez aussi, messieurs, que très souvent on voit survenir,
chez les teigneux soumis à notre traitement, des pustules qui
occupent quelquefois la presque totalité du cuir chevelu. Ces
pustules, qui n'ont qu'une durée éphémère, ont pu être prises,
par des élèves peu habitués au diagnostic de la teigne, pour
une éruption constitutionnelle; et en même temps l'affection
parasitaire était méconnue. Je devais vous signaler ce fait,
afin que désormais vous fussiez vous-mêmes à l'abri d'erreurs
aussi grossières.

Les pseudo-teignes squameuses ou furfuracées comprenn-
nent le psoriasis et ses variétés, la lèpre vulgaire et quelquefois le pityriasis, ou le pseudo-pityriasis du cuir chevelu. On ne peut guère les confondre qu'avec le favus en
cercle (*porrigo scutulata*). Les croûtes sont moins épaisses,
et par conséquent moins saillantes; elles ont une couleur
plus blanche, un aspect plus lamelleux, une forme moins régulièrement circulaire; elles adhèrent moins à la peau et aux
cheveux, et par ce caractère se distinguent très nettement
des gaînes gommées dont nous voyons si souvent les poils
entourés dans le favus en écu. Dans la plupart des cas, l'éruption constitutionnelle n'est pas bornée au cuir chevelu. Est-
il nécessaire d'ajouter que dans les pseudo-teignes squa-

meuses, les cheveux ne paraissent point altérés, et que la calvitie n'est pas autant à craindre que dans le favus scutiforme ?

Quant à la pseudo-teigne sébacée, elle est plus difficile à distinguer de la teigne faveuse que les affections précédentes. L'alopécie est un caractère commun à l'affection parasitaire et à l'affection constitutionnelle ; toutefois, elle est loin de suivre la même marche dans les deux cas. Quand le sujet est atteint de pseudo-teigne sébacée, les cheveux tombent d'une manière irrrégulière et en différents points de la tête à la fois ; avant leur chute, ils n'ont subi aucune altération appréciable dans leurs caractères physiques, et, plus tard, les surfaces dénudées ne revêtent point un aspect cicatriciel. Nous savons qu'il en est tout autrement dans le favus. D'ailleurs, les caractères des croûtes offrent habituellement, dans l'un et l'autre cas, des différences extrèmement tranchées ; ici elles sont très sèches, épaisses, d'une couleur jaune-paille...; là, au contraire, elles sont minces, noirâtres ou grisâtres, et plus ou moins onctueuses au toucher.

Enfin, n'oubliez jamais l'examen microscopique, qui est, dans les cas embarrassants, d'un si grand secours.

Nous avons établi dans la teigne faveuse trois variétés de forme : le favus urcéolaire , le favus scutiforme et le favus squarreux.

La teigne favus urcéolaire est, de toutes les variétés, celle qui est le moins souvent confondue avec une autre affection ; c'est à elle spécialement que se rapporte tout ce que nous avons dit du favus en général ; nous n'y ajouterons rien.

La teigne faveuse en groupes (*porrigo scutulata*) n'offre pas toujours un diagnostic facile. A la première période de son existence (avant l'apparition du champignon), elle simule à un degré remarquable, à cause de l'hypersécrétion épidermique dont elle s'accompagne, le pityriasis dartreux ou le pseudo-pityriasis du cuir chevelu. Nous avons actuellement dans notre service, couchée au n° 18 de la salle Sainte-Foy, une jeune fille de douze ans, que depuis longtemps nous traitons pour une scrofulide bénigne exsudative (eczéma impétigineux), qui se transforme en ce moment en pseudo-pityriasis. Eh bien ! une disposition circulaire de l'éruption en certains points, quelques taches jaunes isolées, l'adhérence des squames aux cheveux, nous font soupçonner aujourd'hui une teigne faveuse scutiforme compliquée d'une scrofulide. Nous restons dans le doute en attendant les résultats de l'examen microscopique, et nous ne faisons aucun traitement ; car s'il y a un végétal parasite, les caractères qui lui appartiennent se dessineront de plus en plus.

A côté du pityriasis, nous devons placer le psoriasis, la lèpre vulgaire, qui ont beaucoup d'analogie avec le favus en groupes arrivé à la deuxième période ; nous en avons déjà parlé il y a quelques instants. — Et ce n'est pas sans raison que les Anglais ont décrit sous le nom de *ringworm* le favus scutiforme et la teigne tonsurante! aussi, quand nous traiterons de cette dernière affection, établirons-nous avec grand soin le diagnostic différentiel entre les deux espèces de teignes.

Il semble que le favus scutiforme soit toujours facile à distinguer du favus urcéolaire. Il est cependant une sous-variété du *porrigo favosa* que nous avons appelée favus urcéolaire cohérent, et qui offre avec le favus en groupes de nombreux points de ressemblance, si bien que des observateurs très distingués, M. Deffis entre autres, ne voient aucune différence entre les deux. Dans l'un et l'autre cas, les godets se sont réunis et déformés, par suite de la pression qu'ils exercent

les uns sur les autres dans leur développement ; mais la déformation ne s'étant pas opérée à la même époque, il en résulte des différences très sensibles dans l'aspect des croûtes.
Vous vous rappelez, en effet, que dans le favus scutiforme,
la réunion des godets a lieu dans l'épaisseur de la peau, avant
l'apparition extérieure du champignon ; tandis que dans le
favus urcéolaire cohérent, la disposition cupuliforme s'est
manifestée à la surface de la peau, et ce n'est qu'au bout d'un
certain temps que les godets, parfaitement distincts dans le
principe, ont fini par se réunir. Or, on comprend que, dans
ce dernier cas, il reste toujours dans la forme de l'éruption
quelque chose des dépressions primitives si remarquables.
Aussi les croûtes du favus cohérent sont-elles plus épaisses,
plus anfractueuses, hérissées de nombreuses saillies et creu-
sées d'enfoncements également nombreux, mais toutefois
moins marqués au centre de la plaque qu'à la circonférence
où la forme en godet est souvent encore évidente. En outre,
les lignes qui tracent les limites de l'éruption sont plus régulières dans le *porrigo scutulata*, où elles représentent des arcs
de cercle d'une certaine étendue, que dans le favus cohérent
où, formées par la réunion des godets, elles revêtent une
apparence festonnée.

Le favus squarreux est celui dont le diagnostic différentiel
offre le plus de difficultés. Il simule, à s'y méprendre, l'*impetigo granulata*, avec lequel, surtout en Angleterre, il est journellement confondu. Cependant les monticules champignon-
neux sont plus saillants, plus adhérents, et souvent plus
volumineux que les croûtes impétigineuses ; la matière qui
les compose est plus sèche, d'une cassure plus franchement
granuleuse, d'une couleur moins foncée ; les cheveux paraissent moins enchevêtrés : une gaîne blanchâtre, dont la couleur tranche au milieu de la matière cryptogamique, entoure

leur tige dans une certaine étendue ; c'est le canal épidermique du poil qui a été refoulé par la pression du parasite. L'extraction des cheveux est plus facile et occasionne peu de souffrance aux malades.

Peut-être pourrait-on prendre aussi le favus squarreux pour du favus urcéolaire cohérent, et réciproquement; mais il suffit, pour ne pas s'y laisser tromper, d'être prévenu de la possibilité de l'erreur.

J'arrive, et je termine par là le diagnostic de la teigne faveuse, aux variétés de siége, sur lesquelles je passerai très rapidement. Distinguons toutefois le siége topographique du siége anatomique.

La teigne faveuse du corps et des membres, de la face, des parties sexuelles...., revêt toujours la forme urcéolaire, et comme les poils sont indépendants, beaucoup moins nombreux et moins rapprochés qu'au cuir chevelu, les dépressions en cupule sont toujours faciles à reconnaître et le diagnostic n'offre, par conséquent, aucune difficulté.

Si le favus unguéal et le favus épidermique sont si souvent méconnus, c'est qu'en réalité on aime mieux ne pas croire à leur existence. Comment admettre que les altérations si remarquables des ongles, chez les sujets affectés de teigne faveuse, sont dues à la présence et au développement d'un champignon, quand on affirme que les croûtes faviques elles-mêmes ne sont qu'accessoirement constituées, si tant est qu'elles le soient, par une production végétale? Cependant M. Cazenave, observant ces altérations spéciales des ongles, ne peut s'empêcher de leur trouver une analogie frappante avec les croûtes faveuses, ce qui ne laisse pas que de l'étonner beaucoup! En vérité, messieurs, nous ne pouvons partager un pareil étonnement, puisque, depuis plusieurs années, nous professons avec une conviction profonde que cette matière unguéale, comme la matière favique, est en totalité formée par un cryptogame, l'achorion de Schœnlein.

PRONOSTIC. — Le pronostic est bien différent de celui d'autrefois. — On pouvait dire encore en 1851 (il n'y a par conséquent que six ans), que la teigne faveuse était une maladie grave qui, résistant opiniâtrément à tous les traitements connus, avait une durée indéfinie et compromettait non-seulement la chevelure, mais quelquefois aussi l'existence, surtout quand elle s'étendait sur le corps et devenait générale. De crainte qu'on n'oublie trop vite les mécomptes passés, je crois devoir reproduire ici une observation intéressante, extraite du *Traité pratique des maladies de la peau*, et déjà citée dans mes leçons de 1855 :

« Cet homme, atteint de favus depuis son très jeune âge,
» avait subi bon nombre de traitements. Il était arrivé de
» la province, amaigri par une irritation chronique des in-
» testins, qui entraînait à sa suite des garderobes sans cesse
» en diarrhée. Cet état était né sous l'influence des cha-
» grins causés par une maladie contre laquelle l'art avait
» échoué et à laquelle l'âge n'avait apporté aucune amé-
» lioration. Les membres, décharnés, avaient pour enve-
» loppe un favus qui en occupait toute la surface et qui
» exhalait cette odeur de souris que nous avons signalée.
» Cet homme se faisait horreur. Il était taciturne, fuyait le
» contact des autres malades, restait au lit le plus souvent
» et s'affaiblissait de jour en jour. — Le séjour à l'hôpital,
» dans de pareilles conditions, devait lui être funeste. Il fut
» pris de fièvre typhoïde, et, chose remarquable, le *favus*
» se guérit complétement, ainsi que cela a lieu pour toutes
» les affections cutanées sécrétantes, lorsqu'une maladie aiguë
» vient à naître en affectant l'économie en général. Nous
» fûmes assez heureux pour arrêter les progrès de cette

» fièvre. Le malade se nourrissait alors ; il se remettait peu
» à peu, imbu de cette pensée qu'il allait être débarrassé
» de son favus général, lorsque, ainsi que cela se passe habi-
» tuellement, il vit reparaître sa cruelle maladie. Cette atteinte
» portée à un espoir que nous n'avons pas pu heurter de
» front en présence d'un malade dont la santé était grave-
» ment compromise, fit bientôt reparaître les accidents du
» côté du ventre, et alors cet homme tomba dans un affai-
» blissement gradué dont il ne put sortir ; il succomba. »
(Devergie, *Traité pratique des maladies de la peau*, p. 625.)

A la suite de cet exemple, j'en citais un autre dont j'avais
été récemment témoin, et je disais que les faits de ce genre
n'étaient malheureusement pas rares à cette époque.

Aujourd'hui, au contraire, nous disons que la teigne faveuse est une affection légère, et même, de toutes les teignes,
la plus facile à guérir ; qu'on ne doit craindre ni la mort, ni
une prolongation indéfinie, dans le cas même où elle est généralisée.

Une seule circonstance, l'étendue de la maladie, fait varier
le pronostic ; le traitement est d'autant plus facile et la guérison plus prompte, que le favus est plus circonscrit. Portez
donc toujours un pronostic plus sérieux quand l'affection occupe toute la tête, ou au moins la plus grande partie de cette
région.

Mais je prévois une objection que vous allez m'adresser.
J'ai dit que le pronostic était d'autant plus grave que la maladie était plus étendue, et je n'ai point fait d'exception pour
le favus du tronc généralisé, qui disparaît si aisément par
notre traitement. — N'y a-t-il pas, dans ces paroles, une
contradiction évidente? Non assurément, et voici pourquoi.
Le favus qui devient général sur le tronc et sur les membres
ne se montre jamais d'emblée, mais il survient toujours chez

des malades affectés depuis nombre d'années de teigne faveuse au cuir chevelu; et, avant de se généraliser sur le reste du corps, il a envahi entièrement cette dernière région; de sorte que le pronostic du favus du corps généralisé ne peut pas être fait indépendamment du favus général de la tête; et si l'affection disparaît sur le tronc après un traitement de quelques jours, vous savez qu'il n'en est pas de même au cuir chevelu. Ainsi, bien que le favus général du corps ne soit pas en lui-même une affection sérieuse, les circonstances dans lesquelles il paraît donnent toujours au pronostic une certaine gravité.

Toutefois, ne croyez point que je n'admette la teigne faveuse primitive qu'au cuir chevelu. Le favus du tronc, comme le favus des ongles, peut paraître d'emblée; mais, dans ce cas, il est toujours circonscrit et ne se généralise point.

Vous entendrez dire généralement que le *porrigo scutulata* est la variété de teigne faveuse qui guérit le plus aisément, et l'on trouve dans l'ouvrage de M. Cazenave (*Traité des maladies du cuir chevelu*) une observation ainsi conçue : *Favus en cercle. — Traitement par les émollients, les onctions avec la pommade au sulfure de chaux, les lotions alcalines. — Guérison sans alopécie.* Puis on voit plus loin qu'à la sortie du malade les cheveux sont ternes et secs, et que les surfaces envahies par la maladie se distinguent encore très bien des surfaces demeurées saines.

Je vous prie de bien remarquer ces derniers mots : *à la sortie du malade les cheveux sont ternes et secs....* — Qu'indique en effet cette altération, sinon que les cheveux sont encore, avec les follicules qui les renferment, imprégnés de cryptogame, au moment où on déclare le malade guéri? — Il semble vraiment que M. Cazenave, dans sa bonne foi, ait voulu

nous mettre à l'abri d'un jugement téméraire sur la réalité
et la solidité d'une pareille guérison.

Les Mahon, au contraire, trouvent que le *porrigo scutulata*
est une affection plus grave que le *porrigo favosa*, parce
qu'il résiste plus longtemps à leurs poudres et à leurs pommades. — En réalité, les différences entre les trois variétés
de favus (sous le rapport du pronostic) sont presque insigni-
fiantes; tout au plus peut-on dire que le favus scutiforme, à
cause de sa marche plus lente et de sa tendance moins prononcée à la généralisation, est la variété la plus légère. — Le
traitement a toujours à peu près la même durée, et je n'ai
point remarqué que telle forme fût plus rebelle que telle autre.
— J'entends parler des variétés de forme et non des variétés
de siége; car, vous savez, je vous l'ai déjà dit, que le favus
du corps disparaît en quelques jours avec notre traitement.

THÉRAPEUTIQUE. — On convient généralement aujourd'hui
que notre méthode de traitement est la seule vraiment efficace dans la curation du favus, et ce n'est pas sans peine
qu'on est arrivé à nous rendre justice. On désirait apporter
quelques modifications à notre méthode, et je ne saurais
dire tous les essais qui ont été tentés pour y parvenir. On
voulait se passer de l'épilation et n'employer que les parasiticides; puis, l'épilation étant reconnue indispensable, on a
supprimé le parasiticide, on a préconisé d'autres préparations
différentes des miennes; mais j'avais tant expérimenté moi-
même avant de me fixer, que je ne pouvais attendre aucun
résultat avantageux des efforts qu'on faisait après moi dans
une voie que j'avais si longtemps parcourue.

Il y a peu de temps qu'on avait encore la prétention de
guérir le favus par des moyens thérapeutiques ordinaires. —
Un médecin distingué de la capitale, chargé, dans un hôpital

d'enfants, du traitement de quelques teigneux, avait fait part à l'administration des hôpitaux de succès presque incroyables; il guérisait, disait-il, le favus en cinq jours! Mais peu de temps après cette communication importante, la maladie si vite guérie reparaissant, les enfants retournèrent à l'hôpital, et le médecin dont je vous parle reconnut son erreur. — Il y a quelques années, peu de temps après l'inauguration de la nouvelle méthode thérapeutique, un de mes collègues les plus distingués, à l'hôpital Saint-Louis, me pria de voir dans son service une jeune femme affectée de favus qu'il voulait guérir par les seuls soins de propreté. Rien ne fut négligé, comme bien vous pensez, pour triompher de la maladie; au bout de six mois en effet, les croûtes caractéristiques ne paraissant plus, on crut à une guérison complète et la malade sortit de l'hôpital. Or, à ce moment, j'avertis mon savant collègue que, le parasite étant seulement détruit au dehors, avant deux mois la malade reviendrait à l'hôpital avec la même affection du cuir chevelu. Ma prédiction ne tarda pas à se réaliser, et la jeune femme vint nous prier de l'admettre dans notre service; mais, avant de la recevoir, j'eus soin de l'adresser au médecin qui l'avait gardée si longtemps dans ses salles, croyant pouvoir la guérir sans l'emploi de notre méthode.

Nous serons bref dans l'exposé du traitement de la teigne faveuse, car déjà nous sommes entré dans presque tous les détails en étudiant la thérapeutique générale des affections cutanées parasitaires et plus tard celle des teignes. Nous ne répéterons ici que ce qui s'applique spécialement au favus.

Au point de vue pratique, on peut distinguer dans le traitement de la teigne faveuse quatre cas différents :

1° *Favus universel répandu sur toute la tête et sur tout le corps.* — Que faire en pareille circonstance ?

Il faut d'abord nettoyer la tête, et, dans ce but, couper les cheveux au niveau des croûtes, faire des onctions d'huile de cade avec une brosse ou un balai de charpie. Puis on recouvre la tête de cataplasmes de fécule de pomme de terre, et on fait prendre, si l'on veut, un bain d'amidon ou un bain sulfureux dans lequel le malade a soin de se plonger la tête à plusieurs reprises ; quand les croûtes sont bien ramollies, on les détache au moyen d'un peigne. Il est bon, immédiatement après la chute des croûtes, de faire une nouvelle application d'huile de cade. Dès le lendemain, on commence l'épilation, toujours accompagnée des lotions de sublimé, et au bout de quatre ou cinq jours, ordinairement, l'opération est terminée.

En même temps on s'occupe du favus du corps et du favus unguéal. Le malade prend quelques bains de sublimé, et, les croûtes détachées, on procède à l'épilation qui exige un temps considérable (ordinairement quinze à vingt jours).

A mesure qu'on épile, on fait matin et soir sur les parties dénudées (au corps et au cuir chevelu) des applications de pommade au turbith.

Quant aux ongles affectés, on en détruit peu à peu avec la lime les couches superficielles, jusqu'à ce qu'on soit arrivé à la matière jaunâtre, champignonneuse, que l'on met à nu sur la plus grande étendue possible, pour la laver ensuite avec les solutions de sublimé.

Trente jours se passent ainsi, pendant lesquels la rougeur avait été diminuant de plus en plus sur les parties malades, après l'épilation ; mais, à ce moment, la rougeur augmente ou reparaît, si elle s'était complétement effacée, et bientôt le parasite se montre de nouveau sous forme de godets, et ordinairement précédé de très petites pustules. — La maladie semble aussi étendue qu'avant toute épilation (au cuir che-

velu seulement, car sur le reste du corps il est rare que l'affection reparaisse); cependant les croûtes sont moins larges et
séparées par des intervalles plus considérables.—Il faut donc,
au bout d'un mois environ, pratiquer une deuxième épilation
générale de la tête.

On attend encore un mois, six semaines; et si quelques
godets se montrent de nouveau, ils sont très rares et ne
nécessitent que des épilations partielles sur des surfaces très
peu étendues.

Après ces trois épilations (deux générales et une partielle),
la guérison est presque toujours assurée et sans danger de
récidive; cependant la prudence fait un devoir de surveiller
les parties malades pendant quelques jours, car il est possible qu'un ou deux godets paraissent encore et nécessitent
une quatrième opération.

2° *Favus du cuir chevelu généralisé ou disséminé partout de telle sorte qu'un sixième à peine de la région a
échappé à l'affection parasitaire.* — Comme dans le cas
précédent, il faut pratiquer une première épilation générale
de la tête, sans respecter ces couronnes de cheveux, sains en
apparence, qui occupent le front, les tempes ou la nuque.
— Au bout d'un mois, six semaines, deuxième épilation,
suivie, s'il est nécessaire, un mois après, d'épilations partielles.

3° *Favus circonscrit; cinq ou six plaques au plus sur le
cuir chevelu.* — Il est inutile dans ce cas d'arracher les cheveux sur toute la tête, l'épilation des parties malades est
suffisante. Toutefois il ne faut pas la borner aux surfaces
couvertes de croûtes, car les cheveux qui entourent ces surfaces sont malades dans un rayon très variable, et il est
nécessaire, pour guérir le sujet, de les extraire sans en laisser un seul.

Mais quelle est la limite que doit respecter la pince de l'épileur?

. C'est là un point de pratique qu'il faut bien connaître, car, s'il est important de ne laisser aucun germe cryptogamique, c'est également un devoir de ne pas faire souffrir le malade plus qu'il n'est nécessaire pour obtenir sa guérison. — Or, il est impossible de fixer d'avance les limites de l'opération, l'épileur seul sait à quel moment il doit s'arrêter; les cheveux sains tiennent mieux, et par conséquent offrent à la traction de la pince une plus grande résistance, leur avulsion est plus douloureuse en même temps que plus difficile.

Ordinairement il ne faut pas se flatter d'obtenir une guérison radicale après une seule épilation partielle; on doit donc garder le malade, et si, au bout de quelque temps, les godets se montrent, on épile de nouveau là où il est nécessaire.

4° Favus très circonscrit; deux ou trois godets seulement au cuir chevelu; favus primitif du corps. — Ici la durée du traitement de la teigne se réduit à quelques minutes. — Il suffit de détacher les godets et d'arracher quelques cheveux; on peut ensuite renvoyer les malades comme parfaitement guéris. — Plusieurs observations recueillies par M. Deffis au traitement externe de l'hôpital, sont une preuve irrécusable de la possibilité de ces guérisons presque instantanées.

Pendant la convalescence de la teigne faveuse, il ne faut pas négliger les soins de propreté. — Il y a souvent une hypersécrétion d'épiderme ou de matière sébacée qui nécessite l'usage de lotions savonneuses. — C'est la crasse membraneuse, dont parle Mahon, qui succède si souvent à l'emploi des poudres et des pommades secrètes. Peut-être serait-il prudent, pour consolider la guérison, de se frotter la tête tous les quatre ou cinq jours avec la pommade de turbith.

TEIGNE TONSURANTE.

HISTORIQUE. — Je suivrai l'ordre chronologique dans l'étude que nous allons faire, et je réclamerai d'avance toute votre attention, car les faits sont plus nombreux et plus multipliés que dans la teigne faveuse, et ce n'est pas sans peine qu'on parvient à les débrouiller.

Si, au temps de Biett et d'Alibert, le favus constituait une espèce pathologique distincte, dont l'histoire clinique était à peu près achevée, on n'en peut certes pas dire autant de la teigne tonsurante ; car aujourd'hui même, nous sommes à peu près seul à admettre cette maladie comme unité pathologique. Les dermatologistes la considèrent comme un être imaginaire, n'ayant d'existence que dans notre esprit, et ne voient pas les liens étroits qui unissent les diverses affections qu'elle comprend. Aussi combien d'erreurs sont commises tous les jours à ce sujet, erreurs souvent préjudiciables aux malades qu'on croit atteints de syphilis, de dartre, de pellagre...! Trop heureux sont ceux pour lesquels on se contente de faire le diagnostic de l'affection : herpès, pityriasis, lichen circonscrit..., puisqu'ils échappent à un traitement quelquefois nuisible et dont le moindre inconvénient est d'être complétement inutile.

Une des formes de la maladie, la plus essentielle incontestablement (elle répond, nous le verrons, à la période d'état du végétal parasite), était depuis longtemps connue ; c'était une *porrigine tonsurante* pour Alibert, un *herpès tonsurant* pour M. Cazenave ; et, dans cette affection, on avait parfaitement observé les squames pityriasiques, la rupture des poils, l'érection des follicules pileux... Mais, sous le nom de *teigne tonsurante* que j'ai adopté et proposé ensuite, je comprends non-seulement l'herpès tonsurant des willanistes, mais aussi les diverses éruptions qui le précèdent, l'accompagnent ou le suivent, et qui se rattachent essentiellement à la présence sur les poils d'un végétal parasite, le *trichophyton tonsurant*.

C'est à Mahon jeune qne revient l'honneur d'avoir, le premier, fait connaître cette affection sous le nom de *teigne tondante*, la rapprochant ainsi du favus; d'en avoir assez exactement tracé les caractères cliniques, montré la nature contagieuse... (*Recherches sur le siége et la nature des teignes*, 1829.) Il fut assez heureux pour l'observer en différentes parties du corps, sous l'ongle même, où il fut frappé de son analogie avec le favus de cette région. Toutefois il fait remarquer avec juste raison que, dans la teigne tondante de l'ongle, la matière est blanche, tandis qu'elle est jaunâtre dans le favus. Mahon jeune avait donc étudié en bon observateur l'affection qu'il appelait le premier teigne tondante, et l'on ne voit pas sur quoi sont fondés les reproches qui lui sont adressés par Alibert et plus tard par M. Cazenave.

Ne croyez pas cependant que le livre de Mahon ne renferme aucune erreur. Il considère la teigne tondante comme une maladie constitutionnelle, héréditaire, et assurément nous sommes loin de partager cette opinion. Il dit aussi que cette affection est rare, et j'avoue que j'ai de la peine à croire qu'elle fût, en effet, en 1829, moins commune qu'à l'époque actuelle. — J'étais, en 1834, interne à l'hôpital Saint-Louis, et j'ai souvenir d'avoir vu de nombreux malades affectés de sycosis, d'herpès circiné, dans les salles de Biett et d'Alibert. Mais ces malades étaient considérés par ceux-ci comme atteints de dartre, par ceux-là comme infectés de syphilis; d'autres enfin, non moins habiles ni moins nombreux, ne voyaient rien au delà du cercle herpétique ou du tubercule de sycosis. Dans tous les cas, les sujets dont je vous parle n'étaient point adressés à Mahon chargé, comme aujourd'hui les héritiers de son nom, du traitement de la teigne à l'hôpital Saint-Louis. En outre, la teigne tondante affecte aussi souvent les enfants riches que les enfants pauvres, et les premiers vont avec plus de peine consulter les Mahon. Voilà sans doute pourquoi Mahon jeune disait la teigne rare en 1829, j'ajoute qu'il devait être porté à regarder comme peu commune une affection qu'il avait observée le premier.

Si l'on en croit M. Cazenave, les Grecs et les Latins auraient connu l'herpès tonsurant, et l'auraient désigné, les Grecs sous le nom d'*ophiasis* (οφιασις), et les Latins sous celui d'*area*. Mais je ne partage pas cette manière de voir, et d'accord avec Bateman, je pense que les noms d'*ophiasis* et d'*area* s'appliquaient plutôt à la teigne pelade.

Quant à l'affection que Sennert appelle *tinea capillorum*, j'admettrais volontiers qu'elle n'est autre chose que l'herpès tonsurant, car, dans la description que cet auteur en donne, il est question de cheveux brisés.

Le nom de *ringworm* employé par les Anglais depuis Willan, s'applique évidemment à deux affections différentes, à celle que nous étudions en ce moment, et plus souvent peut-être au *porrigo scutulata* ; c'est le ringworm furfuracé, vésiculeux, contagieux de Willan, et pustuleux de Samuel Plumbe.

En 1835, Alibert, dans la deuxième édition de son ouvrage, ajoute la porrigine tonsurante dont il n'était point question dans l'édition précédente ; il emprunte la description de la maladie à Mahon jeune, et reproche à ce dernier d'avoir confondu la teigne tondante avec le *porrigo decalvans* de Bateman ; et, chose étrange, c'est après avoir fait à Mahon cet injuste reproche, que ce trop célèbre dermatologiste, méconnaissant lui-même le *porrigo decalvans* de Bateman, en fait une variété de teigne faveuse sous le nom ridicule de *favus sine favis*.

En 1840, M. Cazenave, appelé dans un collége de Paris, a l'occasion d'y observer une maladie très obscure, dit-il, et qu'il étudie avec grand soin ; maladie entrevue seulement par Biett, vaguement décrite par les Anglais sous le nom de ringworm, et par Mahon jeune sous celui de teigne tondante. —J'avoue que je ne puis admettre la qualification de vague appliquée par mon savant collègue à la description de Mahon. Mais M. Cazenave a le bonheur d'apercevoir quelques vésicules, et aussitôt il s'arrête, comme si toute recherche ultérieure était devenue inutile ; la maladie peut prendre place dans les cadres de Willan, elle appartient à l'ordre des vésicules, c'est un herpès (herpès tonsurant au cuir chevelu, herpès circiné sur toute autre partie du corps). Et au fait, qu'est-il besoin d'en savoir davantage, quand on se trouve si fort à l'aise dans une étroite classification ?

C'est en 1844 que M. Gruby lut à l'Académie des sciences un travail intéressant sur un champignon découvert par lui dans le *porrigo decalvans*, qui, comme le fait remarquer M. Cazenave, n'est autre chose que l'herpès tonsurant. Mais déjà, deux ans auparavant, M. Gruby avait découvert et décrit sous le nom de *microsporon mentagrophytes* un cryptogame extrait de la phyto-mentagre, cryptogame dont vous savez que je n'admets pas l'existence, d'accord en cela avec M. Ch. Robin.

A partir de cette époque, des progrès rapides se font, en clinique par les médecins spéciaux, en étiologie par les naturalistes.

En 1846, le Suédois Malmstem donne le nom de *tricho-*

phyton tonsurans au champignon trouvé par M. Gruby dans l'herpès tonsurant...

En 1850, paraît le traité de M. Cazenave sur les maladies du cuir chevelu, lesquelles sont distinguées en contagieuses et non contagieuses. A la première catégorie appartiennent l'herpès tonsurant et le favus. — M. Cazenave ne pouvait se dispenser de parler des théories végétales et des découvertes annoncées par Schœnlein et par le docteur Gruby ; mais il rejette ces théories comme de pures hypothèses et nie l'existence du champignon. Toutefois, si vous lisez le *Traité des maladies du cuir chevelu*, vous demeurerez convaincus que les doctrines nouvelles n'étaient pas sans avoir produit quelque impression sur l'esprit de notre habile collègue, car il entasse, pour les combattre, des arguments dont la valeur est loin d'égaler le nombre.

En 1852, MM. Malherbe et Letenneur font connaître bon nombre de faits nouveaux et très bien observés, qui prouvent la liaison intime ou, pour mieux dire, l'identité de nature de l'herpès circiné et de l'herpès tonsurant. La contagion d'une partie du corps à une autre, la contagion de l'homme à l'homme, la contagion de l'homme aux animaux ou réciproquement, sont désormais des faits acquis à la science. Cependant ces habiles observateurs n'admettent point la nature végétale de ces affections.

En 1853, je publie mon premier travail sur les teignes (*Recherches sur la nature et le traitement des teignes*) ; mais tout en reconnaissant que c'est un cryptogame qui produit la teigne tonsurante, je ne rattache à cette dernière aucune autre affection ; la teigne tonsurante répondait exactement pour moi, à cette époque, à l'herpès tonsurant de M. Cazenave, ou à la teigne tondante de Mahon. Cependant je signale quelques faits nouveaux ; j'appelle l'attention sur ces flocons blancs qui entourent les poils et auxquels nous attachons aujourd'hui tant d'importance dans le diagnostic de la teigne tonsurante; je montre que l'affection ne débute pas toujours par des vésicules; je cite quelques observations intéressantes, une entre autres, dans laquelle on voit la maladie communiquée des animaux à l'homme. Mais je n'admettais encore aucune relation entre l'herpès circiné et l'herpès tonsurant, erreur capitale dont je suis revenu depuis longtemps.

Quelques mois après la publication de ma première brochure, et dans la même année, M. Robin étudie le même sujet et confirme les résultats de mes recherches.

En 1854, paraît ma deuxième brochure (*Considérations sur la mentagre et les teignes de la face*), dans laquelle, pour la première fois, il est question de l'existence du trichophyton sur les cercles herpétiques. Alors aussi, je signale la liaison qui existe entre l'herpès circiné, le pityriasis et le sycosis, que je considère comme trois périodes de la teigne tonsurante. Cependant je faisais encore des réserves, et je croyais, tant j'étais imbu des vieilles doctrines, que l'herpès circiné pouvait être indépendant du parasite. J'admettais donc deux espèces différentes d'herpès circiné, et ce n'est qu'en 1855 (*Leçons de sémiotique cutanée*) que je rattachai cette affection, dans tous les cas à la présence du trichophyton sur les poils, la considérant toujours comme la première période de la teigne tonsurante. Je disais aussi, dans ce travail sur la mentagre, que le trichophyton pouvait se rencontrer sur toutes les parties du corps.

C'est donc bien à tort qu'on veut aujourd'hui rattacher la découverte d'un végétal parasite dans l'herpès circiné au nom de M. de Baerensprung, dont le travail ne parut dans la *Gazette hebdomadaire* qu'en 1856, deux ans, par conséquent, après mes *Considérations sur la mentagre et les teignes de la face.*

En 1854, j'écris qu'on trouve dans l'herpès circiné le même végétal parasite que dans la teigne tonsurante, c'est-à-dire le trichophyton tonsurant. — En 1856, M. de Baerensprung dit vaguement qu'il y a un champignon dans l'herpès circiné, sans préciser, comme je l'avais fait moi-même, quel est ce champignon.—Voilà des faits et des dates précises qui me dispensent de tous commentaires.

En 1856, M. Deffis inocule le trichophyton, comme il avait déjà inoculé le favus, et ces nouveaux essais sont couronnés d'un plein succès.

La même année 1856 est encore marquée par un mémoire de M. Chausit sur le sycosis (*Gazette hebdomadaire*), mémoire dans lequel nous trouvons les choses les plus étonnantes.

M. Chausit nous reproche de ne pas rendre justice à M. Cazenave, qui a, dit-il, singulièrement éclairé la nature de la maladie en établissant, par ses travaux, qu'elle consistait dans une inflammation du conduit pilifère. — Mais d'abord, pourquoi faire tant d'honneur à M. Cazenave d'une découverte qui ne lui appartient pas? Comme s'il n'eût pas rendu de service plus signalé à la dermatologie !... N'avait-on pas dit longtemps avant lui, Alibert entre autres, que le sycosis consiste en une inflammation du follicule pileux? Et d'ailleurs, quelle importance pouvais-je attacher à une pareille découverte, qu'elle dût ou non être rapportée à M. Cazenave? En quoi éclairait-elle la nature de la maladie ? — Apparemment on confond ici la nature de la maladie avec le mode pathogénique, deux choses pourtant bien distinctes ! Pour me reprocher de ne pas rendre justice à M. Cazenave, il faut que M. Chausit ne comprenne pas l'immense distance qui nous

sépare sur cette question de nature du sycosis. Pour lui, c'est
la *rasure*, action mécanique, qui produit la maladie ; — pour
nous, le trichophyton en est l'unique cause déterminante ; —
d'où il résulte qu'aux yeux de MM. Cazenave et Chausit, le
sycosis est une affection chirurgicale, tandis que nous le considérons comme une affection parasitaire.

Mais voici un fait plus important que renferme ce mémoire : c'est une modification remarquable apportée dans la
symptomatologie du sycosis. Il s'agit de disques érythémateux que M. Chausit croit avoir, le premier, signalés à l'attention des observateurs. Singulière prétention, en vérité !
Tout d'abord, nous avons reconnu un air de parenté non équi-
voque entre les disques érythémateux de M. Chaussit et notre
herpes marginatum. A quoi M. Chausit répond qu'entre les
deux affections la différence est grande, puisque, dans un cas,
la rougeur s'étend à toute la surface des cercles, et que, dans
l'autre, au centre du cercle, la peau n'offre jamais d'altération. Mais, n'en déplaise à M. Chausit, la distinction qu'il
cherche à établir est radicalement fausse, et je n'en veux pour
juge que M. Cazenave lui-même, qui décrit, au chapitre *Herpès*
de son ouvrage, les disques pleins et les cercles herpétiques,
faisant remarquer, avec juste raison, que les cercles d'un
petit diamètre sont rouges dans toute leur étendue, tandis
que dans les autres, la rougeur est limitée à la circonférence.
D'ailleurs ne voit-on pas souvent réunis sur la figure de malades atteints de teigne tonsurante, des disques érythémateux
et de l'herpès circiné ? — Il serait, j'en conviens, très commode de pouvoir ainsi, en inventant quelques nouveaux mots,
attacher son nom aux découvertes des autres ; mais de tels
larcins ne sont pas permis. Nous avions distingué, dans la
marche de la teigne tonsurante, trois périodes caractérisées
par : 1° l'*herpès circiné* ; 2° le *pityriasis alba* ; 3° le *sycosis* ;

on a supprimé le moyen terme de la progression, on a établi le rapprochement entre le troisième et le premier dont le nom a été changé; et l'on a cru cacher de la sorte, au moins aux yeux du public ignorant, le vol manifeste que l'on commettait à nos dépens.

Pour terminer l'historique de la teigne tonsurante, je dois faire mention de la thèse inaugurale de M. Cramoisy, soutenue récemment devant la Faculté de Paris ; c'est la première monographie qui ait paru sur ce sujet.

L'historique que nous venons de tracer vous montre comment, dans l'étude des sciences, on arrive à la découverte de la vérité. C'est une montagne escarpée qu'il nous faut gravir à pas lents, chaque jour nous montrant, à la faveur d'un horizon nouveau, les erreurs de la veille, jusqu'au moment où, arrivés au faîte, la lumière brille à nos yeux de tout son éclat.

Dans une première brochure, j'admets l'existence du trichophyton dans la teigne tonsurante (herpès tonsurant des auteurs); mais je laisse éloignés l'herpès circiné et la teigne tonsurante, ne voyant entre ces affections aucun lien de parenté.

Dans la deuxième, je reconnais deux espèces d'herpès circiné: l'un de nature contagieuse, dans lequel on trouve le trichophyton, et l'autre indépendant de tout parasite.

Enfin, dans la dernière publication, j'affirme, avec la conviction la plus profonde, qu'il n'y a point d'herpès circiné sans végétal parasite.

Depuis cinq ans que la première édition de mes leçons sur les *affections cutanées parasitaires* a été publiée, la teigne tonsurante telle que je la comprends, à eu le privilège d'attirer quelques critiques auxquelles j'ai répondu dans mes leçons de 1860, parues tout récemment (1), et je me contenterai de reproduire cette réponse pour terminer cet historique.

De nouveau je renvoie MM. Cazenave et Chausit à la brochure de M. Deffis déjà citée, où l'on trouve accumulés contre eux des arguments irréfutables.

« Mais si j'ai passé sous silence, et sans autre discussion, les errements de MM. Cazenave et Chausit, autour desquels le vide se fait de jour en jour, je ne puis agir de même vis-à-vis de MM. Gibert et Hardy, qui, tout en admettant mes affections parasitaires, se trouvent cependant, sur plus d'un point, en complète dissidence avec moi. Après m'être félicité d'entendre des voix si bien autorisées plaider ma cause, je dois vous tenir en garde contre certaines erreurs qu'ils ont commises dans l'appréciation ou l'interprétation de mes idées. Il me paraît d'autant plus nécessaire d'y répondre que leur critique peut, en raison même de sa sincérité, se présenter à vous avec toutes les apparences de la vérité.

» Je passe sur l'alopécie simple qui n'a rien à faire ici et que je suis accusé bien à tort de confondre avec l'alopécie parasitaire.

» M. Gibert pense ou plutôt me fait dire que la pelade n'existe pas à titre d'affection distincte et produite par un champignon spécial ; elle ne serait alors qu'une variété, une suite, ou, pour employer son expression, l'une des phases les plus avancées de la teigne furfuracée proprement dite. Cette opinion n'a jamais été la mienne ; j'admets trois espèces de teignes : la teigne faveuse, la teigne tonsurante et la teigne pelade, et à chacune correspond un végétal parasite qui lui appartient en propre, l'*Achorion Schœnleinii*, le *Trichophy-*

---

(1) *Leçons théoriques et cliniques sur les affections cutanées artificielles*, professées par le docteur Bazin, rédigées et publiées par le docteur Guérard. Paris, 1862, A. Delahaye, éditeur, p. 131.

ton tonsurans et le *Microsporon Audouini*. Or, les caractères
objectifs de ces trois espèces ne sont pas toujours si nettement accusés qu'on ne puisse les confondre à un examen superficiel. La teigne tonsurante revêt parfois, aussi complètement que possible, l'aspect extérieur de la pelade, les saillies
papuleuses, la teinte bleuâtre, ardoisée, manquent dans cette
pseudo-pelade ; mais il est un signe de premier ordre, et ce
signe ne fait jamais défaut, je veux parler des poils cassés,
de leur altération spéciale qui en fait autant de petits tron-
çons en forme de points noirâtres à la surface de la plaque
dénudée, tandis que dans la vraie pelade, on ne trouve sur la
plaque que de petits poils fins et décolorés que la pince extrait
avec leur racine ; il s'agit donc bien d'une teigne tonsurante,
et s'il vous fallait une autre preuve encore, elle vous serait
donnée par l'examen microscopique. Vous expliquez-vous
maintenant comment M. Gibert a pu rencontrer, sur une
même tête, la teigne tonsurante herpétique, le porrigo decalvans et l'herpès circiné, et conclure de là que la vraie pelade
n'existe pas ? — C'est qu'il a voulu la voir là où elle n'était
pas ; c'est qu'il n'a pas tenu compte de la distinction fondamentale que j'établis entre la vraie et la pseudo-pelade ; celle-là
a pour champignon le *Trichophyton tonsurans*, celle-ci, le
Microsporon Audouini ; il y a loin d'une simple analogie
dans la forme à l'identité de nature. Ainsi s'explique encore
comment les micrographes, après avoir vainement cherché
le microsporon, l'ont enfin rejeté, pour admettre un *Trichophyton decalvans* ; c'est que, par un singulier hasard, ils
avaient eu affaire à des pseudo-pelades.

» M. Gibert m'accuse enfin de confondre tous les sycosis, et
d'admettre que toujours et dans tous les cas, la mentagre est
une éruption parasitaire. J'aurais mieux compris le reproche
opposé, puisque j'ai admis quatre espèces de sycosis : 1° un

sycosis artificiel ; 2° un sycosis parasitaire ; 3° un sycosis
syphilitique qui n'est autre que l'acné pustuleuse syphilitique ; 4° un sycosis arthritique. Et d'ailleurs j'en appelle à
vous-mêmes ; combien de fois, au lit du malade, n'ai-je pas
attiré votre attention sur les difficultés souvent si épineuses
que soulève le diagnostic de la mentagre ? Combien de fois ne
m'avez-vous pas vu, en présence de cette affection, hésiter
sur la question de savoir si elle était arthritique ou parasitaire, ou si le cryptogame, actuellement disparu, n'aurait
pas joué son rôle à l'origine, comme cause provocatrice de la
lésion constitutionnelle ?

» ..... M. Hardy désigne la teigne tonsurante sous le nom
de *Trichophytie*, j'aimerais autant qu'il eût dit *Phytoder-
mie ;* mais je n'accepte pas ces deux dénominations, tous les
végétaux des teignes étant trichophytes et phytodermes, en
ce sens que tous peuvent siéger dans les poils ou attaquer
l'épiderme ; à quoi bon créer pour une affection un mot qui
peut, avec tout autant de raison, s'appliquer à d'autres affections ? Le favus ne mériterait-il pas , à ce titre, le nom de
Trichophytie ? Que si pourtant M. Hardy tenait absolument
à désigner la tonsurante par le nom de son champignon, le
terme le plus propre à remplir ce but serait, il me semble,
celui de *Trichophytonicie*, mot qui n'est pas assez eupho-
nique pour avoir quelque chance d'être jamais accepté.

» La trichophytie circinée de M. Hardy ne peut comprendre , dans son acception , les nuances si diverses et si
multipliées sous lesquelles se présente l'éruption parasitaire
à son début : les points, les disques, les plaques relevées sur
le centre, les cercles simples, les cercles concentriques, les
bandes, les plaques étoilées, etc.

» M. Hardy me reproche d'avoir admis trois degrés dans la
teigne tonsurante ; il a sans doute mal compris ma pensée :

je n'ai pas parlé de degrés, dans le sens que l'on attache à ce mot, mais j'ai dit périodes, états successifs. Le champignon, d'abord superficiel, gagne des couches de plus en plus profondes, envahit des éléments cutanés nouveaux, et c'est ainsi que la lésion marche et progresse ; tout se réduit donc à une question de siége anatomique.

» Mais voici venir une accusation plus grave : mon collègue ne croit pas qu'il existe, ainsi que je l'ai établi, un rapport nécessaire entre les trois périodes de la teigne tonsurante. Or, je m'élève hautement contre une semblable assertion, et je maintiens que ce rapport est constant, invariable, nécessaire, car je ne crains pas d'être démenti en affirmant que jamais l'ordre inverse n'a été observé. M'objectera-t-on que le sycosis peut paraître d'emblée et sans avoir été précédé ni de l'herpès ni du pityriasis ? Je suis loin de contester ce fait, bien qu'il soit exceptionnel, et n'ai point prétendu que la tonsurante dût fatalement débuter par un cercle herpétique, un érythème, une plaque lichénoïde ; mais ne voyez-vous pas la même chose se présenter pour bien d'autres maladies, pour la scrofule, par exemple ? Une tumeur blanche, sous l'influence d'un coup, d'une chute, en est la première manifestation, et dès lors il n'est plus question des deux premières périodes. Les niera-t-on pour cela ? Il en est de même pour le trichophyton : sous l'influence d'un coup de rasoir ou de causes mal déterminées, le mal s'établit tout d'abord à sa troisième période, ce qui n'empêche pas les autres périodes d'exister dans la majorité des cas, et dans un ordre toujours le même. Il est d'ailleurs une considération qui diminue de beaucoup la valeur du sycosis primitif de nature parasitaire, comme argument opposé à ma doctrine, c'est la fréquence relative du sycosis arthritique : la ressemblance est souvent si complète entre ces deux affections, que la confusion est presque inévitable pour qui n'est pas prévenu de sa possibilité. »

Je me résume et je termine par la *définition* de la teigne tonsurante. — C'est une teigne (voy. la définition du mot) caractérisée par une manifestation champignonneuse spéciale, blanche, lamelleuse ou floconneuse, qui a son siége sur l'épiderme ou sur des poils cassés, et qui peut être accompagnée d'autres éruptions symptomatiques nombreuses, vésiculeuses, pustuleuses, tuberculeuses..., selon son siége et l'époque de son existence à laquelle on l'étudie.

Dans la description de la teigne tonsurante, nous suivrons l'ordre auquel nous avons toujours été fidéle depuis le commencement de ces leçons.

Nosographie. — La marche de la teigne tonsurante, comme celle de la teigne faveuse, doit être partagée en trois périodes :

A la première appartiennent : le prurit avant-coureur, les éruptions primitives, fugaces, et l'altératon primitive des poils.

A la deuxième, le prurit souvent continue, et le champignon paraît au dehors ; on observe encore des éruptions, mais elles sont différentes des éruptions primitives, et dépendent de l'inflammation des conduits pilifères; l'altération des poils est plus avancée.

A la troisième période, le champignon souvent disparaît à la surface de la peau; il y a une altération plus profonde des bulbes pileux et quelquefois aussi une calvitie définitive.

Devons-nous maintenant revenir sur chacun de ces symptômes et les étudier d'abord dans la teigne tonsurante en général, et puis dans les variétés de cette affection ? — C'est l'ordre que nous avons suivi dans la description de la teigne faveuse, et sans doute vous n'avez pas oublié les différences tranchées que nous avons observées dans le favus urcéolaire, le favus scutiforme et le favus squarreux ; quant au siége, il n'apportait que des changements de peu d'importance dans l'aspect et la marche de l'affection.

En est-il de même dans la teigne tonsurante ? — Les trois variétés que nous avons admises (*circinata, punctata, gyrata*), impriment-elles aux symptômes des modifications aussi prononcées ? — Non ; et ce que nous venons de dire des variétés de siége de la teigne faveuse peut parfaitement s'appliquer aux variétés de forme de la teigne tonsurante : que l'éruption parasitaire affecte une disposition annulaire, étoilée ou rayonnée, l'évolution des symptômes est à peu près la même. En revanche, le siége a ici une tout autre importance, et les phénomènes varient singulièrement suivant que l'affection occupe le cuir chevelu, la face, le tronc.... Cela est si vrai, que l'herpès tonsurant, si rarement méconnu sur telle partie du corps, l'est presque inévitablement sur telle autre. Nous pouvons donc rapprocher, à cause de l'importance qu'elles méritent, les variétés de siége dans la teigne tonsurante des variétés de forme dans la teigne faveuse, et faire pour les premières ce que, dans une précédente leçon, nous avons fait pour les secondes. Aussi étudierons-nous d'abord la teigne tonsurante d'une manière générale, examinant dans tous leurs détails les divers symptômes déjà énumérés ; puis, arrivant à la description des variétés, nous ferons connaître les modifications qu'apporte le siége de la maladie à tel ou tel phénomène.

Première période. — Le prurit est un des premiers symptômes que l'on observe, et en même temps un des plus constants. Tantôt il est simple, franc ; tantôt, au contraire, il s'accompagne de battements, de picotements, d'un sentiment de brûlure. Il offre de fréquentes variations dans son intensité, variations dont il nous est ordinairement impossible de pénétrer la cause. Signalons cependant la nuit, le régime alimentaire, le travail de la digestion, dont l'influence est si connue des malades ; les démangeaisons peuvent alors devenir atroces et constituer un cruel supplice pour les sujets chez lesquels se développe le trichophyton. Ils se grattent avec fureur, et presque toujours, en se grattant ainsi, ils transportent la maladie sur une autre partie du corps.

Quand le mal occupe la face, ce qui souvent arrive, on ne se gratte pas ordinairement avec les ongles, comme dans le cas où il siége au cuir chevelu ; on se sert plus volontiers du dos de la main, du poignet, avec lesquels on frotte plus ou moins vivement les points où les démangeaisons se font sentir et où existe le trichophyton. — Rien n'est donc plus aisé que de comprendre pourquoi les malades affectés de teigne tonsurante à la face portent si souvent sur le dos des mains, à la face externe des avant-bras, près du poignet, des cercles herpétiques, des disques lichénoïdes ou érythémateux : quelques spores cryptogamiques auront été déposées sur ces parties, après un contact immédiat, et s'y seront développées. Et si les affections que nous venons de citer sont observées sur le membre droit plus souvent que sur le membre gauche, c'est uniquement parce que l'on se sert moins souvent du second que du premier. Le fait que nous signalons ici a une très grande importance au point de vue pratique, et c'est pourquoi nous avons cru devoir nous y arrêter quelques instants ; tant de fois il nous est arrivé, dans des cas de diagnostic difficiles, d'être immédiatement éclairés par la présence au dos de la main de cercles herpétiques ou plus souvent de plaques lichénoïdes circonscrites ! ! !

En même temps que le prurit, ou peu de temps après les

éruptions symptomatiques primitives se manifestent, et elles ne consistent pas seulement, comme généralement on le croit, en affections érythémateuses. Toutefois je ne veux point nier la fréquence de l'érythème qui existe souvent et peut revêtir différents aspects. Ce sont des points rouges, légèrement saillants, dispersés sur les surfaces où germe le trichophyton, et que les villanistes pourraient ranger dans l'ordre des papules plutôt que dans celui des exanthèmes. Plus souvent ce ne sont pas des points, mais de véritables taches circulaires, dont les dimensions peuvent varier d'une pièce de vingt centimes à une pièce de deux francs. — Ces plaques discoïdes peuvent ne pas s'élever sensiblement au-dessus du niveau de la peau voisine, et toute l'altération consiste en une rougeur plus ou moins foncée et plus ou moins étendue. — D'autres fois, au contraire, l'injection du derme est accompagnée d'une légère induration des tissus, et les disques forment une saillie parfois très prononcée. — Tantôt cette saillie s'étend à toute la surface érythémateuse, et tantôt elle n'existe qu'à la circonférence où elle forme un bourrelet également sensible à l'œil et au doigt. — Enfin, le bourrelet rouge circonférentiel peut exister seul, c'est-à-dire qu'au centre du cercle on ne trouve ni injection, ni aucune autre altération de la peau. Ce sont autant de variétés d'érythème bien connues des auteurs, et dont quelques-unes ont été parfaitement décrites par M. Rayer sous les noms d'*erythema circinatum* et d'*erythema marginatum*.

Les affections vésiculeuses ne sont pas moins communes que les affections érythémateuses dans la période de germination du trychophyton ; quelquefois elles passent inaperçues, dans le cas, par exemple, où, se développant rapidement sur des surfaces déjà rouges, les vésicules n'ont qu'une durée éphémère. — Assez souvent ces éruptions vésiculeuses se disposent en petits groupes de nombre variable, qui tantôt demeurent isolés pendant toute la durée de l'affection, et tantôt au contraire se réunissent, occupant de larges sur-faces. — La réunion des plaques éruptives a lieu, non, comme on pourrait le croire, par l'intermédiaire de groupes nouveaux, mais presque toujours par l'extension de ceux qui existent déjà ; et cette extension s'opère avec une régularité remarquable du centre à la circonférence, de sorte que la forme circulaire ne se perd jamais. — Les poussées vésicu-leuses successives qui se font à la circonférence permettent à l'affection d'acquérir des dimensions parfois considérables, lors même qu'il n'y a pour point de départ qu'un seul groupe très circonscrit. — C'est là l'herpès tonsurant des auteurs.

Dans l'herpès circiné, les vésicules affectent une autre dis-position. — Elles se développent en très grand nombre sur une bande rouge de forme annulaire, et elles sont extrème-ment petites ; — mais la surface rouge qu'elles occupent n'est pas toujours un simple anneau ; c'est dans quelques cas, un cercle plein, un disque à la circonférence duquel elles se réunissent pour former un bourrelet analogue à celui de l'*erythema marginatum*.

Parfois, autour d'un cercle herpétique, on voit se déve-lopper un autre cercle herpétique, et même, plus tard, un troisième autour de ce dernier ; ces divers cercles concentri-ques peuvent offrir des nuances variées et constituer l'affec-tion décrite, dans les divers ouvrages de dermatologie, sous le nom d'*herpès iris* (1).

Il peut arriver aussi que l'herpès tonsurant et l'herpès circiné se combinent ; voici comment : un groupe eczémateux existe, et bientôt on le voit enveloppé par un cercle herpé-

(1) Cet herpès iris ne doit pas être confondu avec l'*iris* de Bateman (voyez *Leçons sur les affections génériques de la peau*, p. 107 et suiv.).

tique, en dehors duquel de nouveaux groupes vésiculeux ne tardent pas à se manifester ; et ceux-ci à leur tour peuvent être cernés par un deuxième cercle....

Toutes ces variétés d'herpès circiné ont été confondues avec les éruptions érythémateuses dont nous venons de parler. — La forme circulaire appartient aux unes et aux autres ; mais, tandis que d'un côté on trouve des vésicules, il n'y a, de l'autre, qu'une simple rougeur ; distinction qui ne peut avoir un grand intérêt que pour de purs willanistes.

Des éruptions pustuleuses signalent, dans certains cas, le début de la maladie, et les détails dans lesquels nous venons d'entrer sur les affections vésiculeuses peuvent leur être appliqués. Tantôt on voit, disséminés en différents points de la barbe, des boutons acuminés, purulents au sommet, et habituellement traversés par des poils ; tantôt ce sont des groupes de pustules de forme plus ou moins circulaire, telles qu'on les observe souvent à la partie médiane de la lèvre supérieure, dans la gouttière sous-nasale ; tantôt enfin, ce sont de véritables cercles à la circonférence desquels paraît une éruption pustuleuse miliaire à laquelle on pourrait donner le nom d'herpès circiné pustuleux.

Les affections papuleuses, sans être très rares, sont cependant moins fréquentes que les éruptions précédentes, et on les observe, non au cuir chevelu, mais presque toujours sur le tronc ou les membres (très souvent au dos de la main et du poignet), où elles forment des plaques de lichen circonscrit, qu'il n'est pas rare de rencontrer aussi sur la face ou à la partie supérieure du cou, au milieu même des cercles herpétiques.

L'éruption primitive qui décèle la présence du champignon dans la peau peut également appartenir à l'ordre des squames, lesquelles surviennent tantôt d'emblée (dartres furfuracées), et tantôt succèdent à des vésicules qui disparaissent rapidement pour ne plus se reproduire (eczéma squameux, herpès squameux).

En résumé, les affections qui précèdent le développement du trichophyton peuvent se rencontrer dans les divers ordres de la classification des willanistes. Le parasite qui germe dans le tissu cutané y joue, comme l'achorion, le rôle d'un corps étranger, d'une épine, et provoque des inflammations éruptives qui varient suivant la constitution du sujet, suivant le siége du cryptogame, sans parler des autres circonstances que nous ne pouvons pas apprécier. Cependant toutes les formes d'éruptions sont loin de se montrer avec le même degré de fréquence ; presque toujours c'est de l'érythème, de l'herpès vésiculeux ou pustuleux qu'on observe.

Je vous ai déjà dit que les disciples de Willan eux-mêmes confondaient souvent ces diverses affections symptomatiques les unes avec les autres, et donnaient le nom d'herpès circiné à l'érythème de forme annulaire ou réciproquement ; souvent aussi l'herpès circiné pustuleux est pris pour de l'herpès vésiculeux.

Quant à nous, nous croirions employer notre temps en pure perte, si nous vous entretenions plus longtemps d'aussi futiles distinctions, puisque pustules, vésicules, érythème, etc., peuvent également se produire par le seul fait de la présence du parasite végétal, et qu'il n'est pas rare, d'ailleurs, de trouver ces affections réunies sur un même malade. La seule chose importante, c'est de ne pas oublier la disposition spéciale que ces éruptions affectent, qu'elles soient vésiculeuses ou pustuleuses, limitées à d'étroites surfaces, ou, au contraire, très étendues.

Pourquoi le trichophyton a-t-il une prédilection aussi marquée pour la forme circulaire qui, d'ailleurs, il faut le savoir, n'appartient pas à lui seul? Je ne saurais vous le dire, mais le défaut d'explication ne peut rien contre le fait, et le rapport qui existe entre le champignon et la disposition en cercle est tellement intime et tellement constant qu'à la simple vue d'une éruption de forme circulaire et surtout annulaire, nous pensons immédiatement au parasite.

A propos du diagnostic, nous reviendrons sur la valeur de ce caractère. Disons seulement ici que la disposition dont nous parlons n'est pas toujours rigoureusement et exactement circulaire. Les auréoles inflammatoires peuvent représenter des lignes elliptiques, des arcs de cercle, tantôt isolés et tantôt réunis par leurs extrémités, et embrassant parfois dans leur courbure la plus grande partie de la face, du cou et même du thorax.

L'altération primitive des poils est aussi un des symptômes qui appartiennent à la première période de la teigne tonsurante. En quoi consiste cette altération?

Le premier phénomène qui frappe les yeux est ordinairement un changement de couleur; les cheveux, qui étaient blonds ou noirs, deviennent rougeâtres, fauves, gris cendré... et en même temps ils paraissent, comme à la même période de la teigne faveuse, plus ou moins ternes et secs. Leur consistance n'est plus la même; ils sont friables et se brisent spontanément à quelques lignes de la surface tégumentaire. Par suite de cette altération, ils ne peuvent être qu'imparfaitement extraits avec la pince; les plus malades se cassent toujours malgré les soins et l'habileté de l'épileur.

N'oubliez jamais cette difficulté de l'épilation dans la teigne tonsurante, parce qu'elle nous donne l'explication de faits très importants sur lesquels j'attirerai de nouveau votre attention, quand nous parlerons du pronostic et du traitement de cette affection.

Tous les cheveux , sur les parties où germe le trichophyton, ne sont pas altérés au même degré; ce sont les plus malades qui se cassent les premiers; et, à une époque rapprochée
du début de la maladie, ces poils brisés sont rares, et il
faut une certaine habitude pour les apercevoir au milieu
d'une épaisse chevelure, déjà entourés de débris épidermiques
abondants. Mais, à mesure que la maladie avance en âge, ils
deviennent plus nombreux ; la tonsure se dessine, et un moment vient où l'on ne voit plus sur les surfaces affectées qu'un
ou deux bouquets de poils flétris, décolorés, ayant encore
cependant conservé leur longueur normale et avoisinant la
circonférence plutôt que le centre. Ces derniers ne tardent
pas à subir le sort des autres, et la tonsure produite par la
maladie simule alors, à s'y méprendre, une tonsure artificielle, d'autant plus qu'elle offre, comme cette dernière, une
forme circulaire rappelant la disposition favorite des éruptions primitives.

Ainsi, la brisure des poils et la tonsure qui en est la conséquence sont des symptômes que je range dans la première période de la teigne tonsurante ; mais immédiatement
après leur apparition , la deuxième période commence ; de
sorte qu'on pourrait, à juste titre, les considérer comme des
phénomènes de transition entre la première période et la
deuxième.

Deuxième période.—Elle est essentiellement caractérisée
par l'apparition du parasite à la surface de la peau. Les démangeaisons persistent, quelquefois aussi vives que dans la
première période, presque toujours plus franches à cause de
la disparition des éruptions symptomatiques ; celles-ci, en
effet s'accompagnent dans la plupart des cas, de chaleur, de
tension..., toutes sensations qui, s'unissant au prurit, en mo-
difient le véritable caractère. Toutefois les éruptions symp-

tomatiques primitives n'ont pas toujours disparu quand la deuxième période commence, et les phénomènes qui appartiennent aux deux périodes se trouvent réunis sur une même surface malade. Nous avons vu l'herpès squameux et tonsurant s'étendre régulièrement du centre à la circonférence par l'évolution successive des vésicules ; il n'est donc pas étonnant qu'à la circonférence, sur les parties récemment envahies, on observe des altérations moins avancées qu'au centre où la maladie existe depuis longtemps. Ici, ce sont des symptômes qui appartiennent à la deuxième période ; là, ce sont encore ceux que nous avons rattachés à la première. On comprend aisément qu'en pareil cas les caractères primitifs des démangeaisons ne changent pas.

Le champignon, ai-je dit, paraît immédiatement après la rupture des poils et pendant la formation des tonsures. Ces deux phénomènes se suivent de si près, qu'il m'a été longtemps impossible de savoir lequel des deux précédait l'autre ; et ce n'est qu'après des observations multipliées que j'ai cru pouvoir établir l'ordre de succession que je viens de vous indiquer. Aussi, quand sur une plaque de teigne tonsurante vous verrez paraître le champignon (prenez garde de le confondre avec des squames épidermiques), ne craignez pas d'affirmer qu'il y a des poils brisés sur la même surface ; examinez avec soin, et, s'il est nécessaire, aidez-vous de la loupe ; cherchez avec confiance, car je vous donne l'assurance que vous n'aurez pas cherché en vain.

Le parasite se montre sur les poils brisés et sur l'épiderme en même temps.

Sur les poils, il prend la forme d'une gaîne amiantacée, d'un blanc mat, complète ou incomplète. Si elle est incomplète, on voit, au centre de la petite masse blanche constituée par le champignon, un point noir qui répond à l'extrémité libre du poil cassé. Mais plus souvent la gaîne est complète, et les poils, entièrement cachés à la vue, ne se peuvent reconnaître qu'à la saillie de la matière cryptogamique. Ils simulent, quand ils sont nombreux, une surface couverte de gelée blanche.

Le champignon qui se développe sur l'épiderme, dans les intervalles des poils, forme, par la réunion de ses éléments, une substance floconneuse ou lamelleuse, dont la couleur blanche est un des caractères les plus saillants. En réalité, cette substance ne diffère pas de celle qui constitue les gaînes ; seulement la disposition des éléments est un peu différente, et en rapport avec le siége qu'occupe le parasite.

Il est difficile de commettre quelque méprise sur la nature de ces gaînes blanches qui entourent plus ou moins complétement les poils cassés dans la teigne tonsurante, et je ne saurais dire avec quoi on peut les confondre. Leur existence bien constatée a une très grande valeur quand il s'agit de poser un diagnostic ; c'est un signe qui suffit à lui seul, un signe vraiment pathognomonique de cette espèce de teigne. Toute la difficulté consiste à le trouver là où il existe, et le seul moyen de surmonter la difficulté est d'observer beaucoup de malades affectés de teigne tonsurante ; car la première fois les gaînes champignonneuses les mieux caractérisées passent inaperçues aux yeux de ceux qui les cherchent.

Les flocons blancs formés par le même végétal parasite (*trichophyton*) pourraient être plus aisément confondus avec les squames épidermiques au milieu desquelles ils sont répandus ; car une hypersécrétion d'épiderme, ordinairement très abondante accompagne le champignon qui se manifeste au dehors, et constitue un des symptômes les plus constants et les plus remarquables parmi ceux qui appartiennent à la

deuxième période de la teigne tonsurante. Cependant la distinction entre l'élément parasitaire et l'élément cutané est
toujours possible ; le champignon, nous l'avons déjà dit, est
blanc, floconneux, sans forme bien déterminée ; l'épiderme,
au contraire, est jaunâtre ou grisâtre plutôt que blanc, et sa
disposition est toujours manifestement écailleuse. Chez certains malades, les caractères propres aux deux éruptions sont
parfaitement accusés , et l'on peut faire sur eux une bonne
étude comparative.

Les surfaces couvertes de poils brisés, de champignons et
de débris d'épiderme, ont des dimensions très variables. Quelquefois il n'y a qu'une seule plaque ; souvent il y en a plusieurs, qui tantôt demeurent isolées, et tantôt se réunissent,
formant ainsi, principalement au cuir chevelu, de larges surfaces tonsurées, sur lesquelles on retrouve encore des vestiges de la forme circulaire.

Quand les tonsures se forment, ou quand elles sont formées, il est bien rare de ne pas observer une modification
dans la couleur tégumentaire ; les surfaces malades deviennent habituellement plus foncées, et tranchent plus ou moins
sur la peau saine qui les environne. Mais comme ces changements de couleur varient suivant la région qu'occupe la teigne
tonsurante, nous en parlerons plus tard avec plus de détails
en décrivant les variétés de siége de cette affection. En même
temps la surface des tonsures paraît soulevée, saillante de 1
ou 2 millimètres au-dessus du niveau des parties voisines.
Cet aspect est dû sans doute à l'hypersécrétion épidermique
et à la turgescence des follicules pileux ; qui, remplis de champignons, donnent aux surfaces qu'ils occupent l'aspect d'une
peau de chagrin.

Les poils sont plus altérés qu'à la première période ; ils
sont brisés, recouverts de champignons, et il est très difficile

. de les arracher en totalité, la racine restant presque toujours dans le follicule qui la renferme.

Troisième période. — Le champignon qui occupe le folli-cule pileux, après avoir détruit la capsule et le bouton, arrive à la surface de l'organe sécréteur du poil et l'enflamme. De nouvelles éruptions symptomatiques se manifestent donc à ce moment ; mais, l'inflammation affectant des parties plus pro-fondément situées, ces éruptions ont une durée plus longue et des caractères différents de ceux qui appartiennent aux éruptions primitives. Le parasite disparaît à la surface de la peau, et bientôt on ne voit plus en aucun point ni gaines, ni lamelles argentées. Les tonsures deviennent pustuleuses et se couvrent de croûtes jaunâtres ou brunâtres, au travers desquelles on voit souvent passer quelques poils flétris et brisés. Alors la maladie a changé d'aspect, à tel point qu'elle est presque toujours confondue, au cuir chevelu, avec une scrofulide bénigne exsudative, ou avec le favus et particuliè-rement avec le favus scutiforme.

L'inflammation reste rarement limitée aux follicules pileux : elle s'étend aux aréoles voisines du derme ; aussi les pustules sont-elles ordinairement accompagnées ou suivies d'indura-tions profondes, de nodosités, de véritables tubercules cutanés ou sous-cutanés, qui, tantôt rares et isolés, tantôt nombreux et agglomérés sur d'étroites surfaces, donnent aux parties malades un aspect inégal, mamelonné, tout particulier. Il est rare de ne pas trouver aussi quelques furoncles au milieu des pustules et des tubercules. Les indurations tuberculeuses dis-paraissent presque toujours par résolution, surtout sous l'in-fluence d'un traitement convenable. Il en est autrement des pustules et des furoncles qui s'ouvrent à l'extérieur et sont assez souvent le point de départ de petites végétations fongueuses qui font saillie à la surface des téguments,

entretenues d'ailleurs par les poils malades qui les entourent.

Que se passe-t-il donc dans les follicules pileux, quand ces
phénomènes inflammatoires arrivent, et que deviennent les
poils déjà si profondément altérés dans les périodes précédentes? — Une sécrétion purulente assez abondante a lieu
dans le follicule dont les parois sont enflammées dans toute
leur étendue. Le pus sécrété joue, à l'égard du champignon
qu'il baigne, le rôle d'un agent parasiticide. Le cryptogame
est donc détruit, au moins en très grande partie, et il est,
sinon impossible, au moins très difficile de trouver des spores
sur les poils.

J'insiste sur ce fait, parce qu'il est complétement ignoré
de la plupart des médecins et des micrographes, et qu'il est
le point de départ du plus grand nombre des objections
qu'on nous adresse. — Nous considérons, en effet, le sycosis
comme la troisième période de la teigne tonsurante, et nous
disons que cette teigne résulte toujours de la présence sur les
poils d'un végétal parasite appelé trichophyton. Voici donc
que, pour vérifier nos assertions, on va prendre, pour l'examiner au microscope, précisément tel poil flétri, jaunâtre,
qui passe au centre d'une pustule, parce qu'on le croit plus
malade que les poils environnants. Mais on a beau chercher,
on ne trouve pas le champignon annoncé, et l'on se hâte d'en
conclure qu'il n'a d'existence que dans notre imagination.
— Or, ce champignon, qui a existé autrefois, et qui peut-
être existe encore, ne se trouve plus aujourd'hui sur le poil
que vous examinez. Par sa présence, il a provoqué dans le
follicule une sécrétion purulente dont il a été la victime. Ce
n'est donc pas ce poil qu'il faut prendre si l'on veut découvrir au microscope les éléments caractéristiques du végétal
parasite, mais un autre des environs qui ne sera point encore

entouré par une pustule, et qui n'offrira que les altérations rattachées par nous à la deuxième période de la maladie.

N'oubliez donc jamais ce fait important, capital dans l'histoire de la teigne tonsurante : *destruction plus ou moins complète du parasite par le pus;* car s'il nous donne l'explication de certaines erreurs trop répandues, il nous fait comprendre aussi comment la guérison spontanée peut quelquefois arriver dans cette teigne.

Malheureusement le pus ne se borne pas à détruire le parasite, il sépare des parois du follicule le poil, qui peu à peu se détache et ne tarde pas à tomber. — A ce moment, — écoutez bien ceci, — deux choses peuvent arriver : ou bien les parois du conduit pilifère enflammées se rapprochent et se réunissent, et le follicule est oblitéré ; toute reproduction du poil est impossible ; il y a donc guérison spontanée, mais en même temps calvitie définitive, — ou bien, c'est le cas le plus fréquent, la papille pileuse sécrète encore, malgré une altération profonde dans sa structure, les éléments nécessaires à la formation du poil; mais, par suite de cette altération, le poil nouvellement formé ne peut avoir ses caractères normaux, il est rouge et jaunâtre, très grêle, il n'a pas de capsule, et l'examen microscopique nous montre que ses éléments sont totalement confondus. Cependant ce poil vit encore, et par sa présence il contribue puissamment à entretenir l'inflammation suppurative dans le follicule d'où il naît.

Alors tout espoir de guérison spontanée doit être abandonné ; le poil malade est un séquestre dont il faut débarrasser le follicule. L'épilation est nécessaire, indispensable, n'y eût-il plus de champignon, et c'est dans ces circonstances qu'elle fait merveille. Aussi ai-je pu dire en toute vérité que les vieilles mentagres étaient plus faciles à

guérir que les récentes, et que, le plus souvent, une seule
épilation suffisait pour débarrasser complétement les malades.
C'est vraiment là le triomphe de notre méthode thérapeutique.

Ainsi, en résumé, le trichophyton produit, quand il se développe sur la peau de l'homme : d'abord des éruptions fugi-
tives, érythémateuses, vésiculeuses ou pustuleuses ; plus tard
une hypersécrétion d'épiderme, et en dernier lieu une inflammation profonde des conduits pilifères. Chacun de ces trois
principaux phénomènes correspond à chacune des périodes que
nous avons admises dans la marche de la teigne tonsurante,
et il n'est pas rare de les trouver réunis. Voilà la règle générale ; signalons maintenant les exceptions.

L'ordre des symptômes n'est pas toujours celui que nous
venons d'indiquer, ou pour mieux dire, une ou deux périodes
peuvent manquer, de sorte que l'inflammation suppurative
profonde peut être le premier phénomène observé. Mais ces
cas sont beaucoup plus rares qu'on ne le pense ; les symptômes qui appartiennent aux premières périodes ont parfois
une marche si rapide et une durée si courte, qu'ils sont inaperçus ; et le malade ne fait remonter le début de l'affection
dont il est atteint qu'à l'époque où des boutons rouges et durs
à la base, purulents au sommet, ont paru en différents points
du visage.

L'intervalle de temps qui sépare les périodes est extrêmement variable, et, à cet égard, le traitement suivi a une influence des plus marquées. Qu'un malade affecté d'herpès
circiné à la face recule devant l'épilation qui lui a été pro-
posée comme moyen curatif, et se borne aux applications
parasiticides, l'herpès durera très longtemps et pourra disparaître et reparaître plusieurs fois, occupant toujours les
mêmes surfaces. — Que se passe-t-il donc là, et pourquoi la

maladie n'arrive-t-elle pas plus tôt à la troisième période ?
— Le champignon qui produit l'éruption herpétique peut
n'exister qu'entre les deux lames de l'épiderme et sur les poils
de duvet ; or, par le seul usage des lotions ou des onctions
parasiticides, on peut détruire le champignon situé à la surface tégumentaire, sans atteindre celui qui occupe la racine
des poils follets ; et voilà pourquoi l'éruption ne disparaît pas ou se montre de nouveau après avoir disparu. Mais
le même traitement a pour effet de s'opposer, jusqu'à un certain point, à l'extension du parasite sur les poils parfaits, et
c'est ce qui nous explique pourquoi la maladie a tant de peine
à passer à la période mentagreuse. Nous avons souvenir d'avoir
donné des soins à un malade de la ville qui, par sa faute, et
pour n'avoir pas voulu se laisser extraire les poils de la barbe,
garda plus de dix-huit mois, à la première et à la deuxième
période, une teigne tonsurante dont il était affecté. Ici, à
l'hôpital, nous sommes rarement témoins de faits de ce genre,
parce qu'on épile immédiatement les malades quand cette
opération est indiquée.

Le traitement n'est pas la seule cause qui rende variable
la durée des diverses périodes de la teigne tonsurante. Il faut
également tenir compte de certaines conditions générales et
locales dont les unes, surtout les générales, souvent nous
échappent, quoique leur influence ne puisse être révoquée en
doute, et dont les autres nous sont mieux connues. Il y a des
idiosyncrasies incontestables : chez tel malade, l'herpès circiné disparaît en quelques jours, et chez tel autre, il dure
plusieurs mois sans que l'on puisse trouver dans la constitution
ni dans le développement du système pileux l'explication de
cette différence.

Avec de pareilles variations dans les périodes, vous con-
cevez que la durée totale de la maladie ne puisse être rigou-

reusement déterminée. On peut dire cependant qu'en général
la teigne tonsurante est une maladie longue, qui persiste habituellement plusieurs années quand elle arrive à la troisième
période ; déjà je vous ai parlé de ces vieilles mentagres de
quinze, vingt ans, qui se présentent quelquefois au traitement externe. Mais lors même que le développement du système pileux sur les régions envahies ne permet pas à l'affection de dépasser la période pityriasique, ou même la période
herpétique, on ne peut pas toujours espérer une prompte disparition de la maladie. J'ai parlé tout à l'heure de cas dans
lesquels on voit l'herpès circiné se perpétuer pendant plusieurs
mois ou plusieurs années ; ces cas ne sont pas extrêmement
rares, et c'est surtout chez les enfants et les femmes qu'on a
l'occasion de les observer. Quelquefois même l'herpès circiné
résiste à nos moyens de traitement avec une opiniâtreté qui
certainement doit vous surprendre. Mais remarquez les difficultés de l'épilation dans une région où il n'y a que des poils
follets ; la pince peut à peine les saisir et presque toujours ils
se brisent sous la traction ; et cependant il faut tâcher de les
extraire pour ne pas voir l'affection durer bien plus longtemps
encore.

S'il est difficile, pour ne pas dire impossible, de savoir à
l'avance, et en dehors d'un traitement convenable, combien
de temps environ durera une teigne tonsurante, n'y a-t-il pas
au moins quelques circonstances, comme celles dont nous
venons de parler à propos des périodes, qui font varier les
chances de durée de la maladie, et qu'il est bon de connaître ?
Oui assurément il y en a.

Le champignon de la teigne tonsurante peut vivre sur les
poils, sous l'ongle, dans l'épaisseur de l'épiderme, mais c'est
principalement aux dépens des poils qu'il se nourrit. Aussi,
toutes choses égales d'ailleurs, doit-on craindre une durée

plus longue chez les sujets où le parasite trouve une abondante nourriture. Voici deux malades qui se présentent à nous
en même temps, tous les deux affectés de teigne tonsurante
de la face à la période herpétique. C'est, si vous voulez, et
comme d'ailleurs cela arrive souvent, une femme et son mari :
celui-ci porte une barbe bien fournie. Assignerons-nous à la
maladie la même durée dans l'un et l'autre cas? Évidemment
non ; car, chez la femme, l'herpès circiné devra disparaître au
bout d'un certain temps, et, après sa disparition, la malade
pourra se considérer comme radicalement guérie. — Pour
l'homme, il en sera tout autrement : l'herpès sera ordinairement suivi des phénomènes de la deuxième et plus tard de la
troisième période ; or, arrivée à ce dernier degré, la maladie
se prolonge indéfiniment, à moins qu'il n'y ait, chose rare,
après la chute des poils, une oblitération des follicules et par
conséquent calvitie permanente.

D'autres circonstances doivent également être prises en
considération, mais ce n'est pas le lieu de les faire connaître ;
elles trouveront leur place dans l'étiologie et la thérapeutique,
dans l'étiologie surtout ; et, sans entrer dans d'autres détails
pour le moment, on conçoit sans peine que les causes qui contribuent à produire la teigne puissent aussi contribuer à l'entretenir ; ce sont toujours les mêmes conditions qui favorisent
ou contrarient dans sa période d'état, comme à son début, le
développement du végétal parasite.

La teigne tonsurante abandonnée aux seules ressources de
la nature et (je puis, sans scrupule, l'ajouter) aux moyens
thérapeutiques différents des nôtres, se prolonge indéfiniment
dans la plupart des cas. Entendons-nous cependant, car il y
a teigne tonsurante et teigne tonsurante.

Si l'affection occupe une partie du corps où il n'y ait que
des poils de duvet, et, par exemple, chez un enfant, toute

autre région que le cuir chevelu, il est évident que la maladie n'aura pas une durée indéfinie ; car, pour cet enfant, comme pour la femme dont nous parlions tout à l'heure, un moment viendra où le champignon mourra, ne trouvant plus les éléments de sa subsistance, et le malade sera guéri. — Je n'ai donc pas en vue cette teigne tonsurante, quand je dis que, abandonnée à elle-même, presque toujours elle se prolonge indéfiniment, mais bien la maladie capable de prendre un développement complet et de passer à la troisième période.

Cependant la guérison spontanée n'est pas impossible ; mais si rarement on l'observe, qu'on ne doit vraiment pas, dans un cas déterminé, compter sur un pareil mode de terminaison.

Quand donc et comment arrive la guérison spontanée, quand par hasard elle arrive?—Il peut se faire que le champignon meure, quoiqu'il occupe un terrain favorable à son développement; et nous ne connaissons pas assez, tant s'en faut, les conditions nécessaires à la vie des parasites, pour comprendre ou même soupçonner les causes qui peuvent amener leur mort. — N'essayons pas de pénétrer ce mystère, et contentons-nous de dire que certains états morbides paraissent exercer sur les parasites une action tellement prononcée, qu'on peut raisonnablement admettre comme un fait possible la mort de ces derniers sous l'influence des mêmes causes. — Toutefois, de la possibilité à la réalité d'un fait il y a loin, et d'ailleurs je ne sais pas si l'on a jamais observé dans la teigne tonsurante, comme dans le favus et la gale, cette léthargie du parasite qui se montre dans le cours de certaines maladies. — Quittons donc le terrain des hypothèses et appliquons-nous à l'étude de questions moins obscures.

Mais, avant d'aller plus loin, résumons ce que nous venons de dire sur les modes de terminaison de la teigne tonsurante, car je désire que sur ce point ma pensée soit bien
comprise. — Quand la maladie est à la première période,
elle peut guérir spontanément ; — tantôt la cause de cette
guérison nous échappe ; — tantôt nous présumons (si
les poils ne sont qu'à l'état rudimentaire) que le parasite est
mort, faute de nourriture. — Si la maladie est arrivée à la
troisième période, dans le sycosis en un mot, la guérison est
encore possible, mais beaucoup plus rare ; et, dans tous les
cas, remarquez-le bien, elle est nécessairement accompagnée
d'une calvitie irrémédiable ; car, je vous l'ai dit, après la destruction du parasite par le pus, et la chute des poils malades,
il y a adhésion des parois et oblitération de la cavité folliculaire.

Peut-être devrais-je dire ici ce qu'on doit espérer des divers
moyens mis en usage pour la curation de la teigne tonsurante ; — et vous comprendriez sans peine, je n'en doute
pas, pourquoi cette dernière est la seule, parmi les teignes,
qui puisse quelquefois disparaître sous l'influence des seuls
agents parasiticides ; — mais je réserve pour plus tard, quand
il sera question du traitement, ces considérations intéressantes.

Étudions maintenant les variétés de siége de la teigne tonsurante, qui peut occuper le cuir chevelu, la face et le col, le
tronc et les membres, enfin les parties sexuelles.

Cuir chevelu. — C'est au cuir chevelu que l'affection parasitaire que nous étudions ici a été observée pour la première fois ; c'est la *teigne tondante* de Mahon, la *porrigine
tonsurante* d'Alibert, l'*herpès tonsurant* de M. Cazenave.
En quoi la teigne tonsurante de cette région diffère-t-elle

de la teigne tonsurante en général? C'est ce que nous devons
examiner, et, pour cela, il nous faut revenir sur les divers
symptômes qui appartiennent à chacune des trois périodes.

Le début a lieu ordinairement par de l'herpès en groupes
à marche excentrique. On voit, dans la plupart des cas, de
petites plaques ordinairement circulaires, qui occupent différents points de la tête et qui, s'étendant graduellement par
le développement de nouvelles vésicules à la circonférence,
finissent par se réunir, et la maladie recouvre une grande
partie de la région. Mais les groupes herpétiques peuvent se
disposer autrement qu'en cercles, et on a alors non plus la
variété circinée, mais les variétés ponctuée et rayonnée
(*punctata, gyrata*).

D'autres fois, le pityriasis est le premier phénomène qui se
manifeste au cuir chevelu; peut-être les squames qui caractérisent cette affection sont-elles précédées de vésicules éphémères; de là, sans doute, le nom d'herpès squameux donné à
cette manifestation du trichophyton.

Sur la tête, comme à la face, l'herpès circiné peut être le
premier signe de germination du cryptogame; mais ce mode
de début est plus rare, et il paraîtrait même que M. Devergie
n'aurait jamais eu l'occasion de l'observer. Aussi notre honorable collègue ne craint-il pas d'affirmer (*Traité pratique
des maladies de la peau*, 2e édit., p. 506) que l'herpès circiné n'existe pas à la tête. C'est une des nombreuses erreurs
échappées à notre confrère, et que M. Deffis a pris soin de
relever dans une brochure récente que je vous engage à
consulter.

Et pourquoi l'herpès circiné n'existerait-il pas à la tête
comme sur toute autre région du corps? Je pense que cette
affection n'y est pas aussi rare qu'on le croit généralement,
mais elle est moins facile à distinguer à cause de conditions

anatomiques toutes particulières ; c'est ce que nous obser-
vons tous les jours pour l'érysipèle et l'érythème, dont la
rougeur est habituellement si peu accusée en cette région.

M. Devergie a donc eu tort de nier l'existence de l'herpès
circiné au cuir chevelu, et pour le mieux convaincre de son
erreur, M. Deffis a pu citer, entre plusieurs autres, une
observation très probante dont je vous ai déjà parlé à propos
du favus : il s'agit d'une jeune fille de quatorze ans, traitée
au dispensaire de l'hôpital pour une teigne achromateuse, et
qui contracta sur les genoux de l'épileur la teigne tonsurante.
Le début de cette dernière affection parasitaire fut signalé
par une douzaine de très beaux cercles herpétiques occupant
tout le cuir chevelu.

Ainsi donc, l'herpès en groupes ou herpès tonsurant des
auteurs, l'herpès squameux, l'herpès circiné, appartiennent
au début de la teigne tonsurante qui occupe le cuir chevelu.
J'ajoute que les altérations primitives des poils sont habituellement observées à cette même époque ; elles ne diffèrent en
rien de celles que nous avons assignées à la première période
de la teigne tonsurante en général.

Plus tard, les poils se brisent et immédiatement ils se recouvrent de leurs gaînes blanches, comme nous l'avons déjà
dit. Alors la maladie passe à la deuxième période, et l'on
voit sur la tête une ou plusieurs tonsures des mieux caractérisées ; les surfaces malades sont saillantes dans leur totalité ;
elles sont aussi légèrement rugueuses, et ont un aspect mamelonné, chagriné, dû sans doute à l'érection des follicules
pileux.

La couleur tégumentaire est également modifiée dans
presque tous les cas ; elle est bleuâtre, ardoisée chez les
sujets bruns ; plutôt grisâtre, rougeâtre ou jaune quand la
chevelure est blonde. Au point de vue du diagnostic, vous ne

sauriez attacher trop d'importance à ce signe, qui n'appartient à aucune autre affection du cuir chevelu. Il est d'autant plus marqué que la maladie est arrivée depuis plus longtemps à la deuxième période, et il se voit surtout très bien quand la tête du malade a été nettoyée et qu'une première épilation a été faite. C'est aussi un des signes qui disparaissent le plus tardivement. Aussi indique-t-il assez exactement à quel moment il faut cesser l'épilation, dans cette espèce de teigne; quand les parties malades ont repris une couleur qui ne tranche pas sensiblement sur celle des parties environnantes, on peut déclarer que le malade est parfaitement guéri.

Que deviennent les tonsures à la troisième période de l'affection parasitaire? — Elles se dénaturent à tel point qu'il est souvent impossible de les reconnaître. Le champignon, gagnant en profondeur, détermine une inflammation profonde dans les follicules pileux ; des éruptions pustuleuses, souvent très confluentes, paraissent et recouvrent plus ou moins complétement les surfaces malades. Bientôt ces pustules sont remplacées par des croûtes jaunâtres, foncées, luisantes, humides, présentant, en un mot, tous les caractères assignés par les auteurs aux croûtes impétigineuses. C'est pourquoi, à cette période, la maladie parasitaire est presque toujours confondue avec les scrofulides bénignes exsudatives du cuir chevelu, et quelquefois aussi avec le favus, dans les cas où les croûtes sont moins foncées en couleur et plus sèches.

Les plus habiles et les plus instruits peuvent s'y laisser prendre, et nous-même ne serions point absolument à l'abri de semblables erreurs, si nous ne savions par expérience combien la difficulté du diagnostic différentiel est grande en pareil cas, et si nous n'avions, pour nous tirer d'embarras,

l'examen microscopique. Déjà je vous ai parlé de ce petit
malade affecté de teigne tonsurante du cuir chevelu, que je
croyais atteint de scrofule, tandis que M. Deffis le croyait
atteint de favus, et sur les cheveux duquel nous trouvâmes,
au microscope, les éléments très évidents du trichophyton.

Toutefois le microscope doit être employé comme dernière
ressource, et autant que possible il faut apprendre à s'en
passer. On doit étudier les malades avec le plus grand soin,
et ne pas se borner à l'examen des surfaces couvertes de
croûtes, car c'est souvent ailleurs qu'on trouve un signe
ignoré du malade et d'une importance capitale pour l'établissement du diagnostic. J'ai reçu, il y a quelques mois, un enfant
de neuf à dix ans (couché actuellement au n° 50), dont toute
la tête était couverte de croûtes impétigineuses. A la première
vue, je le crus atteint d'une scrofulide du cuir chevelu, et je
l'admis dans mon service. Le lendemain, à la visite, je l'ob-
servai de plus près, et, frappé de la régularité et de la disposition circulaire des croûtes d'impétigo, comme aussi de l'absence de toute altération de la peau à la face interne du pavillon
de l'oreille, la pensée me vint que l'impétigo pouvait bien
être de nature parasitaire, et je cherchai avec tout le soin
possible quelque altération caractéristique. Or, après un examen de quelques minutes, je découvris à la nuque, au niveau
de l'origine des cheveux, une petite surface moitié moins
étendue qu'une pièce de 20 centimes, et sur laquelle on
voyait manifestement quelques poils brisés et entourés de
champignon. Je fus donc fixé immédiatement, et l'enfant,
confié depuis cette époque aux soins de l'épileur, est aujour-
d'hui en état de quitter le service.

Face et cou. — Sur la face et le cou, le début de la teigne
tonsurante a ordinairement lieu par de l'herpès circiné ou

des disques érythémateux dont le nombre et la dimension sont très variables, et qui peuvent occuper tels ou tels points de la région. On trouve assez souvent l'éruption primitive répandue dans les diverses parties de la face, excepté aux environs de la ligne médiane. La région sous-maxillaire et la nuque sont souvent affectées en même temps que le visage. Très fréquemment une petite plaque rouge, circulaire, de la dimension d'une pièce de 1 franc ou de 50 centimes, est située au-devant de la ligne d'implantation des favoris. Plus rarement on voit un cercle herpétique d'un diamètre considérable et ordinairement incomplet, étendu de la région mastoïdienne gauche à la même région du côté droit, comprenant dans sa concavité les joues, le menton et la moitié supérieure du cou, toutes parties qui peuvent être en même temps couvertes d'anneaux ou de disques d'un moindre diamètre.

L'herpès en groupes et l'herpès squameux sont beaucoup moins communs à la face qu'au cuir chevelu ; ils peuvent néanmoins s'y montrer, et se combinant avec l'herpès circiné, ils envahissent de larges surfaces, et offrent dans cette extension plus ou moins rapide les dispositions que nous avons déjà indiquées.

A la deuxième période, des plaques pityriasiques se forment, et les poils cassés et engaînés se montrent en même temps. C'est ordinairement au centre des cercles herpétiques, et à mesure que la rougeur disparaît à la circonférence, qu'on voit paraître les premiers signes qui indiquent le passage de la maladie à la deuxième période. La peau est rugueuse et chagrinée comme au cuir chevelu ; les surfaces sont légèrement saillantes, mais n'offrent aucun changement de couleur.

La troisième période est caractérisée non plus seulement

par des éruptions pustuleuses, mais aussi par tous les degrés
du sycosis. Ce sont des noyaux indurés, des tubercules cutanés ou sous-cutanés, des furoncles qui occupent tantôt une
portion très limitée, et tantôt, au contraire, la plus grande
partie de la face, se mélangeant aux papulo-pustules que des
poils traversent à leur centre, et auxquels les disciples de
Willan attachent tant d'importance. Chez certains malades,
ces pustules sont extrêmement rares, et on a de la peine
à en découvrir quelques-unes ; gardez-vous de croire que
l'affection soit moins sérieuse et la guérison plus facile à
obtenir.

Une tuméfaction considérable de la face résulte parfois
de la présence des pustules, des tubercules et des furoncles ; les traits peuvent devenir méconnaissables, l'exercice de la parole pénible, et la fonction de mastication
impossible.

Troncs et membres. — L'herpès circiné, les disques érythémateux, le lichen circonscrit sont à peu près les seules éruptions primitives qu'on observe sur le tronc ou sur les membres ;
et, presque toujours, à cause du peu de développement des
poils, le champignon avorte, et la maladie ne dépasse pas la
première période.

Parties sexuelles. — Les trois périodes de la teigne tonsurante sont habituellement réunies en cette région. Au centre
d'un cercle herpétique se trouvent des poils brisés et engaînés,
parfois difficiles à distinguer des débris épidermiques abondants qui les environnent ; un peu plus loin, ce sont des pustules ou des tubercules. Dans les deux sexes, la maladie revêt
le même aspect, les poils offrant à peu près le même degré de
développement.

Tout ce que nous disons là peut également s'appliquer aux régions axillaires où les conditions anatomiques de la peau sont très peu différentes.

ÉTIOLOGIE. — Je partage les causes en prédisposantes et efficientes.

Causes prédisposantes. — Elles doivent être rapportées, comme celles du favus et des autres teignes, à des conditions physiologiques, hygiéniques et pathologiques. J'aurai peu de choses à ajouter à ce que j'ai déjà dit à ce sujet Je rappellerai seulement l'influence de l'âge. — Chez les enfants, la teigne tonsurante occupe presque toujours le cuir chevelu ; chez les adultes, elle est rare en cette région et fréquente à la face.—La femme, comme l'enfant, n'est pas souvent affectée de teigne tonsurante de la face, et si le champignon germe en cette région, la maladie ne dépasse point la première période, à moins cependant qu'il n'y ait un développement exceptionnel des poils. Aux parties sexuelles, où les conditions pileuses sont les mêmes chez l'homme et chez la femme, la maladie suit la même marche et se montre à peu près avec le même degré de fréquence.

En résumé, toutes les causes physiologiques prédisposantes se réduisent à des conditions plus ou moins favorables que présente le système pileux.

Le tempérament et la constitution n'exercent pas d'influence sur la teigne même, mais seulement sur les éruptions symptomatiques. Les sujets lymphatiques ont ordinairement des affections vésiculeuses ou pustuleuses, tandis que les tubercules et les furoncles se rencontrent plus souvent chez les hommes sanguins et fortement constitués. Peut-être, parmi les maladies constitutionnelles, peut-on signaler la syphilis, qui, se rencontrant assez souvent chez les malades

affectés de teigne tonsurante, semble prédisposer à cette affection ; mais bornons-nous à constater la coexistence de la
maladie vénérienne et de l'affection parasitaire sans entrer en
plus d'explications.

Cause déterminante. — L'unique cause de la teigne tonsurante est le cryptogame auquel les naturalistes ont donné
le nom de *trichophyton.*

Quels sont ses caractères ? — Ces caractères sont-ils les
mêmes aux diverses périodes de la maladie, ou bien, comme
les symptômes, changent-ils avec le temps ? — Nous avons
distingué trois époques dans la marche de la teigne tonsurante, trouverons-nous de même dans la vie du trichophyton
trois âges marqués par quelques différences dans son organisation intime ? — Vous connaissez déjà ma réponse, si vous
avez souvenir de la discussion que nous avons établie dans
une leçon précédente, au sujet de l'existence du *microsporon
mentagrophyte.* Mais je ne craindrai pas de me répéter, en
touchant de nouveau à ces questions intéressantes.

Le trichophyton est en grande partie ou presque exclusivement composé de spores, et, par ce caractère, il se distingue
des autres champignons des teignes. On lit même dans les
traités spéciaux que les spores sont ses seuls éléments constitutifs. Je ne puis cependant accepter sans restriction cette
opinion des micrographes, qui, privés du puissant secours de
l'observation clinique, se sont parfois égarés dans ces voies
difficiles. Je suis porté à croire qu'au début de la teigne tonsurante, de même qu'à une période avancée de cette maladie,
des tubes de mycélium existent au milieu de spores innombrables. A une époque intermédiaire, quand le cryptogame
est dans toute la force de son développement, les spores seules
le constituent, et c'est en vain qu'on chercherait un autre
élément.

Comme tous les champignons des teignes, le trichophyton commence à germer entre la couche molle et la lame cornée de l'épiderme. Comme l'achorion du favus, il peut vivre aux dépens des poils, des ongles ou de l'épiderme; c'est toujours, dans ces différents cas, le même siége anatomique qu'il occupe.

Quand il vit sur la lame molle de l'épiderme, il forme ces flocons, ces lamelles, qui tranchent ordinairement par leur couleur nacrée au milieu des débris épidermiques.

Quand il affecte les ongles, il produit une altération spéciale qu'on peut confondre avec celle que détermine le favus, quoiqu'elle en diffère à certains égards.

Sur les poils, le parasite existe longtemps avant que la concentration de ses éléments permette de l'apercevoir; c'est alors la période de germination, pendant laquelle les poils plus ou moins altérés dans leurs qualités physiques indiquent la présence du cryptogame. Lors même qu'on n'observe d'autres symptômes qu'un cercle herpétique, le champignon ne fait point défaut, et il suffit de le chercher avec soin pour le trouver toujours.

Il n'en est pas de même quand la maladie est arrivée depuis longtemps à la troisième période; les poils que l'on examine au microscope offrent des altérations de structure, mais on ne peut quelquefois découvrir sur eux aucun élément cryptogamique, et les recherches sont souvent renouvelées pendant huit ou quinze jours sans plus de succès. — Gardez-vous cependant d'affirmer que le trichophyton a été complétement détruit, car il peut arriver qu'à force de persévérance, on finisse par distinguer quelques spores caractéristiques sur l'un des nombreux poils arrachés. D'ailleurs, quels que soient les résultats fournis par l'examen microscopique, nous avons toujours l'étude clinique qui nous éclaire, en nous rappelant le rôle que joue le parasite dans le sycosis.

A la deuxième période de la maladie, non-seulement le champignon ne manque pas, mais il est toujours extrêmement facile à trouver, puisqu'à ce moment il devient visible à l'œil nu, et constitue en totalité les gaînes blanches des poils brisés.

Quels sont donc les phénomènes que nous révèle l'examen microscopique sur les cheveux cassés à quelques lignes de la surface cutanée?—Ils sont très remarquables et un grossissement de deux à trois cents diamètres suffit pour les apercevoir. Le poil paraît comme épié aux deux extrémités et ses éléments sont altérés à tel point qu'il est impossible de distinguer les deux substances (corticale et médullaire) qui le composent dans l'état normal; tout est confondu. Les fibres longitudinales sont écartées, et leurs intervalles sont remplis de sporules. On ne trouve ni racine, ni capsule, le poil ayant été brisé aux deux extrémités, et l'on voit parfaitement la trace de la rupture. On remarque aussi en dehors du poil, et dans une certaine étendue, une masse uniquement composée de spores qui lui forment une enveloppe complète, une sorte de manchon dont il occupe le centre. Les spores sont innombrables, très régulières, partout identiques, sur le poil comme dans la gaîne.

A une époque moins avancée de la teigne tonsurante, à la période herpétique, on peut, non sans difficultés, extraire avec leurs bulbes les poils malades. On voit alors, sur la partie intra-cutanée, des altérations du même genre, mais moins avancées que celles dont nous venons de parler. Des spores existent encore autour du poil et dans son épaisseur, mais elles ont des diamètres différents, sont moins nombreuses, moins régulièrement arrondies, quelques-unes même sont

allongées et se rapprochent ainsi des tubes de mycélium.
Une altération remarquable des poils, plus remarquable
cependant dans la pelade que dans la teigne tonsurante, consiste en des renflements olivaires ou tubéreux qui paraissent
formés, au moins en grande partie, par une accumulation
de matière parasitaire, et sont plus fréquents et plus prononcés sur la racine que sur la tige. Aussi serait-on tout
d'abord tenté de leur attribuer quelque part à la difficulté de
l'épilation, si l'on ne savait pas que les poils se brisent d'eux-
mêmes dans la teigne que nous étudions.

A la troisième période, sur les plaques suppurées des
vieilles mentagres, le trichophyton est rare ; beaucoup de
poils malades ne portent aucune spore, bien que leur altération soit profonde et qu'ils soient complétement dépouillés
de leurs capsules. Les spores, quand on en trouve (c'est sur
les poils moins altérés dans leurs caractères physiques qu'il
faut les chercher), sont inégales, plus petites et mêlées à un
plus grand nombre de tubes de mycélium.

La différence des caractères microscopiques du végétal
parasite à la deuxième et à la troisième période de la teigne
tonsurante explique l'erreur du docteur Gruby, qui a cru
découvrir dans la dernière un champignon autre que le trichophyton. J'ai discuté ailleurs (*Classification des teignes*)
l'existence de ce nouveau cryptogame, du *microsporon men-*
tagrophytes, et je vous ai fait connaître en même temps une
opinion un peu différente de la mienne, celle de M. Ch. Robin, consignée dans la dernière édition du *Dictionnaire* de
Nysten. — Pour M. Robin le *microsporon mentagrophytes*
de M. Gruby ne serait que de l'épiderme roulé en forme de
tubes ; — pour moi c'est un trichophyton d'un âge avancé.

[Le *trichophyton decalvans* de quelques micrographes
n'est autre que le cryptogame dont je viens de vous donner

la description et n'appartient point, comme on l'a prétendu,
à la pelade produite par le *microsporon d'Audouin*. Par un
hasard singulier, on a cherché ce dernier sur des plaques de
fausse pelade, et il n'est pas étonnant qu'on ait trouvé un
champignon en tout semblable au *trichophyton*, puisque la
fausse pelade n'a qu'une analogie de forme avec la vraie pelade, et qu'en réalité elle n'est qu'une variété de la teigne
tonsurante.]

Comme tous les végétaux parasites, le trichophyton peut
se transmettre de quatre manières différentes : par l'air, par
le contact médial (mode de transmission le plus fréquent des
teignes au cuir chevelu), par le contact immédiat (ordinairement teigne tonsurante du dos de la main ou de l'avant-
bras), enfin par l'inoculation (très souvent teigne de la face).
Le contact médiat et l'inoculation (par l'ongle) ont à peu
près le même degré de fréquence dans la transmission de la
teigne tonsurante au tronc et aux parties sexuelles.

Il n'est pas bien rare que l'affection parasitaire soit observée en même temps sur tous les membres d'une même
famille. C'est le père qui, affecté de mentagre, a communiqué la maladie à sa femme et à son enfant; ou bien c'est
ce dernier qui, atteint de teigne tonsurante au cuir chevelu,
a été le point de départ de la contagion. La fréquence des
rapports médiats ou immédiats dans les familles donne de
ces faits une explication rationnelle.

Je vous ai déjà parlé des inoculations pratiquées avec
succès par M. Deffis. Pourquoi donc nous demander des faits
d'inoculation? C'est un parti pris de ne les point admettre,
et, quand par hasard ils se présentent, on ferme obstinément
les yeux pour ne pas les voir; car il n'est pas nécessaire,
pour savoir à quoi s'en tenir sur cette question, de prendre
quelques spores de trichophyton et de les insérer sous l'épi·

derme avec la pointe d'une lancette. Écoutez les mentagreux qui se présentent à l'hôpital : presque tous accusent le rasoir du barbier, et vous savez à quel point cette accusation est fondée ! Comment donc agit ce rasoir, si ce n'est en inoculant le cryptogame ?

Il est vrai que MM. Cazenave et Chausit, qui font également une large part à l'action du rasoir ou, pour parler leur langage, à la *rasure*, proposent une explication purement mécanique et, par conséquent, bien différente de la mienne. La mentagre serait, non plus une affection dermophytique, mais une affection de cause externe, une inflammation des follicules pileux produite par un mauvais rasoir. — Singulière inflammation que celle-ci ! En vous coupant la barbe, on vous irrite un peu la peau de la face, et voici que vous avez successivement : de l'herpès circiné, du pityriasis, une mentagre ; puis cette inflammation se transmet par contagion, et le sujet auquel elle est ainsi transmise est, comme vous, affecté d'herpès, de pityriasis et de sycosis ; enfin, chose bizarre ! cette inflammation ne cède point aux antiphlogistiques, et c'est seulement par l'extraction des poils que l'on peut procurer une guérison définitive.... Tout cela n'est-il pas bien difficile à accepter ?

Vous êtes en présence de deux théories diamétralement opposées : la théorie mécanique, soutenue par M. Cazenave, et la théorie végétale, dont je suis, parmi les dermatologistes, le plus zélé et presque l'unique défenseur. Vous devez choisir entre ces deux doctrines, et j'attends avec confiance le résultat de vos recherches et de votre expérience personnelle, si vous entrez franchement, sans prévention, dans la voie que je vous ai tracée.

DIAGNOSTIC. — En général, rien n'est plus facile que de

reconnaître la teigne tonsurante à la deuxième période, surtout quand elle occupe une région telle que le cuir chevelu,
où on la rencontre habituellement; et si, quand elle se
montre sur d'autres parties du corps, on la prend pour de la
dartre ou de la syphilis, c'est qu'on ne veut pas se donner la
peine d'en étudier les caractères, ou peut-être craint-on
d'admettre des vérités auxquelles on aurait désiré rattacher
son propre nom. Quant à vous, messieurs, qui n'êtes pas
imbus de semblables préjugés, vous ne commettrez jamais
de ces erreurs grossières qui ne sont pas moins préjudiciables
au médecin qu'au malade. A cette période de la teigne, le
diagnostic est toujours très clair et n'offre aucun embarras.

Avec quelle autre affection pourriez-vous confondre l'affection parasitaire, quand, sur des plaques circulaires, légèrement saillantes, vous trouvez des poils brisés à quelques
millimètres de la surface de la peau, enveloppés de leur gaîne
blanche et entourés de flocons nacrés et d'écailles grisâtres
(ces dernières formées par de l'épiderme sont bien distinctes
des premiers constitués par le cryptogame)? Ces plaques de
teigne tonsurante ont sans doute quelque analogie avec le
pityriasis, l'herpès dartreux, l'eczéma circonscrit, mais la
rupture et l'engaînement des poils ne sont-ils pas des caractères pathognomoniques de l'affection dermophytique?

Le diagnostic est-il aussi facile à la première et à la
troisième période de la teigne tonsurante? Loin de là, et
parfois, vous allez le voir, on rencontre de sérieuses difficultés.

Ainsi, au cuir chevelu, l'érythème précurseur échappe
souvent à l'observation, et la desquamation qui lui succède
peut être prise pour du pityriasis dartreux; à ce moment,
on ne trouve pas la brisure et l'engaînement des poils qui,
tout à l'heure, empêchaient même l'incertitude. Cependant

quelques signes rendent encore probable l'existence du parasite : les points pityriasiques sont nettement circonscrits, et
souvent ils affectent une disposition manifestement circulaire, caractères qui n'appartiennent pas ordinairement au
simple pityriasis.

En outre, dans les deux cas, l'épilation ne se fait pas de
la même manière. Dans l'affection constitutionnelle, la peau
seule est malade et les poils n'ont subi aucune altération.
On peut les extraire en totalité avec le bouton et la capsule ;
ils résistent à la traction de la pince ou des doigts, et leur
avulsion fait souffrir le malade. Dans l'affection parasitaire,
au contraire, nous savons qu'ils sont altérés par le cryptogame longtemps avant que ce dernier, par la réunion, la
concentration de ses éléments, soit devenu visible à l'œil nu ;
ils sont friables, et par conséquent n'offrent aucune résistance
à la pince ; ils se cassent donc au lieu de se laisser extraire,
et l'on ne trouve à leur extrémité profonde ni bouton, ni
capsule.

Ce dernier caractère permet aussi de distinguer la teigne
tonsurante, au début, de la lèpre vulgaire, du psoriasis et de
la teigne faveuse scutiforme, affections qui ne sont pas rares
au cuir chevelu, et qui se rapprochent de la teigne tonsurante par leur forme ordinairement arrondie. Mais on trouve
d'autres caractères différentiels : le psoriasis et la lèpre
vulgaire (qui n'est qu'une variété de psoriasis) ne sont pas
ordinairement localisés à la tête ; les environs des coudes et
des genoux sont le siége de prédilection de ces affections
dartreuses ; et lors même qu'elles n'existent qu'à la tête, il
est bien rare de ne pas trouver quelque plaque en un point où
les cheveux sont absents, derrière les oreilles par exemple ;
d'ailleurs les squames sont plus épaisses, plus adhérentes
que dans la teigne tonsurante. La dartre a également une

marche qui ne ressemble en rien à celle du parasite. Je n'insiste pas davantage.

Le *porrigo scutulata* à la période pityriasique, avant la manifestation extérieure de l'achorion, est extrêmement difficile à distinguer de la teigne tonsurante au début, et, dans quelques cas, il faut attendre, pour se prononcer, que l'affection arrive à une période plus avancée ; la rupture de quelques poils, ou l'apparition de concrétions d'un jaune soufré, ne tardera pas à lever le doute. Cependant on pourrait essayer tout d'abord l'extraction de quelques poils : ceux-ci se brisent dans la teigne tonsurante ; dans le favus ils cèdent facilement, viennent avec le bulbe et la capsule, et cette dernière est beaucoup plus volumineuse qu'à l'état normal. Ai-je besoin d'ajouter que, dans tous ces cas difficiles, l'examen microscopique tirerait immédiatement d'embarras ?

Sur la face, le tronc et les membres, rien de plus facile que de reconnaître la première période de la teigne tonsurante. Les anneaux trichophytiques se distinguent aisément des anneaux faviques, psoriasiques ou pityriasiques. Les anneaux faviques sont d'un plus petit diamètre et d'une uniformité remarquable. Les anneaux psoriasiques sont, au contraire, plus larges, et il est bien rare de les trouver complétement dépourvus des squames caractéristiques.

Quant aux affections pityriasiques, leur forme seule pourrait, dans certains cas (*pityriasis rubra*), les faire prendre pour des plaques herpétiques ; mais l'étendue, la marche de l'affection et, en définitive, l'examen microscopique feront immédiatement connaître sa nature.

En un mot, il est assez rare que les cercles herpétiques, qui annoncent la germination du trichophyton, soient confondus avec du psoriasis, du pityriasis, ou avec des anneaux faviques.

Bien plus souvent, cette manifestation parasitaire est prise pour une syphilide circinée, et nous avons pu constater un grand nombre d'erreurs de ce genre commises par des médecins qui occupent le premier rang en dermatologie. M. Deffis (*Réfutation des erreurs que contient l'ouvrage de M. Devergie*, p. 19) a cité une de ces observations. Cependant les éruptions syphilitiques n'occupent pas ordinairement les mêmes régions que la teigne tonsurante ; elles ne sont point accompagnées de démangeaisons ; et puis, j'insiste sur ce caractère, ce n'est pas aux syphilides érythémateuses (les seules qu'on puisse confondre avec l'herpès trichophytique) qu'appartient la forme circulaire.

L'intertrigo parasitaire est très difficile à distinguer de l'intertrigo mécanique, et, à défaut de microscope, il faut quelquefois suspendre le diagnostic et attendre des caractères plus tranchés (ceux de la deuxième période). Cependant, dans la plupart des cas, la distinction est possible ; l'éruption parasitaire est, au début surtout, moins étendue, plus nettement circonscrite et toujours accompagnée du bourrelet circonférentiel propre à l'herpès circiné.

[Je veux seulement mentionner ici cette forme assez rare de la teigne tonsurante à laquelle j'ai donné le nom de *fausse pelade* à cause de son analogie d'aspect avec la vraie pelade. La distinction des deux affections est facile à faire pour ceux qui savent observer, ainsi que nous le verrons plus tard, quand il sera question de la pelade. Qu'il me suffise de dire maintenant que si l'on cherche en vain, dans la fausse pelade, quelques-uns des signes importants de la teigne tonsurante, tels que la couleur ardoisée et la saillie des plaques, on y trouve toujours quelques poils noirs, brisés à un ou deux millimètres de la surface cutanée; ce seul caractère est suffisant.]

A la troisième période, le diagnostic de la teigne tonsurante n'est pas moins obscur qu'à la première.

Au cuir chevelu, les tonsures sont dénaturées, méconnaissables ; des croûtes impétigineuses les recouvrent et cachent à la vue les poils brisés ; suivant que ces croûtes sont sèches ou humides, jaunes ou brunes, on croit avoir affaire à une scrofulide ou à une teigne faveuse, et non point à la teigne tonsurante. Au fait, dans ces circonstances, le diagnostic est souvent impossible, et l'examen des poils au microscope peut seul tirer d'embarras.

A la face, on est peut-être trop disposé à rattacher, dans tous les cas, les papulo-pustules à la présence du trichophyton ; cette région est souvent aussi le siége de l'herpès dartreux, de l'impétigo scrofuleux ou de cause artificielle (impétigo de la lèvre supérieure par le contact d'un liquide irritant, par exemple chez les personnes qui prennent du tabac) : c'est également le siége de prédilection des scrofulides malignes, inflammatoires, crustacées ; enfin, les syphilides pustuleuses et tuberculeuses n'y sont point rares. Le diagnostic différentiel devient surtout très difficile quand les éruptions constitutionnelles et les éruptions parasitaires se compliquent mutuellement.

Trois caractères méritent de fixer principalement votre attention ; il faut les bien connaître, car l'existence certaine d'un seul d'entre eux est une forte présomption en faveur du parasite. Ces caractères sont :

1° La présence sur une partie du visage ou du cou, de débris de cercles en voie de disparition ;

2° L'existence sur les joues de plaques indurées circulaires ;

3° L'herpès *pellagreux* ou lichénoïde sur le dos des mains ou sur les avant-bras.

Quand ces trois signes manquent à la fois, comment faire ?

— Il faut redoubler d'attention, interroger avec soin le malade sur le début et la marche de l'affection qu'il porte, tenir compte de l'état des poils... Si l'on est obligé de rester dans le doute, relativement au parasite, et que l'on croie cependant à l'existence de la syphilis (c'est souvent une syphilide tuberculeuse que l'on observe en pareil cas), il ne faut pas hésiter à soumettre le malade à la médication antivénérienne; sous cette influence, la syphilis disparaîtra, et si, après cela, il reste une éruption parasitaire, on l'attaquera par les moyens que nous ferons connaître tout à l'heure.

[Les considérations précédentes s'appliquent aussi, en grande partie, au diagnostic différentiel du sycosis parasitaire et du sycosis arthritique dont j'ai déjà reconnu la fréquence relative, et dont se servent habilement les détracteurs de notre méthode thérapeutique pour prouver, l'*observation en main*, que nous exagérons l'importance des parasites. — Je renvoie à ce que j'ai déjà dit à cet égard (*Historique de la teigne tonsurante*), et je ne crains pas de répéter que ce diagnostic offre les plus sérieuses difficultés. Il est rare cependant que l'examen des poils à l'œil nu ou au microscope, quelques traces des deux premières périodes de l'affection parasitaire, n'éclairent pas sur la nature du mal ; de plus, quand le trichophyton existe, les tubercules sycosiques sont plus volumineux, les indurations plus profondes ; enfin les récidives fréquentes appartiennent plus spécialement à l'arthritis.

Assez souvent, le parasite est le point de départ des affections constitutionnelles ; il peut exister alors, en même temps, une mentagre parasitaire et une mentagre arthritique ; et si les antécédents avec l'examen microscopique ne permettent pas, en général, d'hésiter sur l'existence du trichophyton, quel moyen de faire la part de l'arthritis ? — La question est des plus épineuses et souvent, il faut l'avouer, nous ne pensons à la maladie constitutionnelle qu'en voyant l'affection mentagreuse récidiver ou résister aux agents parasiticides et à l'épilation bien et longtemps employés.]

Aux aisselles et aux parties sexuelles, le diagnostic différentiel entre l'éruption parasitaire et l'éruption constitutionnelle ou mécanique est d'une extrême difficulté, et si l'on ne trouve pas d'altération des poils ou quelques vestiges d'anneaux herpétiques, je ne connais que le microscope qui puisse trancher la question.

PRONOSTIC. — Abstraction faite de l'influence des moyens thérapeutiqnes, la teigne tonsurante est une affection moins grave que la teigne faveuse, car on n'a point à craindre, comme dans cette dernière, la mort, ni la cachexie qui précède. Mais en dehors de ce point de vue, la teigne tonsurante est, au contraire, plus sérieuse; elle a une durée fort longue, et, lors même qu'elle ne dépasse pas la période herpétique, il n'est pas très rare de la voir se prolonger quinze, dix-huit mois et plus. Quand elle atteint la troisième période, elle peut durer quinze à vingt ans, et si la guérison arrive, ce qui n'a lieu que dans les cas exceptionnels, il y a perte de la barbe ou de la chevelure sur les parties affectées.

Assez souvent le trichophyton contribue par sa présence au développement des affections constitutionnelles (dartre, et plus souvent scrofule et arthritis) que l'on a beaucoup de peine à faire disparaître, car elles sont entretenues par la cause qui les a fait naître et qu'il faudrait d'abord attaquer; mais on n'y songe pas, l'affection parasitaire étant alors complétement masquée par les nouvelles éruptions.

J'ajoute que notre méthode thérapeutique ne triomphe pas aussi aisément de la teigne tonsurante que de la teigne faveuse, et je vous en ai déjà fait comprendre la raison. Les

enfants atteints de favus ne restent dans nos salles qu'un
mois ou deux ; il faut au moins un temps double pour guérir
ceux qui sont affectés de teigne tonsurante du cuir chevelu.

TRAITEMENT. — Peut-on par les moyens ordinaires de
traitement guérir la teigne tonsurante ? Je sais bien qu'on ne
cesse de le dire autour de nous, et qu'on le répète sur tous
les tons ; mais que faut-il en croire ? Je vous l'ai dit peut-être
plusieurs fois, mais je ne crains point de le dire de nouveau.
On considère comme définitives les guérisons d'un jour, et
parce qu'on perd de vue les malades, on les croit volontiers
à tout jamais délivrés de l'affection que l'on a su faire disparaître. Cependant je ne dirai point ici, comme pour la teigne
faveuse, que la guérison est impossible par les traitements
ordinaires, car moi-même j'ai pu guérir, avant d'être en pos-
session de ma nouvelle méthode thérapeutique, sans leur
faire subir l'épilation, cinq malades affectés de teigne tonsurante du cuir chevelu. Mais combien de temps faut-il pour
arriver à ce résultat ? Un an au moins, et ordinairement dix-
huit mois, deux ans ! Avouez que l'on est peu tenté d'employer ces moyens quand par l'épilation on peut obtenir la
guérison en moins de six mois.

Je ne parle, bien entendu, que de l'affection parasitaire et
non du sycosis artificiel, ni du sycosis arthritique qu'il est
important de savoir bien distinguer, au point de vue du
traitement.

On doit donc attaquer la teigne tonsurante par les mêmes
moyens que les autres teignes, c'est-à-dire par l'emploi com-
biné de l'épilation et des parasiticides. Ce traitement est-il le
même dans tous les cas, et faut-il immédiatement le mettre
en usage ? J'ai dit tout à l'heure que la teigne tonsurante
avortait quelquefois ; il est évident que, dans ce cas, l'épila-

tion est inutile. Précisons donc dans quelles circonstances tel traitement doit être employé plutôt que tel autre. Plusieurs cas peuvent se présenter.

Si les sujets affectés sont des enfants ou des femmes, et que la maladie occupe toute autre région que le cuir chevelu (exceptons-en aussi les aisselles et les parties sexuelles chez les femmes), la guérison peut être obtenue par les lotions ou les frictions parasiticides, à moins cependant qu'il n'y ait sur les parties envahies par le parasite un développement anormal du système pileux. On voit quelquefois des femmes et des enfants dont tout le corps est couvert d'un épais duvet; chez eux, le parasite trouvant une abondante nourriture, ne disparaîtrait point aisément : il faudrait joindre l'épilation aux parasiticides.

Ce que nous disons des femmes et des enfants peut s'appliquer aux hommes qui n'ont que peu ou point de barbe. En un mot, si la maladie occupe des surfaces où, à cause du peu d'abondance des poils ou du duvet, elle ne peut dépasser la période herpétique, il faut se borner aux parasiticides; l'épilation n'est pas nécessaire; peu importe d'ailleurs que les sujets affectés soient des hommes adultes, des femmes ou des enfants.

Mais l'herpès circiné existe sur des régions bien fournies de poils, telles que les parties sexuelles chez l'homme et la femme adultes, la face chez l'homme...; faut-il immédiatement et dans tous les cas commencer l'épilation? Une distinction doit être établie ici.

N'existe-t-il qu'un ou deux cercles bien limités, l'affection herpétique est-elle bien localisée? Il faut sans retard arracher les poils sur les surfaces malades, car on doit obtenir par ces épilations partielles une guérison rapide et durable. — Si, au contraire, les cercles herpétiques sont plus nombreux, et

disséminés sur tous les points de la région velue, oh! alors
on doit attendre et remettre l'épilation à une époque plus
avancée de la maladie, à la deuxième ou à la troisième
période; car, si l'on épilait immédiatement, il faudrait arracher tous les poils de la région, ce dont on peut se dispenser.
Parmi les nombreux cercles herpétiques qui existent, plusieurs disparaîtront sans être suivis des phénomènes qui
appartiennent aux périodes plus avancées; le cryptogame
avortera peut-être après quelques jours de germination;
pourquoi donc épiler en pareille circonstance? A la deuxième
période, l'affection parasitaire qui était diffuse, se localise,
et les surfaces où l'épilation doit être faite sont parfaitement indiquées. En attendant, on évite souvent aux malades les douleurs d'une épilation générale. Ne croyez pas,
toutefois, qu'il n'y ait rien à faire avant la localisation
de la maladie. Il faut détruire le parasite qui se trouve
dans l'épiderme ou à la superficie de la peau, car il enva-
hirait les parties voisines, et pourrait être porté, par le grattage, ou par tout autre mécanisme, sur d'autres régions velues.

En résumé, épilez immédiatement à la période herpétique, quand l'affection est localisée; si, au contraire, elle
occupe de larges surfaces, laissez-la se localiser, c'est-à-
dire arriver à une période plus avancée, et, en attendant,
faites, matin et soir, des lotions avec la solution de sublimé,
et, dans l'intervalle, des frictions avec l'huile de cade ou avec
la pommade au turbith.

Quand la maladie est arrivée à la deuxième ou à la troisième période, il est nécessaire de pratiquer immédiatement
l'avulsion des poils sur toute l'étendue des surfaces affectées;
car la guérison spontanée et la guérison par les moyens
ordinaires de traitement sont des faits exceptionnels et,
dans tous les cas, n'arrivent qu'après un temps fort long.

L'épilation est donc indispensable, mais on trouve ici des difficultés qui n'existent pas dans la teigne faveuse. Les poils sont extrêmement friables et, malgré les plus grands soins, ils se cassent sous l'action de la pince et ne se laissent point arracher. Cependant on fait de son mieux pour débarrasser les surfaces malades des poils (parfaits ou imparfaits) qui les recouvrent, et pour favoriser la pénétration des parasiticides dans les follicules pileux ; on se sert ordinairement, en pareil cas, des pinces à mors recourbés dont nous avons donné ailleurs la description. Habituellement il faut pratiquer quatre, cinq ou six fois ces épilations imparfaites, avant que les poils puissent être arrachés en totalité avec le bouton et la capsule.

A quel moment faut-il cesser l'épilation, et quand peut-on dire que la maladie est guérie ? C'est un point important de pratique qu'il est nécessaire de bien connaître. A mesure que le parasite est détruit, les cheveux qui paraissent après les épilations successives sont de moins en moins altérés dans leurs caractères physiques ; au début, ils étaient frisés, tortillés sur toute l'étendue des plaques malades ; bientôt on n'en voit plus qu'un certain nombre avec ce caractère pathologique, et, quand la guérison est arrivée, ils ont tous une direction rectiligne, sont à peu près parallèles et ne diffèrent en rien des poils des parties saines ; en même temps, les plaques s'affaissent et arrivent au niveau des parties environnantes ; l'aspect chagriné des surfaces, dû à l'érection des follicules malades, se perd aussi de jour en jour, et il n'en reste rien quand le parasite n'existe plus. Au cuir chevelu (car cette altération pigmentaire n'existe pas à la face), la coloration brunâtre, ardoisée, qui est un des signes les plus frappants de la maladie, indique très exactement si la guérison est proche ou encore éloignée ; elle disparaît en même temps que le cryptogame : aussi peut-on affirmer que ce dernier est complétement détruit quand les surfaces, saillantes et d'une couleur si foncée autrefois, ne se distinguent plus des surfaces voisines. A la face, certaines éruptions symptomatiques de la troisième période persistent quelquefois longtemps après la disparition du parasite; ce sont des rougeurs érythémateuses, des indurations tuberculeuses, qui n'exigent d'ailleurs aucun traitement, tout au plus l'application de pommades résolutives, de douches de vapeur.

Lorsque la maladie est encore à la première période et qu'elle fait chaque jour des progrès par le développement excentrique du bourrelet circonférentiel, phénomène parfaitement décrit par M. Devergie, il est bon d'arracher les poils follets en même temps qu'on met en usage les agents parasiticides; dans tous les cas, ces derniers doivent être employés en frictions rudes : il faut déchirer la couche superficielle de l'épiderme pour que, sur tous les points, le parasite soit en contact avec le parasiticide.

Enfin, nous l'avons dit ailleurs, quand la teigne tonsurante est depuis longtemps arrivée à la période papulo-pustuleuse, il faut pratiquer l'épilation, lors même qu'on serait sûr (ce qui ne peut pas être) que le parasite n'existe plus; c'est dans ces circonstances que la maladie cède comme par enchantement à l'emploi de nos moyens thérapeutiques; une seule épilation peut être suffisante. C'est pourquoi, je le répète, j'ai pu dire et écrire que la guérison de la mentagre était d'autant plus facile que le mal était plus ancien.

Tel est le traitement auquel nous soumettons nos malades affectés de teigne tonsurante. D'autres médecins de cet hôpital, je suis heureux de le dire, ont reconnu la nécessité de l'épilation qu'ils font également pratiquer dans leurs salles;

chez eux, la durée du traitement est cependant plus longue ;
à quoi cela tient-il ? A deux causes différentes : la première,
c'est que l'épilation est mieux faite par nos infirmiers spéciaux que par les malades eux-mêmes, ce qui se conçoit aisément, et c'est un avantage incontestable que nous avons sur
nos voisins. En second lieu, le traitement n'est pas institué
de la même manière : on voit un gonflement très prononcé
à la face, et la crainte d'augmenter les accidents inflammatoires fait différer l'épilation ; on a recours aux divers moyens
résolutifs et antiphlogistiques pendant huit ou quinze jours,
et alors seulement on procède à l'extraction des poils.

Or, je pense qu'à ce moment les antiphlogistiques sont
employés en pure perte ; le meilleur moyen de dissiper l'inflammation de la peau, c'est d'extraire le corps étranger qui
l'a produite et qui l'entretient ; après l'épilation, les résolutifs font merveille.

Au lieu des antiphlogistiques, des cataplasmes, qui souvent
ne font qu'augmenter le gonflement de la face, je n'emploie,
avant l'épilation, que l'huile de cade, qui, éteignant la sensibilité des parties, rend l'opération plus facile et moins
douloureuse.

Mais je n'entre pas dans plus de détails, et je renvoie pour
compléter ce chapitre à la thérapeutique générale des
teignes.

TEIGNE PELADE.

HISTORIQUE. — Les nosologistes se sont trouvés singulièrement embarrassés quand il a fallu assigner à la teigne
pelade une place dans leurs classifications; qu'on s'attachât
au symptôme principal de la maladie, ou qu'on s'appliquât
à en chercher l'élément primitif, la difficulté était la même.

Les anciens avaient surtout été frappés de la chute des
cheveux, de là les noms d'*area* et d'*alopecia* qu'ils donnent
à cette affection; les modernes ont attaché plus d'importance
à un autre symptôme, à la décoloration de la peau et des
poils, et l'ont appelée *achrome, leucopathie, vitiligo*, ou l'ont
fait rentrer dans la classe des dermatoses dyschromateuses.
Mais quel rapport y a-t-il, je vous le demande, entre la
chute des cheveux et une décoloration de la peau? Et comment M. Cazenave a-t-il pu confondre sous le même nom,
vitiligo, deux affections de nature si différente, dont l'une
consiste simplement dans un vice congénital ou accidentel de
la sécrétion pigmentaire (fait de médiocre importance), tandis que l'autre consiste principalement dans une altération
profonde des poils, et s'accompagne souvent de la perte de
la barbe ou de la chevelure? Plus tard, nous établirons avec
soin le diagnostic différentiel entre ces deux affections que,
d'ailleurs, d'autres auteurs modernes, M. Rayer entre autres,
n'ont point confondues.

Bateman avait pressenti l'analogie qui existe entre la
pelade et les autres espèces de teignes; il la décrit sous le
nom de *porrigo decalvans*, et, pour justifier la place qu'il
lui donne à côté du favus (*porrigo favosa*), il suppose (sin-

gulière hypothèse !) l'existence de pustules d'une durée si
courte, qu'elles passent toujours.inaperçues.

En 1843, M. Gruby découvre la véritable nature de la
pelade ; il montre que c'est, comme le favus, une affection
d'origine végétale, et il décrit le parasite qui produit cette
affection : c'est le *microsporon Audouini*. La description
donnée par M. Gruby est assez exacte, les caractères des
spores et des tubes de mycélium sont bien ceux qui appartiennent au *microsporon Audouini;* malheureusement, la
plus grande partie du mémoire de M. Gruby n'est qu'un
roman. Aussi M. Robin a-t-il nié l'existence du *microsporon
Audouini,* comme celle du *microsporon mentagrophytes,*
n'admettant d'autre microsporon que celui qui existe dans
le *pityriasis versicolor,* le *microsporon furfur.* Mais les
erreurs commises par M. Gruby dans la description du cryptogame par lui découvert, n'empêchent aucunement l'existence de ce dernier que j'ai eu maintes fois l'occasion d'observer. Je ne puis donc pas partager l'opinion de M. Robin,
et j'espère que mes recherches microscopiques contribueront
à maintenir, comme espèce botanique distincte, le microsporon d'Audouin, et que ce parasite de la teigne pelade
n'aura pas le sort du *microsporon mentagrophytes,* dont, le
premier, j'ai nié l'existence en prouvant qu'il n'était autre
que le trichophyton tonsurant.

En 1853, dans mes *Recherches sur la nature et le traitement des teignes,* je rapprochai du favus et de la teigne tonsurante deux formes d'alopécie auxquelles, profitant de la
découverte de M. Gruby, je donnai le nom de teigne *achromateuse* et de teigne *décalvante.* J'admettais bien que les
deux affections étaient produites par un cryptogame de la
même espèce, par un microsporon, mais je pensais qu'il
y avait entre le parasite de l'une et le parasite de l'autre

quelques différences légitimant la distinction en deux variétés : le *microsporon Audouini* et le *microsporon decalvans* ; et les différences des caractères cliniques me confirmaient dans cette opinion que j'ai abandonnée.

J'ai reconnu que les différences microscopiques et cliniques n'étaient pas aussi accusées que je l'avais cru tout d'abord ; j'ai plusieurs fois observé la réunion des deux espèces sur une même tête, et, en ce moment, vous pouvez en voir dans le service un remarquable exemple ; quelquefois même, j'ai trouvé réunies la teigne décalvante et les deux variétés de forme de l'achromateuse. Aujourd'hui donc je ne fais qu'une seule espèce des teignes achromateuse et décalvante, et je donne à cette espèce le nom de teigne *pelade*, vieux mot employé par les auteurs du xviᵉ et du xviiᵉ siècle, qui considéraient cette affection comme une alopécie syphilitique. — Je n'admets point l'alopécie syphilitique comme l'entendent quelques auteurs ; quand les cheveux tombent dans le cours de la maladie vénérienne, c'est qu'il y a une affection cutanée spécifique au cuir chevelu ; d'autres fois ce sont des exostoses qui se sont développées dans cette région ; dans ces cas seulement l'alopécie mérite d'être appelée syphilitique. La pelade qui se montre chez les sujets atteints de syphilis, sans avoir été précédée, sans être accompagnée d'une affection quelconque de la région qui en est le siége, reconnaît toujours comme cause déterminante la présence sur les poils d'un cryptogame parasite.

[M. Gibert m'accuse, en plusieurs endroits de son livre, de confondre l'alopécie simple avec l'alopécie parasitaire. J'ignore assurément sur quoi se fonde mon savant collègue pour m'adresser un semblable reproche : j'admets une alopécie sénile, une alopécie par crasses non parasitaires, une alopécie par pityriasis arthritique, une alopécie suite d'affec tions vénériennes, etc., etc., et jamais il ne m'est venu à l'esprit de confondre des choses si différentes.

J'ai déjà dit sur quelles raisons se fondait M. Gibert pour ne pas admettre la pelade comme espèce distincte, et pour la considérer seulement comme l'une des phases les plus avancées de la teigne furfuracée proprement dite (teigne tonsurante). — M. Gibert, à la suite des micrographes, a confondu la vraie pelade avec la fausse; et c'est avec raison d'ailleurs qu'il a rattaché cette dernière à la teigne tonsurante, ce qui n'empêche pas l'existence de la première telle que je l'ai décrite.]

NOSOGRAPHIE. — Trois périodes doivent être distinguées dans la marche de la pelade, comme dans celle des autres espèces de teignes.

Deux phénomènes seulement caractérisent la première période, ou période de germination : ce sont le prurit et les altérations primitives des poils. Le prurit est franc et ordinairement modéré. Les altérations des poils sont très variables : tantôt bien marquées, d'autres fois au contraire très obscures, elles consistent le plus souvent dans un aspect terne et poudreux ; les cheveux paraissent sales et ont une couleur rougeâtre, quand ils ne sont pas décolorés.

A la deuxième période, le champignon se manifeste au dehors sous forme d'un duvet grisâtre qui passe souvent inaperçu, parce qu'il est peu abondant. Le prurit persiste et le cuir chevelu offre parfois un état d'hypertrophie fort remarquable, bien décrit par M. Devergie. Cependant cet auteur a eu tort de comparer à l'œdème cet empâtement des tissus, car l'application du doigt ne détermine jamais de dépression dans la teigne pelade, comme dans l'œdème. — A cette époque de la maladie, l'altération des cheveux ou des poils est plus prononcée, si déjà elle existait à la première période ; les cheveux tombent et se reproduisent alternativement. Mais, au bout d'un certain temps, ils sont devenus méconnaissables, et ne se distinguent en rien des poils de duvet que l'on trouve sur les différentes parties du corps des jeunes enfants.

La troisième période arrive : les démangeaisons continuent, les poils tombent pour ne plus se reproduire, les parties malades s'affaissent sensiblement, et le duvet blanchâtre, comme féculent, qui constituait le parasite, ne tarde pas à disparaître. A une époque avancée, on ne distingue plus de traces de duvet sur les surfaces malades ; la perte des cheveux est devenue irrémédiable.

Nous avons établi (classification des teignes) des variétés de forme et des variétés de siége dans la pelade, comme dans les teignes faveuse et tonsurante.

Il y a deux variétés de forme, et ces variétés correspondent aux deux espèces que j'admettais autrefois ; ce sont : la *pelade achromateuse* (ancienne teigne achromateuse), et la *pelade décalvante* ou *ophiasique* (ancienne teigne décalvante).

La *pelade achromateuse* est le *porrigo decalvans* de Bateman, le *vitiligo* du cuir chevelu et de la barbe de M. Cazenave ; elle peut se présenter sous deux formes différentes. Tantôt les surfaces malades sont déprimées, comme les parties affectées de favus, après la chute des croûtes ; tantôt, et plus souvent, elles sont au même niveau que les surfaces voisines ; cette distinction est sans grande importance, si ce n'est au point de vue pronostique. C'est surtout dans la variété achromateuse que les poils offrent, à la première période de l'affection, les altérations dont nous avons parlé ; ils ont un aspect sale et terne, sont fins et décolorés, quelquefois rougeâtres ; phénomènes qui, soit dit en passant, ne sont jamais observés dans le vitiligo non dermophytique.

A la deuxième période se dessinent des plaques ordinairement ovalaires, remarquables par la décoloration de la peau, et sur lesquelles on voit tomber peu à peu les poils qui les recouvrent ; bientôt la dénudation est complète, au moins en apparence, et les caractères de l'affection parasitaire sont alors extrêmement tranchés. Le nombre de ces plaques ovalaires, d'un blanc de lait, est très variable ; il peut n'y en avoir qu'une seule, comme on l'observe assez souvent à la face ; d'autres fois, on en voit douze ou quinze, qui, dispersées sur tout le cuir chevelu, donnent à cette région une apparence des plus bizarres.

Quoi qu'il en soit, si l'affection n'est pas attaquée par des moyens de traitement convenables, les plaques blanches se multiplient, s'agrandissent ; puis, se réunissant, elles occupent la plus grande partie de la tête, plus ou moins complétement dénudée. Quelquefois le mal s'arrête pendant un certain temps pour reprendre bientôt sa marche lentement envahissante, et il n'est pas rare de le voir s'étendre sur toutes les parties du corps, détruisant partout les poils qu'il rencontre. Dans ce cas, la maladie persiste jusqu'à la disparition complète du système pileux à la surface de la peau.

Cependant il est moins rare de voir l'affection parasitaire achromateuse borner son siége au cuir chevelu ou à la barbe ; parfois même la guérison spontanée arrive avant que la maladie soit parvenue à la troisième période ; le pigment reparaît sur les surfaces décolorées, les poils recouvrent peu à peu leurs caractères normaux, et les parties affectées ne se distinguent plus des parties demeurées intactes. Mais ces faits sont des exceptions.

La *pelade décalvante* a une marche beaucoup plus rapide

que la variété précédente, dont elle se distingue, comme nous allons le voir, par d'autres caractères importants. Au début, on observe du prurit, et assez souvent une hypersécrétion d'épiderme; les poils ne présentent point d'altération bien marquée, et cependant, quand le champignon paraît, ils tombent rapidement et en grand nombre sur des surfaces qui n'ont aucune forme régulière ; de sorte qu'au bout de peu de temps, on trouve de larges plaques dénudées, sinueuses, sur lesquelles la peau a conservé sa couleur normale.

Ainsi, en résumé, marche rapide, chute des poils avant toute altération appréciable de leurs caractères physiques, irrégularité des surfaces dépouillées, couleur normale de la peau, sont autant de caractères qui appartiennent à la teigne pelade décalvante, et qui sont plus que suffisants pour la distinguer toujours de la variété précédente (pelade achromateuse), quand les deux n'existent pas en même temps sur le même sujet. Nous ne reviendrons pas sur ce diagnostic différentiel.

Les variétés de siége n'ont presque aucune importance dans la teigne pelade ; cette affection offre partout les mêmes caractères, et les différences entre les deux variétés que nous avons admises se trouvent dans les autres régions, comme au cuir chevelu ; aux parties sexuelles, le vitiligo simple n'est pas rare, et il faut prendre garde de le confondre avec la pelade achromateuse ; il en est de même à la face dorsale des mains et des doigts.

Nous avons dit que la pelade décalvante avait une marche très rapide, tandis que l'achromateuse avait une marche assez lente ; par conséquent, la durée de cette dernière est beaucoup plus longue que celle de la première, qui a souvent ravagé toute la surface du corps en moins d'un mois ou six semaines.

Deux modes de terminaison peuvent être observés : ce
sont la calvitie définitive et la guérison spontanée : la première,
plus fréquente, arrive plus souvent dans la pelade décalvante ; la dernière n'est pas rare dans la pelade achromateuse.

ÉTIOLOGIE. — Nous n'avons que peu de chose à dire des
causes prédisposantes. Aucun âge n'est à l'abri de la pelade ;
cependant, comme la teigne tonsurante, cette affection occupe le cuir chevelu chez les enfants, et plus souvent la
barbe ou toute autre région velue chez l'homme adulte. Rien
de particulier à noter sur l'influence du sexe, du tempérament, de la constitution ; les forts et les faibles, les lymphatiques et les bilieux, les hommes et les femmes sont à peu
près aussi souvent atteints les uns que les autres. Parmi les
influences hygiéniques, l'humidité seule mérite d'être mentionnée, avec la syphilis, parmi les causes pathologiques.

Le *microsporon Audouini* est la seule cause déterminante
de la pelade. Quels sont les caractères particuliers de ce
végétal, et quelles altérations produit-il dans la texture des
poils qu'il affecte ? Voilà deux questions d'autant plus intéressantes pour nous qu'elles ne sont traitées nulle part, et
que nous devons y répondre par des recherches personnelles
à peine achevées en ce moment.

Dans le *microsporon Audouini*, les spores sont plus
petites et moins nombreuses que dans le trichophyton ; les
trichomata plus nombreux. La disposition du champignon,
par rapport à la tige et à la racine du poil, est fort remarquable et bien différente de celle du trichophyton. Ainsi, sur
la tige, les spores forment quelquefois de petits groupes
isolés ou affectent une disposition racémiforme. La tige elle-
même présente de distance en distance des renflements ou
nodosités, sphériques ou ovoïdes, constitués par les fibres

longitudinales dilatées et incurvées, au travers desquelles on aperçoit des amas de sporules. Dans les intervalles des renflements le poil ne paraît pas malade.

Vous savez que le trichophyton produit d'autres désordres sur la tige du cheveu, qui est altérée dans toute son étendue, épiée à ses deux extrémités, fasciculée, offrant véritablement l'aspect d'un fagot. Les fibres longitudinales du cheveu sont écartées par les spores, quelquefois brisées, formant çà et là des éclats sur la tige. Or, cette disposition du champignon est exceptionnelle dans le microsporon et jamais d'ailleurs aussi prononcée que dans le trichophyton. Dans la pelade, on ne constate de brisure, sur les cheveux malades, qu'au niveau des nodosités qui se rompent à la manière d'un jonc. Quand l'altération cryptogamique est parvenue à son summum d'intensité, les fibres du cheveu sont écartées dans toute leur étendue par les spores disposées en séries linéaires ; mais le cheveu est mince, transparent, aplati, et non en fascicules ou en touffe, comme dans la teigne tonsurante.

Sur la racine, les désordres ne sont pas moins remarquables. Ainsi, le plus grand nombre des cheveux extraits des tonsures de la pelade ont un bouton sans capsule, tandis que, dans la teigne tonsurante ou l'herpès en desquamation, ils n'en ont pas, puisqu'ils sont rompus aux deux extrémités. Dans la pelade, la racine du cheveu est recourbée en crosse, ou droite et en massue ; le cheveu extrait de la circonférence des tonsures dans l'herpès offre souvent un renflement énorme qu'on peut comparer pour la forme soit à l'oignon, soit au navet ; et si l'altération de la racine est portée aussi loin que possible, celle-ci présente l'aspect d'une fourche ou d'un trident.

Le microsporon épidermique et le microsporon unguéal (si tant est qu'il existe) sont faciles à constater, en examinant au microscope le duvet grisâtre qui recouvre les plaques dénudées de la pelade et la substance qui forme les points jaunes de l'ongle dans la même maladie ; mais vous trouverez toujours avec les éléments cryptogamiques un grand nombre de cellules épithéliales, tandis que vous trouverez le trichophyton à l'état de pureté dans les gaines blanches qui entourent les poils brisés de l'herpès en desquamation.

Ai-je besoin de dire que la teigne pelade peut se transmettre des quatre manières que nous avons indiquées pour les autres teignes? Cependant l'inoculation n'a pas encore été pratiquée.

Il n'est pas inutile, à une époque où l'on nie encore la contagion de la teigne achromateuse, d'emprunter à l'ouvrage de Baumès, de Lyon (*Nouvelle dermatologie*, p. 408) une observation publiée par le docteur Gillette dans la *Gazette médicale* (année 1839) :

« Je viens d'avoir l'occasion d'observer cette affection du
» cuir chevelu dans un des colléges royaux de Paris, où sont
» pris les soins les plus minutieux de propreté, et où, certes,
» une seule pustule de teigne ne pourrait se montrer sans
» que l'élève fût sur-le-champ séparé des autres. Il y a quatre
» mois, un élève de douze à treize ans arriva de province.
» Dans le village où il vivait habituellement existait-il des
» teigneux? C'est ce que je n'ai pu savoir. Le lendemain de
» son arrivée, on reconnut qu'il portait sur un des côtés de la
» tête, au devant de l'oreille, une place dégarnie de cheveux,
» ayant à peu près 3 centimètres de diamètre. Le médecin
» de l'établissement l'examina, n'y vit rien de suspect, et
» pensa qu'il pouvait impunément habiter avec les autres
» élèves. Au bout de quinze jours, le voisin d'études de celui-
» ci eut également la tête dépouillée, dans une largeur un peu

» moins grande, sans qu'aucun signe précurseur eût pu aver-
» tir. Depuis ce temps, et dans la même étude, six autres
» élèves au moins ont été atteints, et toujours brusquement,
» mais jamais dans une étendue plus grande que celle que
» je viens d'indiquer.

» Chez tous il ne s'est montré qu'une place qui s'est peu
» élargie. J'ai examiné avec soin, plusieurs fois, les places
» mêmes quand elles commençaient à se former, et je n'ai
» rien remarqué que cette blancheur indiquée par Bateman,
» chez les six derniers. — Chez le premier atteint, il y avait
» quelques pustules épaisses d'*impetigo;* chez le second, un
» peu de desquamation furfuracée était mêlée aux cheveux
» environnants. L'auteur anglais ajoute à sa description que
» c'est une maladie obstinée qui ne cède que lentement. Cette
» assertion s'est encore vérifiée dans le cas présent; on a
» pendant longtemps fait frotter la place malade avec une
» pommade soufrée; ces onctions n'ont produit aucun
» résultat.

» Chez l'un, on s'est abstenu de tout traitement, et les
» cheveux ont repoussé au bout de trois semaines, plus rares
» et plus soyeux, mais sans avoir changé de couleur; chez
» les autres, sans que je veuille en rien accuser le traite-
» ment, les cheveux manquent encore. Du reste, si j'étais
» appelé pour un cas semblable, je me contenterais, selon le
» précepte donné par Celse, de faire raser fréquemment la
» tête aux environs de cette place, et je ferais laver fré-
» quemment la surface avec quelque liquide un peu stimu-
» lant, de l'eau de savon, ou bien avec de l'alcool aromatisé
» étendu.

» De cette observation je crois devoir conclure :

» 1° Que les auteurs anglais ont eu raison de faire de
» cette affection une espèce particulière, quoiqu'ils ne me

» paraissent pas avoir du reste prouvé qu'elle appartient au
» genre *porrigo;*

   » 2° Qu'elle semble être contagieuse, et qu'il serait prudent
» d'isoler les premiers sujets chez lesquels elle se manifeste
» dans une grande réunion d'enfants. »

   Le *microsporon Audouini,* comme les autres champignons
des teignes, peut vivre aux dépens des poils, de l'épiderme
et des ongles.

   Quand il se trouve sur les poils, il produit l'affection que
nous décrivons en ce moment. Presque toujours, en même
temps, il affecte l'épiderme dans l'intervalle des poils, et se
montre sous la forme de substance féculente.

   Déjà je vous ai dit que je n'avais pas eu l'occasion d'observer le microsporon de l'ongle, ce qui ne veut pas dire
qu'il n'existe pas (1).

   DIAGNOSTIC. — Il est toujours facile. L'affection n'est caractérisée que par un petit nombre de signes; mais ces
signes n'appartiennent guère qu'à elle et sont presque pathognomoniques.

   J'ai dit que je ne reviendrais pas sur le diagnostic différentiel entre la variété achromateuse et la variété décalvante.

---

   (1) En effet, il vient de s'en présenter tout récemment un beau cas à mon
observation. Un médecin de la ville m'a fait conduire au dispensaire de l'hôpital
Saint-Louis l'enfant de sa bonne, petit garçon de dix à douze ans, affecté d'une
pelade ophiasique depuis trois mois. La tête de cet enfant est couverte de
plaques dénudées ; sur deux doigts de la main droite s'observe une notable
altération de l'ongle, qui se rapproche beaucoup de celle produite par le trichophyton. A son extrémité libre, les stries longitudinales sont séparées et
l'ongle fait brosse; sur le corps de l'ongle on remarque, sous la lame superficielle, de petites taches jaunes dirigées dans le sens des stries longitudinales.
Le microscope nous apprend que ces taches sont formées par le *microsporon
Audouini* qui se présente d'ailleurs avec une richesse remarquable sur tous les
cheveux que nous soumettons à l'inspection microscopique.   (BAZIN.)

Quelles sont les autres affections qui offrent assez d'analogie avec la pelade pour pouvoir être quelquefois confondues avec elle? Nous trouvons surtout le vitiligo, les diverses espèces de teignes, enfin l'alopécie sénile et l'alopécie symptomatique de l'acné sébacée, des maladies graves....

Peut-on éviter l'erreur commise par M. Cazenave, et distinguer toujours aisément le vitiligo simple (affection dyschromateuse de la peau) du vitiligo parasitaire, ou pelade achromateuse? Oui, assurément, et voici des caractères qui ne permettent pas la moindre hésitation dans le plus grand nombre des cas. Le vitiligo simple n'a pas son siége de prédilection au cuir chevelu comme la pelade. Les surfaces décolorées n'ont pas une forme ovalaire ou circulaire, mais affectent plutôt une disposition irrégulière; les poils qui les recouvrent ne sont pas toujours altérés dans leurs caractères physiques, et leur décoloration, seule altération qu'on puisse observer, n'existe pas dans tous les cas. Enfin, et c'est là le plus important caractère, autour des parties blanches dépourvues de pigmentum, dans le vitiligo simple, on trouve une coloration beaucoup plus foncée de la peau, une hypersécrétion pigmentaire, qui n'existe jamais dans le vitiligo parasitaire. Il semble que, dans le vitiligo simple, il n'y ait pas, en somme, dans la peau, une moindre quantité de matière pigmentaire; mais cette matière pigmentaire se répartit inégalement sur les divers points, et de cette inégale répartition résulte l'affection dyschromateuse. Dans l'autre cas, au contraire, le pigment est détruit, absorbé par le parasite, et non plus refoulé sur les parties environnantes.

Le favus et la teigne tonsurante peuvent-ils être confondus avec la pelade? Quand les croûtes faveuses tombent ou sont détachées, elles laissent à découvert des surfaces de forme ovalaire ordinairement arrondies, légèrement déprimées, et que l'on pourrait prendre pour des plaques de teigne pelade achromateuse, si la couleur n'était bien différente dans les deux cas : d'un blanc de lait dans cette dernière affection et d'une rougeur plus ou moins intense dans la teigne faveuse. Mais la dépression et la rougeur s'effacent graduellement, la peau (si toutefois il y a oblitération des conduits pilifères et calvitie définitive) se change en un tissu cicatriciel ; et, à mesure que cette transformation s'opère, l'analogie devient plus grande entre les surfaces autrefois couvertes de croûtes, et celles qui sont affectées de teigne achromateuse.

Plus souvent l'erreur opposée sera commise, et la pelade achromateuse sera prise pour du favus arrivé à la période cicatricielle, surtout s'il y a coexistence des deux affections parasitaires. Pour éviter cette erreur, il suffit de savoir que la méprise est possible ; qu'on y regarde de près, la différence est grande entre les cicatrices du favus et les plaques de teigne achromateuse.

Il paraît, au premier abord, presque ridicule de dire que la teigne tonsurante peut être confondue avec la pelade ; car, dans la première, la peau offre une couleur notablement plus foncée, tandis que, dans l'autre, elle est au contraire décolorée. Cependant j'ai vu commettre quelques erreurs par des élèves qui connaissaient, pour les avoir appris dans les livres, ces deux caractères opposés de l'une et l'autre affection parasitaire ; il suffit, en effet, pour se tromper, de prendre la coloration normale pour la coloration pathologique, et réciproquement.

Mais, dans certains cas, rares d'ailleurs, la teigne tonsurante perd ses principaux caractères : les parties malades gardent ou reprennent leur coloration normale, et n'offrent plus cet aspect bleuâtre, ardoisé, sur lequel nous avons tant insisté tout à l'heure ; en même temps, les points formés par les follicules pileux hypertrophiés disparaissent et les plaques ne sont plus ni mamelonnées ni saillantes dans leur totalité ; de sorte qu'au premier abord l'affection peut être prise pour une pelade achromateuse. Aussi ai-je donné à cette forme de la teigne tonsurante le nom de *fausse pelade*, pour exprimer en même temps l'analogie d'aspect et la différence de nature des deux affections que l'examen des poils permet le plus souvent de distinguer l'une de l'autre, sans qu'il soit nécessaire de recourir au microscope. En effet, dans le cas de fausse pelade, on observe, à la surface de la plaque dénudée, des points noirâtres formés par des poils cassés à 1 ou 2 millimètres de cette surface ; — dans la vraie pelade, on ne trouve, sur la plaque, que de petits poils fins et décolorés que la pince peut extraire avec leur racine.]

Dans la pelade décalvante (seule variété qui puisse être confondue avec les différentes espèces d'alopécie), la calvitie a lieu par places ; elle occupe indistinctement toutes les régions du cuir chevelu. Dans l'alopécie sénile, ce sont ordinairement les régions antérieures et latérales de la tête qui sont dénudées. Dans la véritable alopécie syphilitique, la chute des cheveux a été précédée de syphilides ou d'exostoses. Dans la convalescence des maladies graves, comme dans l'acné sébacée, elle a lieu irrégulièrement et presque simultanément sur toutes les parties du cuir chevelu, de sorte que les cheveux sont plus rares, plus clair-semés sur toute la tête, sans qu'on observe jamais, comme dans la pelade ophiasique, ces traînées blanches, ordinairement de forme serpigineuse, résultant d'une plus complète dénudation ; en outre, dans l'acné sébacée, la tête est couverte d'un enduit huileux, brunâtre ou rougeâtre. L'acné pilaris produit quelquefois, sur le cuir chevelu et sur d'autres régions velues, une dénudation par plaques, qui pourrait être prise pour de la pelade et plus particulièrement pour de la pelade achromateuse déprimée ; mais dans cette variété de l'acné, la dénudation a été précédée de groupes pustuleux ; elle est consécutive, tandis qu'elle est primitive dans la pelade.

Le lupus érythémateux du cuir chevelu peut simuler la pelade achromateuse au point d'embarrasser les médecins les plus habiles. A la période d'état du lupus, le bourrelet circonférentiel accompagné d'une rougeur légère, est un signe distinctif de la plus haute importance. Mais, quand le lupus est guéri, ce signe disparaît, et l'affection offre encore avec la pelade achromateuse tout autant, si ce n'est plus, d'analogie. Alors il faut, avec le plus grand soin, examiner les surfaces dénudées ; dans la pelade, de nombreux poils follets existent, visibles à l'œil nu ou à la loupe ; dans le lupus érythémateux, il n'en reste pas trace, et l'on a sous les yeux de véritables cicatrices. Je n'insiste pas davantage.

PRONOSTIC.—La pelade est une affection plus sérieuse que les autres espèces de teignes, quoique dans les cas mêmes où elle se généralise sur tout le corps, elle ne détermine aucune altération de la santé générale chez les sujets qui en sont affectés. Toute la gravité est relative au système pileux, qui est singulièrement compromis, dans la variété décalvante surtout, et dans la pelade achromateuse déprimée, beaucoup plus que dans l'achromateuse non déprimée. La calvitie est très fréquente, et survient très rapidement ; la curation est très longue et très difficile à obtenir, si la maladie est déjà un peu ancienne.

TRAITEMENT. — Il ne diffère pas du traitement des autres

espèces de teignes. Il faut combiner l'épilation avec l'emploi des agents parasiticides (pommade au turbith, solution de sublimé) de la manière que nous avons déjà plusieurs fois indiquée.

Ici l'épilation est extrêmement difficile, et ce n'est qu'à force de persévérance qu'on peut triompher du mal. Ce sont des poils de duvet qu'il faut extraire, et ils sont tellement fins, qu'ils ont passé longtemps inaperçus sur les surfaces malades ; ils échappent à la pince, et l'opération doit être répétée un grand nombre de fois sans beaucoup de succès.

Cependant, au bout de quelque temps, on voit paraître quelques poils beaucoup plus forts et plus résistants, qui, d'abord très rares, deviennent de plus en plus nombreux ; au fur et à mesure que l'on détruit le cryptogame, leurs caractères physiques se rapprochent de ceux des cheveux restés sains. Il faut qu'il n'y ait entre les uns et les autres aucune différence appréciable pour cesser l'épilation, et déclarer la maladie arrivée à parfaite guérison.

L'avulsion des cheveux ou des poils ne doit pas être seulement pratiquée sur les surfaces malades, mais étendue aussi au pourtour des plaques dans un rayon variable, afin d'arrêter les progrès du mal.

CHAPITRE II.

Nous appellerons *crasses parasitaires* les diverses affections produites par les végétaux épidermophytiques ; elles sont assez nombreuses, et on les trouve dispersées en différents chapitres des traités classiques de dermatologie ; elles appartiennent en effet à divers ordres de la classification de Willan. C'est le *pityriasis versicolor*, le *pityriasis nigra*, le *chloasma* ou *macula gravidarum*, les *taches hépatiques*, les *éphélides lenticulaires*, etc., qui constituent, pour les auteurs, autant de maladies différentes ; tandis que, pour nous, elles ne sont qu'une seule et même affection parasitaire, produite par le *Microsporon furfur* découvert par Eichstedt, et qui serait mieux nommé *epidermophyton*.

Ce cryptogame vit aux dépens de l'épiderme dont il occupe l'épaisseur ; cependant il est situé plus superficiellement que les végétaux trichophytiques et onychophytiques ; quelquefois aussi, mais rarement, on le trouve sur les poils follets ; jamais il ne détruit les cellules pigmentaires, comme l'ont avancé quelques auteurs, qui l'ont évidemment confondu avec le *microsporon* d'Audouin.

Nosographie. — Les crasses parasitaires offrent à peu près partout les mêmes caractères ; elles peuvent se montrer sur tous les points de la surface cutanée, principalement sur le tronc et sur le visage. Tantôt elles ont une couleur très foncée, comme dans la variété qui répond au *pityriasis nigra* des auteurs ; tantôt, au contraire, elles se distinguent à peine des surfaces voisines. Ici elles paraissent sous forme de points isolés, et là (c'est principalement au tronc qu'on l'observe) les points se réunissent, et l'affection occupe de larges surfaces. Mais ces nuances de couleur, ces différences de forme, d'étendue, de siége, n'apportent jamais de changements bien prononcés dans l'aspect de l'affection, dont les signes sont aussi simples que peu nombreux.

Des démangeaisons légères accompagnent ordinairement et souvent précèdent les crasses parasitaires; elles deviennent toujours plus vives, si l'on en croit différents auteurs, sous l'influence de certaines conditions hygiéniques et physiologiques. On lit également dans quelques ouvrages, notamment dans celui de M. Cazenave, qu'elles appartiennent à certaines variétés et non à certaines autres; ainsi elles seraient constantes dans les éphélides, et n'existeraient jamais dans le pityriasis versicolor, à tel point que leur absence ou leur existence constituerait un signe d'une grande valeur. Nous ne partageons pas cette opinion, et nous avons plusieurs fois observé, chez les malades atteints de pityriasis versicolor, des démangeaisons aussi prononcées et plus peut être que dans les éphélides.

Une exfoliation furfuracée continuelle est un des symptômes les plus constants des crasses parasitaires; elle est parfois si peu prononcée, qu'il faut examiner avec soin les surfaces malades pour la découvrir; elle ne se manifeste qu'à une certaine époque de la maladie, quand le champignon contenu dans l'épaisseur de l'épiderme rompt la lamelle extrêmement mince qui le recouvrait. Elle est formée, non-seulement de débris épidermiques, mais encore et en grande partie de matière parasitaire; aussi la couleur des squames, leur forme, leur disposition, constituent-elles autant de caractères qui permettent de distinguer les crasses parasitaires de certains pityriasis dartreux.

La durée de ces affections est ordinairement longue, et les récidives sont fréquentes, caractère qui les a fait rattacher à la dartre par le plus grand nombre des auteurs. M. Hardy lui-même, qui admet l'existence d'un parasite dans le pityriasis versicolor, est disposé à considérer cette affection comme étant d'origine dartreuse ; il pense que le parasite n'est, dans ce cas, qu'un phénomène accessoire, et ne mérite pas, à beaucoup près, la même importance que les parasites des teignes.

Cette opinion n'est pas la mienne ; le microsporon furfur existe toujours à n'importe quelle période de la maladie, et lors même qu'on n'observe sur toute la surface du corps qu'une tache de la plus petite dimension, on peut démontrer son existence par l'examen microscopique. Si la récidive arrive si souvent dans ces affections, c'est que le plus souvent le cryptogame n'a été qu'incomplétement détruit ; il suffit, comme dans la teigne, de laisser quelques spores pour que le mal se reproduise au bout d'un certain temps. D'ailleurs, pourquoi ne pas admettre que les malades se sont de nouveau exposés à la contagion ? J'imagine que rien ne serait plus fréquent que les affections parasitaires, si certaines conditions de l'organisme ou de la peau n'étaient pas nécessaires au développement des parasites.

Un seul mode de terminaison peut être observé, c'est la guérison, qui arrive tantôt spontanément et tantôt sous l'influence des moyens thérapeutiques qui sont mis en usage. Peut-être la guérison spontanée est-elle plus rare qu'on ne le croit, et ne consiste-t-elle qu'en une amélioration plus ou moins grande, d'où sans doute la fréquence des récidives.

ÉTIOLOGIE. — Parmi les causes prédisposantes, l'âge n'est pas sans influence : les crasses parasitaires ne se montrent

guère chez les enfants, mais presque toujours chez les ado-
lescents et les adultes. Le tempérament lymphatique, au dire
de tous les auteurs, favorise le développement de ces affections. Certaines conditions physiologiques ont une action
incontestable, par exemple, la grossesse. Peut-être aussi,
parmi les influences pathologiques, peut-on signaler certaines affections du foie qui dépendent de maladies constitutionnelles.

La cause déterminante est le microsporon furfur, dont je
vous montrerai prochainement un bel échantillon, recueilli
sur le visage d'une femme en couches dans le service de
M. Hardy. — L'*epidermophyton*, ou champignon des crasses
parasitaires, se présente avec des caractères parfaitement
identiques dans le pityriasis versicolor, le chloasma, les taches
hépatiques. Ainsi, quand on avance qu'il se développe exclusivement sur les parties soustraites au contact de l'air,
comme le tronc et les membres, on commet une erreur,
puisque, dans le chloasma, il végète très bien sur la face.

Ce champignon tient le milieu entre les cryptogames des
teignes et les cryptogames des muqueuses, dont il se rapproche souvent par un réseau très riche, composé de tubes
ou filaments droits ou contournés, simples ou ramifiés, avec
des spores terminales. Ajoutons tout de suite que ces filaments se distinguent de ceux de l'*oïdium albicans* en ce
qu'ils sont plus étroits et ne sont pas cloisonnés.

Les spores sont presque toutes sphériques, plus grosses que
celles du *microsporon Audouini;* elles réfractent fortement
la lumière, et paraissent, vues sur le champ du microscope,
avoir un contour bilinéaire; elles ne renferment pas de granules à l'intérieur.

Mais ce qui distingue surtout ce champignon des cryptogames des teignes, c'est la manière dont il se comporte sur

les poils : il végète à leur surface, mais ne pénètre pas dans leur intérieur; je ne l'ai jamais rencontré sur la racine des poils arrivés à leur parfait développement.

Cette disposition du champignon vous rend compte de la facilité avec laquelle on guérit les crasses parasitaires ; de simples lotions avec la solution de sublimé suffisent pour détruire le parasite qui les occasionne.

La *crasse parasitaire* n'est pas uniquement constituée par ce parasite, mais par un mélange d'épiderme et de cryptogames, au milieu desquels on trouve un plus ou moins grand nombre de poils follets. Dans le principe, les cellules épithéliales prédominent sur l'élément cryptogamique, et les personnes peu habituées aux études microscopiques pourraient confondre le microsporon furfur avec de l'épiderme, mais on peut se débarrasser de ce dernier au moyen de l'ammoniaque, d'après le conseil donné par M. Robin, avant d'examiner au microscope le produit pityriasique.

Quant à la couleur café au lait du pityriasis versicolor, c'est bien, n'en déplaise à M. Devergie, le champignon qui la produit par son mélange avec l'épiderme, puisqu'on ne trouve, dans la crasse parasitaire, aucun autre élément auquel on puisse la rapporter.   .

DIAGNOSTIC. — Parmi les affections cutanées, il en est peu d'aussi faciles à reconnaître que les crasses parasitaires ; quand on a vu une ou deux fois un pityriasis versicolor,...., on ne s'y laisse guère tromper. Cependant il peut se présenter des circonstances qui apportent quelque difficulté dans le diagnostic : ainsi, qu'une syphilide papuleuse se développe chez un sujet affecté depuis quelque temps de pityriasis versicolor, à un certain moment, les papules disparaissant, il ne restera plus que des macules dont l'aspect sera peu différent de celui des crasses parasitaires. Souvent, en pareil cas, le parasite passe inaperçu ; on s'étonne seulement qu'une syphilide papuleuse soit accompagnée de démangeaisons. — Parfois, cependant, les malades sauront vous dire qu'ils portent deux affections dont l'une est récente et l'autre très ancienne. Nous avions dernièrement, au n° 12 de la salle des femmes, un curieux exemple de cette coexistence du pityriasis versicolor avec une syphilide papuleuse.

Le plus souvent la forme et l'étendue des taches, leur couleur, leur desquamation particulière, un prurit modéré, suffisent pour établir le diagnostic.

On peut cependant confondre les crasses parasitaires avec d'autres affections cutanées; et comme, dans ces dernières, il n'y a point de cryptogame, je dirai ici, une fois pour toutes, que l'examen microscopique est toujours un moyen infaillible auquel il faut par conséquent recourir dans les cas embarrassants.

Les éphélides lenticulaires peuvent être prises pour des taches de rousseur; mais il n'y a dans ces dernières ni prurit, ni furfuration, et si l'on essaye de les faire disparaître en les grattant avec un instrument tranchant, on n'y réussit point. Toutes ces différences se comprennent à merveille ; il suffit de savoir qu'on a, d'un côté, une affection parasitaire; de l'autre, une simple affection dyschromateuse. La couleur seule peut induire en erreur quand on n'est pas prévenu.

Les taches hépatiques simulent quelquefois les macules syphilitiques, et c'est encore la couleur qui trompe, quoiqu'elle soit un peu différente dans les deux cas. D'ailleurs, il est rare de ne pas trouver les macules syphilitiques accompagnées d'un certain nombre d'autres symptômes qui ne peuvent pas laisser dans l'incertitude.

Le *pityriasis nigra* serait peut-être plus difficile à distin-

guer de l'acné sébacée. Mais le siège n'est point le même :
le pityriasis occupe ordinairement les régions temporales,
tandis que l'acné occupe presque toujours le bout du nez ;
et puis il n'y a pas de prurit dans cette dernière affection,
phénomène qui manque rarement dans la première. Enfin,
et c'est là le principal caractère différentiel, la matière sébacée qui se concrète à la surface de la peau ne peut res-
sembler que de loin à la matière parasitaire et épidermique
qui constitue les taches brunes du *pityriasis nigra*.

On comprend difficilement, quand on n'a appris les affections cutanées que dans les livres, que le pityriasis versicolor, si remarquable par la couleur café au lait des surfaces
qu'il recouvre, puisse être confondu avec le vitiligo ; il y a
néanmoins des cas dans lesquels l'incertitude est un instant
permise, surtout lorsqu'on n'a pas l'œil exercé, car l'affection
parasitaire peut être étendue en larges plaques qui laissent
quelques rares intervalles de peau saine ; on prend alors la
couleur normale pour la couleur pathologique, et la peau
saine paraît décolorée. Il me suffit de vous avoir signalé la
possibilité et la cause d'une semblable erreur.

Le *pityriasis simplex* et le *pityriasis rubra* se distinguent
principalement par leur couleur, leur marche. Les squames
sont différentes ; elles sont plus épaisses, plus prononcées,
plus franchement lamelleuses dans ces deux variétés de pityriasis que dans la variété versicolor.

Quant à l'acné sébacée, elle se distingue du pityriasis versicolor par les caractères que nous avons indiqués tout à
l'heure.

Je ne reviendrai pas non plus sur la roséole syphilitique,
au milieu de laquelle il est parfois si difficile de reconnaître
le pityriasis parasitaire.

PRONOSTIC. — Il n'offre absolument aucune gravité ; cependant les récidives sont à craindre.

TRAITEMENT. — La thérapeutique des crasses parasitaires est extrêmement simple. L'affection est toujours produite par un champignon qui, se trouvant dans la partie la plus superficielle de l'épiderme ou à la surface de la peau, est facile à atteindre. Les agents parasiticides que nous avons fait connaître sont ici parfaitement applicables ; ils doivent être employés en lotions, en frictions rudes ou en bains, selon le siége et l'étendue de l'affection.

Ordinairement, dans notre service, les malades atteints de pityriasis versicolor font des lotions avec le solutum de sublimé, et prennent des bains sulfureux ; ces derniers peuvent être avantageusement remplacés par des bains de sublimé.

Le traitement général interne est, pour nous, sans aucune valeur, puisque nous ne croyons point que l'affection soit produite ni entretenue par un vice général de l'économie ; il faut qu'il y ait, ce qui peut être, complication de dartre, de scrofule, pour que nous soumettions les malades aux préparations arsenicales ou balsamiques, aux amers et aux toniques.

CHAPITRE III.

Je ne dirai qu'un mot de ces affections qui sortent des cadres de la pathologie cutanée, et que cependant je ne pouvais pas passer sous silence, parce que, dans certaines circonstances, par suite de frottements répétés, la peau revêt complétement les caractères des muqueuses. D'ailleurs, au niveau des orifices des conduits naturels (bouche, anus), le système cutané et le système muqueux se réunissent, se confondent, en perdant graduellement leurs caractères distinctifs ; de sorte que les muqueuses, dans une étendue variable, font partie de la surface extérieure du corps. Les végétaux épithéliophytiques se développent assez souvent aussi sur la peau dénudée, comme à la suite d'applications de vésicatoires....

Si ces parasites nous intéressent moins que les précédents, c'est surtout à cause du rôle tout à fait secondaire qu'ils jouent dans les affections où on les rencontre. Dans la plupart des cas, ils surviennent consécutivement à une altération des solides ou des liquides de l'économie : tel, par exemple, l'*oïdium albicans* (champignon du muguet), qui ne se montre jamais avant que le mucus buccal soit devenu acide. Cependant, malgré leur moindre importance, ces parasites méritent l'attention du médecin ; ce ne sont point encore les parasites de la lésion pathologique, mais plutôt ils forment le passage entre ces derniers et les parasites précédents (teignes, crasses parasitaires). Ils sont contagieux, et, chose remarquable, ils disparaissent avec une facilité merveilleuse par l'emploi des mêmes agents parasiticides ; aussi ne saurais-je trop vous engager à remplacer, dans le traitement du muguet buccal, les préparations de borax si usitées, par le solutum de sublimé qui a une action bien plus prompte.

Enfin, avant d'abandonner l'étude des affections cutanées produites par les végétaux parasites, je dois vous signaler un fait qui a une certaine importance pratique.

Beaucoup d'altérations désignées sous le nom de pourritures, gangrènes, mélanoses des muqueuses ou des ulcères, etc., sont produites par des champignons qui se développent sur ces surfaces; il faut alors, dans les pansements, avoir principalement pour but de détruire ces productions végétales : c'est en pareilles circonstances que l'emploi de l'huile de cade nous donne des résultats avantageux, et nous permet d'épargner aux malades les souffrances produites par des moyens plus énergiques et si souvent employés, tels que les caustiques et la cautérisation au fer rouge.

DEUXIÈME SECTION.

AFFECTIONS CUTANÉES PRODUITES PAR LES PARASITES ANIMAUX.

Les animaux parasites qui vivent sur la peau de l'homme appartiennent à un très grand nombre d'espèces distinctes; ils sont désignés par les naturalistes et les médecins sous les noms d'*épizoaires, ectozoaires, ectoparasites*. — Les uns, comme les puces, nous viennent toujours du dehors; les autres, comme les poux et les acares, naissent souvent sur nos organes, où les œufs ont été déposés par des individus de la même espèce.

Vous trouverez plus haut (1), avec la définition du terme parasite, les raisons pour lesquelles je ne considère pas comme des parasites de la peau humaine certains animaux que d'autres auteurs décrivent comme tels, et qui ne se trouvent qu'accidentellement, chez l'homme, à la surface ou dans l'épaisseur de la peau. — Dans mes leçons de 1860 (2) vous pouvez apprendre les phénomènes qui suivent habituellement une piqûre de punaise, de cousin, de rouget...; les accidents produits par la tique sont également mentionnés dans une note intéressante communiquée par M. Mauvezin, interne des hôpitaux (3).

Ici nous ne devons nous occuper que des animaux qui vivent habituellement sur la peau de l'homme. Ils appartiennent à deux catégories distinctes :—les uns occupent toujours

(1) Voyez page 3.
(2) *Leçons théoriques et cliniques sur les affections cutanées artificielles*, p. 3 et suiv.
(3) *Ibid.*, p. 147.

la surface extérieure du corps et la parcourent en toute
liberté; — les autres sont situés dans l'épaisseur même de
l'épiderme.

Dans la première catégorie, se trouvent les poux et la puce
commune; — dans la seconde, la chique ou puce pénétrante
et le sarcopte.

Je ne parlerai pas du démodex (*Demodex* (1) *Acarus folli-
culorum*), que l'on trouve dans les canaux sébifères, et
auquel on a, bien à tort, fait jouer un rôle important dans la
production de certaines variétés d'acné. Cet acare est le
parasite de la matière sébacée : il appartient plutôt à l'état
physiologique qu'à l'état morbide. On le rencontre surtout
dans l'acne punctata. Il disparaît quand le follicule se remplit
de pus ou s'indure par un travail d'inflammation chronique.

(1) Cet animalcule est long de 3 à 6 millimètres et large de 2 à 3 millimètres. Son corps est un peu aplati, d'un gris blanchâtre et demi-transpa-
rent. Sa tête est confondue avec le corselet et forme un céphalothorax oblong.
Son rostre est petit et composé de deux palpes latéraux avec un suçoir entre
deux. Le dernier article des palpes paraît pourvu de dentelures. Au-dessus du
suçoir est un labre triangulaire formé de deux soies accolées. L'abdomen, petit dans les jeunes, s'allonge dans les adultes, s'atténue et se termine un peu
en pointe. Cet abdomen qu'on pourrait comparer à une énorme queue donne
à l'animal une apparence vermiforme. Les pattes sont au nombre de huit, également rapprochées, assez courtes, conoïdes, composées de trois articles, dont
le premier offre trois crochets, un long et deux courts. Dans le premier âge
l'animal n'a que six pattes. Ces organes, remarquables par leur brièveté, dé-
passent à peine les bords du céphalothorax ; ils sont rudimentaires quand on
les compare à ceux du sarcopte. Le démodex est ovipare : ses œufs sont
énormes, relativement à la taille de l'animal.

On le trouve dans les deux sexes, à tout âge, excepté dans les très jeunes
enfants. M. Simon les a trouvés dans le nez ; Henlé, dans le conduit auditif externe. Ils se tiennent parallèlement à l'axe du follicule, la tête tournée contre
le fond du sac. Les personnes à peau grasse, celles qui ont des tannes, y
semblent plus exposées. Sur dix individus il y en a au moins un ou deux chez
lesquels on peut les observer. Ces arachnides vivent généralement en petites
sociétés. On en trouve jusqu'à quinze et même dix-huit dans un seul
follicule. (Moquin-Tandon, *Éléments de zoologie médicale*, p. 297.)

PREMIÈRE CATÉGORIE.

AFFECTIONS CUTANÉES PRODUITES PAR LES ANIMAUX PARASITES QUI VIVENT A LA SURFACE DE LA PEAU.

Nous étudierons d'abord les affections produites par les diverses espèces de poux, puis la lésion plus simple que détermine sur la peau de l'homme la puce commune.

§ I. — Affections cutanées produites par le pou.

Le *pou* (*Pediculus*) forme, dans la classification zoologique généralement adoptée, un genre appartenant à l'ordre des Hémiptères, et, dans cet ordre, à la famille des Rostrés.

Il a pour caractères : des antennes de la longueur du corselet; un suçoir en gaîne inarticulée, armé à son sommet de crochets rétractiles; deux yeux saillants; un abdomen plus ou moins découpé sur les bords, et six pieds marcheurs. Il manque d'ailes (Moquin-Tandon).

Les médecins, comme les naturalistes doivent, distinguer trois espèces de poux : 1° le *pou de la tête*, 2° le *pou du corps*, 3° enfin, le *pou du pubis*. Chaque espèce a ses caractères propres assez tranchés, son siége de prédilection qu'elle n'abandonne qu'accidentellement, et jamais elle ne se transforme en une autre. Aussi n'est-il pas à craindre que les poux de la tête, si nombreux qu'ils soient, se répandent à la surface du corps pour s'y développer en liberté en déterminant les mêmes accidents que ceux de la seconde espèce; de même, les poux du pubis peuvent bien envahir les aisselles, les favoris, les sourcils, mais toujours ils respectent la chevelure.

1° POU DE LA TÉTE. — Le corps de cet insecte, transparent, d'un gris cendré, oblong, dur et comme festonné sur les bords, mou au milieu, est formé de deux parties distinctes : l'abdomen, fortement lobé et composé de huit anneaux portant chacun deux stigmates ; le corselet, de forme carrée et divisé en trois segments aux extrémités desquels s'insèrent les trois paires de pattes dont nous avons déjà parlé comme formant un des caractères du genre *Pediculus*. Chaque patte est terminée par un tarse relativement très fort, dont la disposition en forme de crochet, ou plutôt de pince, permet à l'animal de se fixer solidement aux cheveux.

La tête, vue d'en haut, offre l'aspect d'une losange dont les angles latéraux seraient arrondis et l'angle postérieur tronqué. L'angle antérieur est formé par un mamelon charnu renfermant un suçoir ou rostre protractile ; sur les côtés sont des antennes filiformes composées de cinq articles ; et en arrière de ces organes, à peu près au niveau des angles latéraux, on observe deux yeux simples, noirs et arrondis.

Les poux sont unisexués ; le mâle offre à l'extrémité de l'abdomen un aiguillon écailleux, pointu et recourbé, qui n'est probablement que le fourreau de l'organe génital (Moquin-Tandon). La femelle est caractérisée par une échancrure située à l'extrémité de l'abdomen. — Elle pond en grand nombre des œufs appelés *lentes*, remarquables par leur forme oblongue, leur couleur blanche et par la gaîne qui les attache aux cheveux. (*Voy.* les figures représentées dans l'ouvrage de M. Moquin-Tandon, pages 268 et suivantes.) — Quelques jours suffisent pour l'éclosion des petits qui peuvent se reproduire quinze à dix-huit jours après leur naissance ; de telle sorte que la propagation de l'espèce marche avec une rapidité étonnante, mais qui a été certainement exagérée par quelques auteurs.

Le *pou de tête* se trouve sur les individus malpropres, sur les enfants surtout où souvent il complique les achores, l'eczéma, l'impétigo, la teigne (le favus spécialement). Toutefois, au dire de M. Natalis Guillot, les enfants à la mamelle seraient épargnés par le parasite.

Le rôle de ce dernier n'est pas toujours facile à préciser au milieu des affections signalées tout à l'heure. Tantôt, en effet, et le plus souvent, les poux ne paraissent qu'après les éruptions constitutionnelles et ne sont vraiment qu'une complication ; tantôt ils sont antérieurs à ces éruptions dont ils ont, par leur présence, provoqué le développement.

Quoi qu'il en soit, des démangeaisons plus ou moins vives se font presque continuellement sentir, et les malades se grattant sans modération augmentent l'irritation dont le cuir chevelu est le siége, et entretiennent ou exaspèrent leur maladie. Il suffit d'un peu d'attention pour voir les parasites se mouvoir en différents points de la tête au milieu des croûtes qu'ils soulèvent et déplacent et sous lesquelles ils s'abritent si volontiers. On trouve en même temps et en plus ou moins grand nombre des lentes fixées aux cheveux.

En résumé, l'affection pédiculaire du cuir chevelu est caractérisée par le prurit et la présence de lentes et de poux avec ou sans éruptions symptomatiques.

Dans tous les cas, il est indiqué de traiter cette affection ; car heureusement le temps n'est plus où les médecins se joignaient au vulgaire ignorant pour craindre la répercussion de la maladie parasitaire sur les organes intérieurs. Il importe peu que le parasite soit la cause du mal ou seulement une complication d'une éruption constitutionnelle au cuir chevelu ; s'il n'a pas, par sa présence antérieure, développé la maladie, il est certain qu'il ne peut que contribuer à l'entretenir ; et même, dans ce dernier cas, il n'est pas rare d'ob-

tenir une rapide et complète guérison par la seule disparition
des animaux parasites. — Il faut donc avant tout s'attacher
à détruire la vermine dans les affections du cuir chevelu ; et
si, pour parvenir rapidement à ce but, les soins de propreté
ne suffisent pas, on se hâtera de faire des onctions avec l'onguent napolitain, des lotions avec la staphisaigre ou tout
autre insecticide.

2° POU DU CORPS. — Ces insectes diffèrent peu des poux de
la tête que nous venons d'étudier. Leur corps est un peu plus
grand, avec la même forme oblongue ; le corselet est distinct,
plus nettement peut-être séparé de l'abdomen dont les lobes
sont moins prononcés ; les pattes sont plus grêles ; enfin, et
c'est là le principal caractère distinctif, la couleur de ces animaux est uniforme, d'un blanc sale, et non plus d'un gris
cendré.

C'est habituellement chez les sujets d'un âge avancé qu'on
rencontre le pou du corps. Il manifeste sa présence par des
phénomènes souvent fort simples ; ce sont presque toujours
des éruptions papuleuses qu'il produit et qu'accompagnent
des démangeaisons très vives ; le nom *prurigo pédiculaire*
est réservé à cette affection qui n'est guère observée que dans
la classe pauvre. Le diagnostic en est facile : un prurit parfois
aussi violent que dans le *prurigo formicans*, quelques papules,
des stries noires et allongées produites par l'action des ongles
et situées en différents points de la surface cutanée, principalement à la nuque, sur les épaules ou le dos ; — voilà des
signes qui devront faire soupçonner chez un homme d'un
âge avancé l'existence des animaux parasites. Le plus souvent , le *prurigo senilis* n'est qu'un *prurigo pédiculaire ;*
quant aux poux, on les verra quelquefois courir à la surface
du corps, mais habituellement il faudra, pour les trouver,

explorer les plis de la chemise, surtout au voisinage du col.

Le pronostic est simple dans le plus grand nombre des cas, et un traitement insecticide permet d'obtenir rapidement la guérison. Quelquefois la maladie prend en apparence un caractère plus sérieux ; la peau présente des altérations plus profondes, une couleur bronzée de mauvais aspect, et exhale une sueur fétide, tandis que les poux se propagent avec une effrayante rapidité et renaissent à mesure qu'on les détruit. La guérison paraît difficile et, dans quelques cas rares, le médecin, après avoir épuisé tous les moyens thérapeutiques, se croit obligé d'abandonner le malade en prescrivant de simples soins hygiéniques ; mais c'est qu'alors, sans nul doute, les insecticides mis en usage ont été mal ou incomplétement administrés. Je ne puis admettre ces faits plus ou moins étranges qu'on trouve consignés dans les anciens auteurs et qui ont été acceptés par quelques observateurs modernes peu scrupuleux. Je ne crois en aucune façon à cette maladie pédiculaire (*phthiriasis*), qui résulterait de la génération spontanée d'un très grand nombre de poux, et qui, dans certaines circonstances, pourrait amener des accidents mortels (1).

A. Paré, au chapitre iv de son XXᵉ livre, page 738, parlant de cette maladie, dit expressément qu'il ne faut pas

---

(1) Dans ces derniers temps, j'ai donné des soins à une institutrice qui se croyait atteinte d'une maladie pédiculaire incurable. Pendant six mois, elle avait été traitée par un dermatologiste distingué qui, après l'emploi sans succès des parasiticides ordinaires, avait jugé à propos de recourir à un traitement interne par les arsénicaux : tout avait échoué. J'ordonnai chaque jour un bain de sublimé à l'hydrofère ; sur ma recommandation expresse, on fit tout ce qui était nécessaire pour détruire la vermine qui pouvait se trouver dans le linge de la malade, et en très peu de temps une guérison complète fut obtenue à la grande satisfaction de la pauvre institutrice.

la négliger ; car, ajoute-t-il, plusieurs personnes en ont été
travaillées et ont perdu la vie, comme Hérode, roi de Judée ;
Sylla, dictateur de Rome ; le poëte Alcman ; Acactus, fils de
Pélias ; Phérécidès, théologien ; Callisthènes, Olynthien ;
Mutius, jurisconsulte ; Cunus ; enfin Antiochus. Immédiatement après cette énumération de noms illustres, le même
auteur raconte, s'appuyant sur le témoignage de Pline, que les
poux se peuvent engendrer par toutes les parties de notre
corps, même dans la masse du sang.

En prenant ces assertions pour ce qu'elles valent, remarquez que A. Paré ne paraît pas avoir observé lui-même la
maladie dont il parle dans des termes si effrayants.

Généralement quelques bains sulfureux ou cinabrés font
disparaître en peu de jours, dans les cas simples, les poux du
corps et l'affection cutanée qu'ils produisent.

3° POU DU PUBIS.—Le pou du pubis (*pediculus pubis, pediculus inguinalis, Pediculus morpio*), vulgairement appelé *mor-
pion*, est assez facile à distinguer des espèces précédentes. Il
est plus petit ; son corps offre un peu plus de largeur, mais une
longueur beaucoup moindre ; les quatre pattes postérieures
sont très fortes, plus recourbées en forme de pince, de sorte que
l'animal s'accroche à la peau ou aux poils plus solidement
que les poux du corps et que les poux de la tête. Il est difficile de leur faire lâcher prise ; A. Paré ne l'ignorait pas : « *Ils
sont*, dit-il, *fort adhérens à la peau, si bien qu'on ne les peust
qu'à peisne arracher.* »

Ils peuvent occuper non-seulement les parties sexuelles,
mais aussi toutes les régions velues, à l'exception de la tête.
Après le pubis, par lequel ils débutent ordinairement, les parties du corps le plus souvent affectées sont les aisselles, les
sourcils.

La piqûre de cet insecte est plus forte que celle des autres poux ; les démangeaisons qu'il provoque sont très vives. La peau est parsemée d'un grand nombre de granulations rouges formées par des gouttelettes de sang concrété, et il semble qu'elle soit le siége d'ordures, d'éruptions prurigineuses. Quant à l'animal, il est difficile à trouver à cause de son petit volume et de son adhérence aux poils.

Il suffit de faire quelques frictions avec l'onguent napolitain pour détruire le parasite et, par conséquent, guérir le malade.

§ II. — Affections cutanées produites par la puce commune.

La puce commune (*pulex hominis, pulex irritans, pulex vulgaris*) est une espèce appartenant au genre *Pulex* de l'ordre des Suceurs. Aujourd'hui on le rapproche des diptères malgré l'absence des ailes. Ce genre offre pour caractères : un bec infléchi, étroit, renfermant deux lamelles ou lancettes, et recouvert à sa base par deux écailles ; deux yeux peu saillants ; un abdomen comprimé ; des pieds au nombre de six, sauteurs. (Moquin-Tandon.)

Je ne dirai que peu de mots de la puce commune, renvoyant aux traités spéciaux ceux qui voudront avoir de cet insecte une notion plus complète. Les sexes sont distincts comme dans le genre *Pou;* le mâle est plus petit que la femelle. Celle-ci pond une douzaine d'œufs blanchâtres, lisses, qui ne s'attachent ni aux poils ni à la peau, roulent à terre le plus souvent et se transforment en larves loin du lieu où ils ont été déposés. — Celles-ci passent à l'état de nymphes pour devenir enfin puces parfaites après un temps qui varie d'un mois à six semaines.

Quand l'insecte est en mouvement, les pattes longues et crochues produisent sur la peau une sorte de chatouillement très désagréable. La sensation qui accompagne la piqûre est bien différente et plus vive ; la puce la produit en enfonçant ses lancettes dans la peau et en pompant le sang dont elle se remplit.

Tous, vous connaissez par expérience cette sensation particulière, mais peut-être n'avez-vous pas pris la peine d'observer les phénomènes dont la peau devient le siège sur les points attaqués par le parasite. — Immédiatement après la piqûre la peau se soulève ; la saillie congestive qui se forme est dure, nettement limitée, plus ou moins arrondie, d'un volume variable ; toujours à son sommet, on peut distinguer un point plus rouge indiquant le lieu précis où la piqûre a été faite.

Ces saillies s'affaissent graduellement et bientôt le doigt n'en peut plus reconnaître la plus légère trace ; cependant il reste encore pendant plusieurs heures une altération évidente du tégument. — Le point rouge, qui occupait tout à l'heure le sommet de la petite tumeur, devient de plus en plus prononcé et prend tous les caractères d'une tache ecchymotique ; il occupe maintenant le centre d'un cercle rose qui disparaît en prenant une teinte de moins en moins foncée. Alors il ne reste plus que l'ecchymose centrale qui persiste pendant plusieurs jours.

Quand les piqûres de puces sont nombreuses et répandues sur la plus grande partie du corps, elles peuvent être prises pour du purpura, même par des médecins instruits. Une erreur aussi grossière sera facilement évitée si l'on n'oublie pas que les pétéchies ont une forme irrégulière avec des dimensions variables, tandis que les ecchymoses succédant aux piqûres de puces sont remarquables par leur uniformité, leurs bords nets, leur très petit diamètre et l'absence complète de symptômes généraux.

DEUXIÈME CATÉGORIE.

AFFECTIONS CUTANÉES PRODUITES PAR LES ANIMAUX PARASITES QUI ONT LEUR SIÉGE DANS L'ÉPAISSEUR DE LA PEAU.

Deux parasites seuls déterminent les affections de cette catégorie, ce sont : 1° la *chique* ou *puce pénétrante ;* 2° le *sarcopte* ou *acarus scabiei.*

§ I. — Puce pénétrante.

Je ne dirai qu'un mot de la *chique* qui habite les contrées tropicales et que nous n'avons jamais l'occasion d'observer ici. — C'est un des parasites les plus incommodes que l'on connaisse (Moquin-Tandon) ; il est plus petit que la puce commune, mais son corps peut acquérir le volume considérable d'un pois ou d'une fève quand il est gorgé de sang. — L'appareil buccal est remarquable par la présence d'un rostre très développé et très pointu que l'animal enfonce profondément dans la peau. Il attaque particulièrement les pieds et se loge de préférence sous les ongles et dans la peau épaisse du talon ; la démangeaison qu'il provoque, d'abord légère, devient bientôt insupportable et ne tarde pas à être remplacée par une véritable douleur ; à ce moment le corps de l'insecte est à moitié enfoncé dans la peau et ce n'est pas sans difficultés ni précautions qu'on parvient à l'extraire ; si l'on tire trop fort, les parties engagées se rompent et demeurent dans les tissus où quelquefois elles occasionnent le développement d'une inflammation de mauvaise nature.

D'ailleurs, après la piqûre du parasite la peau offre une tache blanche entourée d'un cercle rouge avec un gonflement parfois considérable.

§ II. — Affections provoquées par l'acarus scabiei.

Ces affections se réduisent à une seule désignée sous les noms de *scabies*, *psore*, *gale*..., qui est aujourd'hui bien connue, et dont l'histoire est fort intéressante à étudier.

DÉFINITION.—On doit considérer la gale comme une affection de la peau, contagieuse, produite par l'*acarus scabiei* ou *sarcopte*, caractérisée par une lésion spécifique (*éminence acarienne* et *sillon*) et par des éruptions inflammatoires symptomatiques qui varient suivant l'âge de la maladie, l'âge du sujet contaminé et les prédispositions individuelles.

HISTORIQUE. — Hippocrate et Galien ont confondu la gale avec un certain nombre d'autres affections cutanées, de sorte qu'il faut arriver à Celse pour voir la *scabies* considérée comme une maladie particulière. Telle est l'opinion du savant Lorry généralement adoptée. — Mais il est au moins douteux que la description de Celse s'appliquât à la gale, et Biett pensait qu'elle se rapportait plutôt au *lichen agrius*.

C'est à Avenzoar que revient l'honneur d'avoir, le premier, signalé l'existence d'un animalcule qui n'est évidemment autre que le sarcopte ; mais, chose étrange et sur laquelle j'ai déjà appelé votre attention, le rapport entre la maladie et le parasite a été méconnu, car c'est à un autre chapitre que l'auteur arabe traite de la *scabies*. Aussi la question fit-elle peu de progrès, et les médecins continuèrent à attribuer la maladie à un vice du sang, à la bile, à l'atrabile, à une pituite salée.

Trois siècles et demi plus tard, A. Paré commet la même erreur, et, après avoir parlé dans des termes remarquables des *cirons* qui excitent, dit-il, *une fascheuse démangeaison et gratelle*, il traite ailleurs de la *rongne* (gale) dont la cause se trouve dans une *pituite nitreuse et salée*.

Mouffet, le premier, indique clairement le point précis où l'on trouve le sarcopte de la gale (*Insectorum sive minimorum animalium theatrum*, 1634); il dit expressément qu'on ne doit pas le chercher dans les vésicules... : *non in ipsis pustulis, sed prope habitant*.

Cette observation très exacte n'attire pas l'attention des savants, et, en 1687, Cestoni, pharmacien de Livourne, reproduit les vieilles erreurs sur le ciron et le lieu qu'il occupe; cependant il rejette les explications des médecins qui rapportent la maladie à une cause interne ; pour lui, l'animalcule est l'unique cause de la gale, et il en conclut logiquement qu'on doit se borner , pour le traitement, à faire des applications extérieures, destinées à le détruire.

En 1757, Richard Mead publie un ouvrage dans lequel il consacre un excellent chapitre à la gale, qu'il considère avec Cestoni comme une affection purement locale, produite par le ciron et qu'on doit combattre par des moyens externes.

C'est vers la même époque que Linné confondit *l'acarus scabiei* avec la mite de la farine, erreur signalée et réfutée par d'autres savants naturalistes entre lesquels on doit distinguer de Geer qui donna un dessin du sarcopte en 1778.

Morgagni (1779), qui dit avoir extrait lui-même de plusieurs pustules le ciron de la gale, est indécis sur la nature de la maladie ; tantôt elle est engendrée par le ciron, tantôt c'est la malpropreté, une alimentation mauvaise qui la produisent.

Quant à Wichmann (1786), il décrit la gale comme une affection parasitaire.

Les esprits restaient divisés, et sous l'influence des théories d'Hahnemann, la majorité des médecins croyait à une relation intime entre la gale et un grand nombre de maladies graves, tandis que des dermatologistes de premier ordre croyaient encore à l'existence du sarcopte qu'ils cherchaient cependant en vain. C'est alors (1812) que M. Galès de Belbèze, pharmacien de l'hôpital Saint-Louis, publia une dissertation sur la gale, et annonça avoir constamment trouvé *dans les pustules* l'animalcule tant cherché, dont il donnait le dessin. Ce travail eut un grand retentissement, quoique personne ne pût retrouver le ciron découvert ; et pendant plus de quinze ans, la figure publiée par Galès fut reproduite dans tous les livres comme la représentation exacte du parasite de la gale. Les recherches toujours infructueuses d'Alibert et de Biett firent naître des doutes, et enfin M. Raspail (1829) démontra que l'animalcule représenté par Galès n'était autre chose que le *ciron du fromage.*

L'incrédulité rentra donc dans les esprits, et ce ne fut qu'en 1834 qu'un étudiant en médecine, François Renucci, assistant à la clinique d'Alibert, proposa de montrer séance tenante, le sarcopte que le maître déclarait n'avoir jamais vu et que les pauvres femmes de la Corse savaient extraire avec une étonnante facilité. — L'expérience eut un tel succès que les plus aveugles furent obligés de se rendre à l'évidence ; l'existence du sarcopte devint un fait acquis à la science, et dès lors les partisans exagérés de la doctrine humorale durent considérer l'animalcule, sinon comme la cause, au moins comme le produit de la maladie.

Les travaux se multiplièrent vers cette époque et l'on vit paraître successivement, à des intervalles très rapprochés :

les excellentes thèses de **MM.** Albin Gras et Renucci, le *Traité des maladies de la peau* de M. Rayer, dans lequel la gale est attribuée au contact du liquide contenu dans les vésicules, erreur déjà réfutée par les expériences de M. Gras; la thèse importante de M. Aubé; enfin, l'article GALE du *Dictionnaire de médecine*, article remarquable, rédigé par Biett.

En 1845, M. Hebra (de Vienne) publie un mémoire important, dans lequel on trouve des considérations intéressantes sur le siége et surtout sur le mode de propagation de la maladie.

M. Hébra pensait que les mains et les pieds étaient le siége presque exclusif de la maladie; deux fois seulement sur cent, dit-il, le mal se propage à d'autres parties du corps. Aussi le médecin allemand se bornait-il, pour tout traitement, à faire aux pieds et aux mains des frictions avec des substances parasiticides.— M. Cazenave adopta cette pratique sans aucune modification, et quand, en 1850, je fus chargé du traitement de la gale à l'hôpital Saint-Louis, la méthode des frictions partielles était seule en usage; combien de galeux n'étaient pas guéris! C'est alors que j'établis la nécessité des frictions générales comme le seul moyen de détruire sûrement tous les acares; les guérisons, si rares jusqu'alors, devinrent à peu près constantes, et la durée du traitement fut réduite à quelques jours.

Il n'était pas encore question du sexe du sarcopte et l'on croyait généralement que cet animalcule était mâle et femelle à la fois. Cependant, dès 1840, M. Bourgogne possédait dans sa collection un acarus mâle que lui avait procuré, avec un grand nombre de femelles, un employé de l'hôpital Saint-Louis. En 1851, M. Lanquetin, alors interne de M. Cazenave, après avoir pris connaissance des préparations de

M. Bourgogne, se mit à la recherche de l'acarus mâle dont l'existence était pour lui incontestable, et dans le mois de mars de la même année, il eut le bonheur de trouver plusieurs mâles soit seuls, soit accouplés. Peu de temps après, un dessin de l'animalcule fut publié, et la nouvelle découverte fut acceptée sans contestation.

En 1852, parut le mémoire de M. Bourguignon, couronné par l'Académie des sciences, le plus complet qui ait été publié sur la gale. La partie entomologique est extrêmement intéressante; mais, au point de vue pathologique, ce travail renferme plusieurs erreurs, signalées par M. Lanquetin dans la seconde édition de sa *Notice sur la gale* (1859).

Je vous ai déjà parlé de la leçon clinique de M. Devergie, publiée en 1852 par le *Moniteur des hôpitaux*, et dans laquelle le sarcopte est considéré, dans certains cas, comme le produit de la maladie; erreur vivement combattue et réfutée l'année suivante par M. Piogey, dans un mémoire très remarquable où la gale des parties génitales occupe une place importante.

Dans la même année 1853, la *Gazette des hôpitaux* publie la leçon de M. Hardy sur la gale; pour mon honorable collègue, la maladie est essentiellement parasitaire, la forme papuleuse est plus fréquente que la vésiculeuse, mais papules, vésicules, pustules le cèdent beaucoup en importance au sillon et au sarcopte. Ai-je besoin de vous rappeler que M. Hardy, perfectionnant le traitement inauguré par nous en 1850, en a réduit la durée à deux heures?

A la même époque, paraît le *Traité élémentaire des maladies de la peau* de M. Chausit où la gale n'est plus rangée parmi les affections vésiculeuses, comme dans l'ouvrage de M. Cazenave.

Enfin, une mention spéciale est due à la *Notice sur la gale* (2ᵉ édition) de M. Lanquetin, parue en 1859, après la publication de nos *Leçons sur les affections parasitaires*; l'auteur de ce travail remarquable présente des détails nouveaux et intéressants sur l'anatomie de l'acarus mâle, découvert par lui quelques années auparavant; l'appareil génital y est parfaitement décrit (1).

NOSOGRAPHIE. — On peut distinguer trois périodes dans la marche de la gale.

La première période, ou période d'incubation, a une durée fort variable; tantôt c'est au bout de deux ou trois jours, et tantôt après un mois ou six semaines que le parasite manifeste sa présence par les phénomènes que nous étudierons tout à l'heure.

On dit généralement que tout est silencieux pendant cette première période qui correspond à la période de germination des végétaux parasites; c'est une erreur. Presque toujours des démangeaisons plus ou moins vives se font sentir sur les parties du corps que le sarcopte occupe; et il n'est pas rare d'observer en même temps des éruptions fugaces, mal déterminées, telles que des traînées érythémateuses.

La seconde période, ou *période d'état*, est la plus importante et même la seule admise par la plupart des dermatologistes; elle est essentiellement caractérisée par l'apparition de l'animal parasite à la surface de la peau, dans des points déterminés (extrémité des sillons). Sans doute les sarcoptes existaient déjà sur la peau et nous admettons bien volontiers avec M. Chausit que leur présence constitue le premier temps de la gale, puisque c'est à eux que nous avons rap-

(1) Voir, pour de plus amples détails sur les considérations historiques, cette partie importante de l'ouvrage de M. Lanquetin.

porté les symptômes du début. Mais ce n'est pas, à mon sens, une raison suffisante pour ne pas distinguer deux périodes dans la marche de l'affection ; et rarement on oserait, au début de la maladie, porter un diagnostic avant d'avoir pu découvrir un ou plusieurs sillons avec la saillie formée par l'animalcule à leur extrémité. — L'apparition de ces deux signes pathognomoniques de la gale est donc un fait important dans la marche de la maladie, au même titre que la manifestation extérieure du champignon dans les teignes, et nous autorise à maintenir des divisions très naturelles.

Quatre ordres de symptômes méritent de fixer l'attention, dans cette deuxième période ; ce sont : 1° les symptômes fournis par les parasites (sarcoptes) ; 2° les symptômes résultant des modifications que les parasites impriment directement à la peau et à ses annexes (sillons) ; 3° les éruptions symptomatiques ; 4° enfin, les phénomènes sympathiques (troubles de l'innervation cutanée).

1° *Symptômes fournis par le parasite.* — Nous entrerons ici dans quelques détails pour combler une lacune importante de la première édition de cet ouvrage.

Le *sarcopte* (σαρξ, chair, — κοπτειν, couper) ; appelé aussi *acarus scabiei* doit être distingué de l'acarus du fromage et de l'acarus de la farine avec lesquels il offre de nombreux points de ressemblance ; vous vous rappelez sans doute l'erreur de Galès. Qu'il me suffise de dire ici que les acares de la farine et du fromage ont le corps divisé en deux parties par un sillon transversal, que leurs pattes ne sont pas disposées en deux groupes, que les caroncules des pattes antérieures sont rudimentaires, que ces petits animaux ont des yeux et que leur appareil buccal est dépourvu de mâchoires. Ces caractères suffisent pour ne pas les confondre avec le sarcopte dont nous allons maintenant donner une description sommaire.

Le sarcopte doit être considéré non comme un insecte, mais comme une arachnide trachéenne dégradée (Moquin-Tandon) ; il est probable qu'il respire par la surface cutanée et non par la bouche, comme le pense M. Bourguignon. Borel, le premier, vers le milieu du xviiᵉ siècle, signala la ressemblance du ciron de la gale avec la tortue. Cet animalcule est mou, blanchâtre, transparent, luisant ; sa forme est arrondie ; il a 0^{mm},33 de long sur 0^{mm},25 de large. Le dos, plus bombé que le ventre, porte un certain nombre de tubercules cornés (aiguillons) : les uns pleins (ce sont les plus petits), les autres creusés d'un canal ; l'abdomen présente des rides transversales, irrégulières, généralement curvilignes ; les bords sont un peu sinueux ; en arrière, sur la ligne médiane, on observe une échancrure au niveau de laquelle, sur le dos, se trouve l'anus avec deux paires de longues soies.

Les pattes, au nombre de huit, forment quatre paires, deux antérieures, et deux postérieures fort éloignées des premières. Les pattes antérieures se terminent par une partie très déliée, roide, tubuleuse, portant à son extrémité une ventouse (*ambulacre*), disposition remarquable qui facilite singulièrement la progression de l'animal. Les pattes postérieures sont abdominales et terminées par une longue soie arquée, sans ventouse.

On donne le nom d'apodèmes aux parties dures qui constituent le squelette. Un apodème médian représente le sternum ; les apodèmes latéraux occupent le bas des pattes et représentent les épimères des insectes.

Le rostre du sarcopte, petit, étroit, obtus, de forme ovoïde, offre deux soies à son origine et se compose de deux mandibules, de deux mâchoires et de deux palpes maxillaires énormes formés de trois articles et portant trois poils, le tout entouré d'un rebord mince, membraneux, représentant des joues. Les mandibules, à leur extrémité, sont disposées en crochet et forment une pince avec le prolongement du rostre qui les reçoit. Je mentionne enfin le menton situé sur la convexité des mâchoires, et la lèvre inférieure qui forme le plan le plus inférieur et sur laquelle on distingue une languette lancéolée.

La bouche se continue avec l'œsophage et celui-ci avec l'estomac (Wieger); l'intestin est court; le rectum, à peu près droit (Bourguignon), se dilate avant de s'ouvrir au dehors.

Le système nerveux est représenté par un renflement transversal, situé près de l'œsophage, et d'où partent en avant et en arrière des filaments très déliés. — Nous avons déjà dit que le sarcopte n'avait pas d'yeux.

L'appareil génital de la femelle est constitué par une fente transversale (vulve) située en arrière de l'apodème sternal et communiquant avec un corps glanduleux (ovaire).

L'appareil mâle, très bien décrit par M. Lanquetin, est situé à la partie postérieure et médiane de l'abdomen; soutenu et protégé par une pièce cornée qui s'articule avec les apodèmes des pattes postérieures, il se compose de deux testicules, de deux prostates, et d'un pénis avec son fourreau.

Ce n'est pas seulement l'appareil génital qui distingue les deux sexes. — Le sarcopte mâle est plus petit (de près de moitié); chez lui, les saillies cutanées du dos sont moins nombreuses, les pattes postérieures moins écartées et leurs apodèmes unis sur la ligne médiane; la troisième paire a des poils plus longs; enfin, et c'est là le principal caractère distinctif, la dernière paire plus courte porte, comme les paires antérieures, des ambulacres terminés par une ventouse.

Les mâles, beaucoup plus rares que les femelles, ne creusent pas de sillons; mais, doués d'une certaine agilité, ils parcourent sans cesse la surface du corps et cherchent habituellement un abri sous les croûtes, sous les saillies épidermiques qui avoisinent les sillons. Au point de vue du diagnostic ils n'ont vraiment pas d'importance.

Après la fécondation, les œufs grossissent dans le corps des femelles et peuvent acquérir un volume considérable avant d'avoir été déposés dans le sillon ; ils sont ovoïdes, lisses et comme nacrés, ressemblant parfaitement aux perles de l'*Unio margaritifer*. Chaque femelle peut, dans un mois, et après une seule fécondation, en pondre une vingtaine.

Il faut une dizaine de jours aux œufs pour se transformer en larves ; celles-ci sont petites (un sixième de millimètre de long), n'ont que six pattes et sont néanmoins fort agiles. Au bout de quelques jours, elles s'engourdissent, perdent leur peau ; les organes sexuels apparaissent avec les dernières pattes et l'animal arrive à l'état parfait.

Au point de vue pathologique, la femelle seule a une grande importance. Après avoir choisi un endroit à sa convenance, elle y creuse, dans l'épaisseur de l'épiderme, une sorte de galerie (sillon) dont elle occupe toujours l'extrémité, sous la forme d'un petit point blanc, brillant, assez saillant pour mériter le nom d'*éminence acarienne* que nous lui avons donné. Il est facile, avec un peu d'habitude, de mettre l'animalcule à découvert et de le faire sortir de son gîte. On se sert à cet effet d'une aiguille ou d'une épingle ; on déchire l'épiderme à un millimètre environ du point blanc vers lequel on se dirige avec précaution, et l'on passe l'instrument sous l'animalcule qui s'y cramponne en se tenant immobile

pendant quelques instants; il ressemble alors à un grain de
fécule. Mais bientôt il exécute des mouvements qu'on peut
apercevoir même à l'œil nu. — Si l'on place ce point blanc
sous le champ du microscope, on trouve tous les détails de
structure que nous avons mentionnés tout à l'heure.

2° *Modifications imprimées directement par le parasite
à la peau et à ses annexes.* — Les *sillons* sont la seule lésion
directe que produisent les sarcoptes. Nous avons déjà dit
que c'était la femelle seule qui creusait ces espèces de gale-
ries dans l'épaisseur de l'épiderme; elle se met au travail dès
qu'elle a choisi le lieu de sa résidence. C'est avec le rostre et
en se soulevant très obliquement sur les longues soies de ses
pattes postérieures qu'elle attaque la peau; après avoir creusé
pendant quelque temps, elle revient en quelque sorte sur ses
pas, incise à droite et à gauche de cette première ouverture,
afin d'élargir la voie qui doit livrer passage à son corps tout
entier. L'animalcule pénètre alors sous l'épiderme d'où il ne
peut sortir qu'en ouvrant sa galerie; la longueur des pattes
postérieures, la direction des appendices cornés sont un obstacle au recul.

Les sillons constituent le symptôme le plus important de
la gale, car ils indiquent le point où l'on doit trouver le sarcopte; et quand ils sont bien apparents, il est presque inutile de s'occuper du parasite, ce symptôme suffisant à lui
seul pour reconnaître la maladie. Aussi, à la consultation,
nous voyez-vous presque à chaque instant à la recherche de
cette lésion spéciale de la peau chez les sujets qui présentent
des éruptions de nature suspecte.

Les apparences de ces terriers épidermiques sont différentes
suivant l'âge de l'affection, la finesse de la peau, les habitudes de propreté des malades.... En général, ils ressemblent
aux traînées blanchâtres qu'on produit en promenant légè-

rement une épingle sur la peau. Quand les sujets atteints
par le sarcopte ont la peau fine et sont propres, le sillon est
blanc grisâtre ; au contraire il est noirâtre chez les sujets
malpropres, dont la peau est dure et épaisse ; enfin, il prend
la teinte imprimée à la peau par certaines professions.
(Lanquetin.)

La longueur des sillons varie de quelques millimètres à
1 ou 2 centimètres, suivant la durée de la maladie; leur
direction n'a rien de fixe, et sur le même sujet ou en trouve
de toutes les façons, droits, courbes, anguleux. En regardant
avec attention à l'aide d'une loupe, on reconnaît aisément que
l'apparence noirâtre ou grisâtre de ces traînées est due à une
succession de points foncés, correspondant à de petites solutions de continuité qui donnent accès à l'air et par lesquelles,
suivant quelques auteurs, sortiraient les larves après leur
éclosion. Dans l'intérieur de la galerie épidermique, on peut
distinguer, au microscope, des fèces d'acare, des œufs à divers degrés de développement, enfin des larves et quelquefois des débris de peau flétrie provenant de la métamorphose
de ces dernières (1).

Chaque sillon a deux extrémités, l'une ouverte, inégale,
correspondant au point où le parasite a pénétré dans la peau,
l'autre fermée, arrondie, où il se tient, qui paraît plus spa-
cieuse que les parties voisines de la galerie.— La profondeur
de celle-ci n'est pas toujours la même : tantôt le parasite
demeure à la partie superficielle de l'épiderme, recouvert
par une lamelle très mince; tantôt il avoisine le derme.
Aussi M. Piogey admet-il deux espèces de sillons : les uns
intra-épidermiques, les autres sous-épidermiques. Dans ce

(1) Voyez, dans l'ouvrage de M. Moquin-Tandon, p. 292, un dessin représentant un sillon.

dernier cas, le prurit serait plus violent et accompagné d'une véritable douleur.

C'est surtout aux mains, dans les intervalles des doigts, à la face antérieure du poignet que les sillons se trouvent ; c'est ensuite au pénis chez l'homme, aux seins chez la femme qu'on le rencontre le plus souvent. Leur nombre est extrêmement variable ; chez tel malade, en un instant, on en découvre plusieurs, tandis que chez tel autre il faut chercher longtemps pour en trouver seulement un. Ces variations ne sont nullement en rapport avec l'abondance des phénomènes éruptifs, mais plutôt avec certaines conditions de terrain qui favorisent ou contrarient le développement des acares. Je vous ai déjà parlé d'un malade que j'ai eu l'occasion d'observer, dont les mains étaient couvertes de sillons, tandis qu'en aucun point il n'existait d'éruptions inflammatoires. M. Lanquetin cite également une jeune hystérique qui n'éprouva pas de démangeaisons, bien que couverte de sillons, et chez laquelle la peau était, pour ainsi dire, saine. Dans ces cas, rares d'ailleurs, les sujets sont atteints de la gale sans avoir la psore. La multiplicité de l'éruption psorique survient sous l'influence d'une prédisposition spéciale.

Mais s'il n'y a pas de relation entre les sillons et l'abondance des éruptions symptomatiques, il existe une connexion qu'il est impossible de nier entre les formes éruptives et le nombre des sillons ; car c'est un fait d'observation, ces derniers sont rares dans la gale pustuleuse, et, au contraire, nombreux dans la gale papuleuse.

Peut-on dire avec quelques auteurs que, des deux extrémités du sillon, l'une correspond toujours à une vésicule et l'autre à l'éminence acarienne ? J'accorde volontiers que cette disposition de la vésicule soit la règle générale, mais ce rapport est loin d'être constant, et M. Piogey dit avec raison que la vésicule peut se trouver sur n'importe quel point du sillon ; il ajoute qu'elle peut même manquer quel-quefois. Il n'est pas rare de la trouver voisine de l'acarus, à tel point qu'il est très difficile de ne pas l'ouvrir quand on veut extraire l'animalcule. Quelquefois le sillon passe sur la vésicule qu'il semble traverser et l'extraction du sarcopte est encore plus difficile ; c'est dans ce cas que le moindre frot-tement, au dire de M. Lanquetin, amènerait la rupture de la vésicule dans le sillon, et, comme conséquence, la mort du parasite et la possibilité de le trouver dans la sérosité. Enfin, il peut arriver que le sillon, en forme de cercle plus ou moins complet, circonscrive la vésicule.

3° *Éruptions symptomatiques.* — Le sarcopte, avons-nous dit tout à l'heure, joue dans la peau le rôle d'un corps étranger, et produit, comme les champignons des teignes, diverses éruptions inflammatoires. Mais, tandis que les para-sites végétaux demeurent fixes dans le siége qu'ils occupent, le sarcopte de la gale est souvent en mouvement, fouillant, pour ainsi dire, tous les éléments de la peau. Il exerce donc une action plus irritante que les cryptogames, et il n'est pas étonnant qu'il produise successivement ou simultanément des éruptions inflammatoires multiples, vésiculeuses, papu-leuses, pustuleuses.

Pour quelques auteurs, l'action du parasite animal sur la peau n'est pas seulement mécanique ; le sarcopte inoculerait, en creusant sa galerie, un virus dont l'absorption détermi-nerait une éruption cutanée ; M. Moquin-Tandon n'hésite pas à le considérer comme un animal venimeux, et, à cause de l'analogie qui existe entre les antennes-pinces des araignées et les mandibules des sarcoptes, il pense que ce sont ces der-niers organes qui inoculent le venin en s'enfonçant dans la peau. — Cette opinion est également celle de M. Bourguignon, qui dit, page 163 : « L'acarus inocule incontestablement un principe morbide auquel il faut attribuer l'évolution inévitable des éruptions papuleuse, vésiculeuse et pustuleuse.» — M. Lanquetin, au contraire, trouve cette assertion au moins très contestable.

Presque toujours ce sont des vésicules qui paraissent les premières, ou plutôt des papulo-vésicules acuminées, transparentes au sommet, rosées à la base ; elles manquent si rarement qu'elles étaient, avant la découverte du parasite et des sillons qu'il creuse, considérées comme le signe pathogno-monique de la gale, et que M. Cazenave, en 1847, rangeait encore cette affection parasitaire parmi les affections vésiculeuses. — Le siége habituel de ces papulo-vésicules est le même que celui du parasite ; c'est principalement dans les intervalles des doigts qu'on les observe avec leurs caractères bien accusés. Deux causes contribuent surtout à leur développement : le parasite et l'action des ongles. — Tantôt ces vésicules se dessèchent et disparaissent rapidement, laissant à leur place une petite croûte jaunâtre et mince ; tantôt, irritées par le frottement ou par des applications topiques, elles se transforment en pustules et ont une durée plus longue. Mais les pustules peuvent aussi se montrer d'emblée, pustules d'impétigo ou, plus souvent, pustules d'ecthyma, parfois accompagnées de bulles, de furoncles et d'adénites sympathiques.

Quant aux papules, elles sont plus fréquentes, dans la gale, que toute autre éruption ; suivant M. Hardy, elles ne manqueraient qu'une fois sur cent, tandis que les vésicules manquent une fois sur dix et les pustules une fois sur sept.

4° *Phénomènes sympathiques.* — Le prurit, qui existait déjà à la première période, devient intense à la seconde, et forme alors un des symptômes les plus pénibles pour les malades auxquels souvent il ne laisse pas un instant de repos. C'est surtout pendant la nuit que les démangeaisons se font sentir et rendent le sommeil impossible. Sans doute cette exacerbation si marquée n'est pas sans quelque rapport avec les habitudes de l'acarus qui est en pleine activité à ce moment, tandis que pendant le jour il garde le repos, blotti dans son gîte à l'extrémité du terrier qu'il s'est creusé. Mais il faut faire une égale part d'influence à la chaleur du lit dans la production de ce phénomène qu'on observe dans toutes les affections cutanées accompagnées de prurit; et tous les galeux savent bien que la chaleur du feu, l'exercice, l'usage des boissons alcooliques agissent dans le même sens.

Les malades ne cessent de se gratter et souvent ils se déchirent la peau avec les ongles. On voit alors dans la gale, au milieu des diverses éruptions symptomatiques, de longues traînées noirâtres produites par du sang desséché et tout à fait semblables à celles qu'on observe dans le prurigo. Outre ces lésions mécaniques immédiates, l'action des ongles produit presque inévitablement une irritation plus ou moins vive de la peau, et, sous cette influence, de nouvelles éruptions se montrent et se confondent avec celles que produit le sarcopte.

Ainsi, n'oubliez pas que les éruptions cutanées inflammatoires, que l'on observe chez les galeux, en dehors des complications, peuvent être attribuées à deux causes : d'abord à la présence du parasite, et puis à l'action purement mécanique des ongles. Aussi, peut-on voir dans cette affection parasitaire des alternatives fréquentes d'amélioration et d'aggravation; est-il étonnant que des applications émollientes fassent disparaître en tout ou en partie les éruptions qu'une cause irritante a fait naître?

La maladie peut durer ainsi des mois et même des années,

avec ces alternatives et ces formes diverses ; peut-être même ne disparaîtrait-elle jamais si on ne l'attaquait par des moyens convenables.

Mais, que la guérison soit spontanée (fait au moins extrêmement rare) ou qu'elle soit produite par un traitement insecticide, on voit se manifester les phénomènes que nous rattachons à la troisième période ou période de déclin.

Les parasites meurent et disparaissent dans les divers points qu'ils occupaient à la surface du corps, les éruptions s'éteignent graduellement, l'épiderme se détache au niveau des sillons dont il ne reste bientôt plus aucune trace. Quant aux démangeaisons, elles persistent quelquefois très longtemps après les autres symptômes ; elles sont cependant moins vives qu'à la période d'état de la maladie et elles diminuent de jour en jour.

Il n'est pas inutile de vous rappeler ici l'influence qu'exercent sur la gale, les maladies générales, aiguës, qui affectent profondément l'organisme. Non-seulement les éruptions symptomatiques sont modifiées, mais le sarcopte lui-même est atteint ; il disparaît avec tous les autres symptômes et il ne reste plus sur la peau la plus légère trace de l'affection parasitaire. Quand le malade revient à la santé, le parasite ne tarde pas à reparaître et à produire les mêmes accidents ; déjà, à propos de la teigne faveuse, nous avons signalé ce curieux phénomène que les auteurs n'expliquent pas de la même façon. *L'acarus sommeille*, dit M. Bourguignon ; *il se contente de vivre maigrement, sans doute, car sa fécondité en reçoit une vive atteinte ; mais il continue de vivre, de sorte qu'au retour de la santé, on le rencontre parasite vivace.* M. Lanquetin, à qui j'emprunte cette citation, pense au contraire que le sarcopte abandonne la surface du corps dès qu'il n'y trouve plus les conditions nécessaires à son

existence ; ce sont les œufs, dont l'éclosion peut-être a été
retardée, qui produisent une nouvelle génération de sarcoptes à l'époque de la convalescence.

Complications. — Les complications de la gale sont les
mêmes que celles des teignes : tantôt des affections parasitaires de nature végétale ; tantôt des éruptions artificielles
(presque toujours produites par des traitements intempes-
tifs) ; tantôt enfin, et le plus souvent, des éruptions constitutionnelles (dartreuses, scrofuleuses).

Quant à l'influence qu'on attribuait autrefois à la psore
sur le développement de certaines maladies graves, elle n'est
plus admise dans le monde médical depuis que la nature
parasitaire de l'affection est bien connue.

La gale n'a pas toujours la même forme, elle n'occupe pas
toujours le même siége. Aussi admettons-nous avec presque
tous les auteurs des variétés de forme et des variétés de siége.

Variétés de forme. — Bateman distinguait quatre variétés :
la gale papuliforme, la gale lymphatique, la gale purulente
et la gale cachectique. La plupart des auteurs modernes ont
adopté cette division, en supprimant toutefois la variété
lymphatique.

On admet généralement et avec raison que, dans la gale
papuleuse, il y a beaucoup d'animaux parasites et, par suite,
un grand nombre de sillons ; dans les cas où les vésicules et
les pustules prédominent (forme humide de Sennert), on ne
trouve, au contraire, que très peu de sarcoptes et de sillons.
On peut dire aussi avec M. Cazenave que les pustules existent
surtout chez les sujets lymphatiques, tandis que la forme
lichénoïde se montre de préférence chez les individus nerveux.

La forme cachectique de Bateman répond sans doute à ces
cas dans lesquels, par suite de grattages ou de traitements

irrationnels, les éruptions sont confluentes et tenaces (*gales invétérées*); souvent aussi ces éruptions dépendent d'une complication dartreuse, scrofuleuse, etc., éveillée par la présence du parasite (*gales compliquées*); on voit alors un mélange obscur de plusieurs éléments éruptifs. Mais toutes ces distinctions n'ont pas grande importance et la gale cachectique n'est souvent pas plus sérieuse que telle autre variété.

M. Lanquetin fait mention à la page 77 de sa *Notice sur la gale*, d'une forme particulière, à caractère grave, dans laquelle la peau se transforme en une croûte épaisse, dure, presque entièrement composée de sarcoptes avec leurs œufs et leurs excréments (1). Il n'existe dans la science que trois observations de cette affection singulière; la dernière, prise en 1856 dans le service de M. Cazenave, a été publiée en entier dans l'ouvrage que je viens de citer.

Variétés de siége. — L'affection est tantôt générale et tantôt partielle.

La gale générale est la plus commune ; elle débute presque toujours par les mains et les poignets, et de là s'étend aux autres parties du corps. Le malade éprouve des démangeaisons et bientôt, aux commissures des doigts, à leur face interne, paraissent des vésicules acuminées, papuleuses à la base, transparentes au sommet (papulo-vésicules); quelquefois ces vésicules ont une apparence perlée. En même temps les sillons se forment et deviennent distincts sur les doigts, dans les commissures, à la face antérieure du poignet.

Mais le parasite ne demeure pas longtemps localisé aux mains, qui peuvent le transporter sur tous les points de la surface du corps et plus particulièrement aux parties

_____

(1) C'est la gale de Norvége, si bien décrite par le professeur Boek.

sexuelles chez l'homme, à cause du contact immédiat si fréquemment occasionné par le besoin d'émission de l'urine.
Aussi la gale de la verge est-elle très commune, et M. Piogey
(mémoire cité) avance que huit fois sur dix, chez les galeux,
on trouve des sarcoptes sur cette partie du corps. Les caractères sont ici un peu différents de ceux qui appartiennent à
la gale des mains et des poignets : les vésicules perlées sont
remplacées par de grosses papules qui deviennent quelquefois
purulentes au sommet, et sur lesquelles on distingue ordinairement le sillon sous la forme d'une petite trainée obscure ; à l'extrémité de ce sillon se trouve toujours le point
blanc caractéristique, l'éminence acarienne.

Dans quelques cas (M. Piogey en cite cinq dans son mémoire), l'affection n'existe qu'à la verge ; c'est une gale partielle qui, à beaucoup d'égards, peut être rapprochée de la
gale localisée aux seins chez la femme. La théorie Piogey
est-elle ici en défaut ? — Non, assurément. Les animaux
parasites ont été portés sur ces parties par une main conta-
minée, non plus, il est vrai, par la main du malade, mais
par une main étrangère. Comment donc M. Devergie n'a-t-il
pas songé à un mode de contagion si naturel ?

Le début de la gale par les fesses, le ventre, etc., se conçoit tout aussi aisément. Sur les fesses, le sarcopte produit
habituellement des éruptions pustuleuses plus ou moins confluentes, assez souvent accompagnées de véritables furoncles.

En résumé, on peut dire que généralement la gale se développe sur les points où le contact a eu lieu. Ainsi les nour-
rices transmettent le plus souvent la maladie aux cuisses ou
aux fesses des enfants qui leur sont confiés ; après des rapports sexuels avec une femme galeuse l'affection parasitaire
se développera au pénis ; tandis que c'est le plus souvent aux
seins que le galeux communique la maladie à la femme.

Et si les mains et les poignets sont si fréquemment envahis par le sarcopte, M. Devergie n'entrevoit-il pas une explication bien simple de ce phénomène, sans faire intervenir encore une cause interne dont M. Piogey avait déjà fait bonne justice? — Ce n'est pas assurément que le sarcopte ait une prédilection marquée pour les mains, et il ne se donne pas pour arriver à ces organes autant de peine que paraît le croire M. Devergie; mais c'est avec les doigts seulement que le galeux peut se gratter et ce simple fait explique tout.

ÉTIOLOGIE. — Les causes doivent être distinguées en prédisposantes et efficientes.

Les premières n'ont qu'une médiocre importance. Le sexe, le tempérament, l'âge, etc., n'ont pas d'influence sur le développement du parasite, mais seulement sur les éruptions que le parasite produit. Ainsi, les enfants, les sujets lymphatiques auront plutôt des gales pustuleuses; les galeux robustes, sanguins, offriront plus souvent des éruptions papuleuses ou furonculaires. Les femmes, il est vrai, sont moins souvent affectées que les hommes; mais la différence qui existe, sous ce rapport, entre les deux sexes dépend uniquement des habitudes plus sédentaires de la femme qui est moins exposée à la contagion.

La misère, la malpropreté, la débauche, au contraire, favorisent singulièrement la contagion; aussi la maladie est-elle aussi rare dans la classe aisée que fréquente chez les pauvres qui viennent toujours en si grand nombre au traitement externe de l'hôpital, pendant l'hiver surtout, parce qu'à cette époque de l'année, à cause du froid, les ouvriers se réunissent plus volontiers et couchent plusieurs dans le même lit.

Le *sarcopte* ou *Acarus scabiei* est la seule cause détermi-

nante de la gale ; je répète, pour la dernière fois, qu'il n'est
jamais le produit de la maladie.

Si les parasites qui envahissent la surface de la peau sont
du sexe masculin, ils pourront bien déterminer quelque irritation sur les parties qu'ils occupent, mais leur nombre ne
pouvant augmenter, et la peau n'étant pas creusée par eux
comme par les femelles, quel que soit leur nombre, il n'y
aura point de véritable psore. Aussi avais-je raison de dire
que le sarcopte mâle ne jouait qu'un rôle secondaire. Les
mêmes considérations s'appliquent aux nymphes et aux
femelles non fécondées, car, dans ces divers cas, la propagation de l'espèce est impossible à moins d'une contagion
nouvelle, qui change alors les conditions dont nous venons
de parler.

Mais une seule femelle fécondée peut très bien, au bout de
quelque temps, produire l'affection parasitaire telle que
nous l'avons décrite. Les animalcules se propagent assez
vite et sont portés sur les différentes parties de la surface
du corps. Toutefois, dans la plupart des cas, il faut un
contact prolongé avec un galeux, pour que l'affection
se développe, et habituellement ce n'est pas un seul parasite qui est communiqué au sujet sain par le sujet contaminé.

La contagion s'opère par le contact médiat ou immédiat,
plus souvent de cette dernière façon. Si l'on peut, en effet,
contracter la gale en couchant dans un lit qu'un malade a
occupé, et où il a laissé quelques parasites, bien plus souvent
on la prendra en couchant avec le galeux même.

D'après les dernières recherches de MM. Bourguignon et
Delafond, certains animaux pourraient transmettre à
l'homme des sarcoptes, qui, creusant des sillons, produi-
raient une maladie analogue à celle que nous étudions ici.

DIAGNOSTIC. — Pour établir le diagnostic de la gale, il suffit de constater la présence du sarcopte ou une de ces altérations spéciales (sillons) qu'il imprime à la peau.

Dans la plupart des cas, on ne s'inquiète pas du parasite et l'on se borne à chercher les sillons qu'on trouve habituellement à la face interne des doigts, aux commissures, à la face antérieure du poignet. Il faut seulement un peu d'habitude pour découvrir ces lésions de la peau, qui sont parfaitement visibles à l'œil nu, de sorte qu'il n'est même pas nécessaire de se servir de la loupe pour procéder à l'examen. Mais si les caractères des sillons ne sont pas bien marqués, pour ne pas les confondre avec de simples déchirures de l'épiderme, il est nécessaire de se mettre à la recherche de l'animalcule qu'on doit extraire et qu'on découvre à l'une des extrémités des traînées grisâtres; il se présente sous l'aspect d'un petit point blanc, saillant, auquel nous avons donné le nom d'*éminence acarienne*. Nous ne reviendrons pas sur les caractères distinctifs des sillons; nous avons suffisamment insisté sur ce point en parlant des symptômes. Je vous rappellerai seulement qu'aux mains, leur siége d'élection, ils ressemblent à la traînée produite par une épingle qu'on promènerait légèrement sur la peau; qu'à la verge, où fréquemment ils se trouvent, ils ont un autre aspect; qu'ils varient aussi suivant la durée de la maladie, l'état de la peau, les habitudes des sujets...

Quelquefois ce signe pathognomonique de la gale est difficile, pour ne pas dire impossible à découvrir, surtout au début de la maladie, dans les cas de gale pustuleuse, accompagnée d'éruptions confluentes. Il faut cependant porter un diagnostic, car la crainte de la contagion ne permet pas une longue expectation.

Rarement on est dans l'embarras; et combien de fois

nous arrive-t-il, à la consultation de l'hôpital, de ne pas nous occuper des sillons, parce que nous avons sous les yeux des éruptions symptomatiques dont la nature parasitaire n'est pas douteuse ! Pensez-vous, d'ailleurs, que les dermatologistes fussent incapables de diagnostiquer la gale à l'époque encore peu éloignée où l'on ne connaissait ni le sarcopte ni les altérations spéciales qu'il produit à l'épiderme ? — Sans parler des vésicules à physionomie particulière auxquelles M. Cazenave attache tant d'importance, nous trouvons dans les formes éruptives des caractères suffisants pour éclairer notre jugement. J'appellerai principalement votre attention sur les phénomènes suivants :

Diversité des éruptions qui couvrent les mains, les poignets, les bras, les pieds ou la partie inférieure des jambes ; les mains surtout ;

— Papulo-vésicules coniques, peu nombreuses à la face interne des doigts ;

— Grosses papules rouges sur la verge ;

— Abondance des phénomènes éruptifs dans certaines régions, telles que les aisselles, les fesses, où le parasite établit son siége si volontiers ;

— Absence d'éruption sur la face.

— Démangeaisons vives avec exaspération très marquée pendant la nuit.

La gale partielle est plus difficile à reconnaître que la gale commune ; souvent on peut croire (principalement aux fesses) à l'existence de simples furoncles et quelquefois à une syphilide papuleuse.

Je n'établirai pas, comme l'ont fait presque tous les auteurs, le diagnostic différentiel entre l'eczéma, le prurigo, le lichen, d'une part, et la gale de l'autre, car les éruptions lichénoïdes, eczémateuses, peuvent être symptomatiques de la psore, comme elles le sont de la scrofule, de la dartre, etc.; quelquefois aussi ce sont des éruptions artificielles, différentes des affections parasitaires ou constitutionnelles dont nous venons de parler.

Ainsi, comprenez bien ma pensée, la difficulté ne consiste pas à distinguer une papule d'une vésicule ou d'une papulo-vésicule, mais à reconnaître si papules, vésicules ou pustules dépendent ou non de la présence du sarcopte dans la peau.

On donne le nom de *pseudo-gale* à quelques affections mal déterminées qui n'ont qu'une fausse analogie avec la véritable psore ; souvent elles sont produites par des parasites vivant sur la peau de certains animaux qui les ont accidentellement communiqués à l'homme. — Ces affections n'ont ni gravité ni durée, et de simples soins de propreté suffisent pour les faire presque immédiatement disparaître.

Dans des cas très rares, le diagnostic de la gale est extrêmement difficile et, après quelques jours d'expectation vaine, on est fort embarrassé sur la conduite à tenir. Dans le doute, n'hésitez pas à prescrire la friction insecticide dont les inconvénients sont de nulle valeur en comparaison des avantages qu'elle peut procurer.

Pronostic. — Il n'est pas un seul médecin aujourd'hui qui puisse considérer la gale comme une affection sérieuse. Quelle que soit la forme de la maladie, l'emploi des insecticides la fait toujours disparaître et habituellement c'est en quelques heures qu'une guérison complète et radicale est obtenue par ce moyen.

Les complications seules peuvent acquérir de la gravité, et l'ecthyma, par exemple, chez les enfants et les vieillards, peut persister après la guérison de l'affection parasitaire et résister longtemps au traitement le mieux dirigé.

Il n'est plus permis de croire à une influence quelconque de la gale sur la santé générale, ni à ces terribles accidents qui souvent pouvaient suivre, dans l'opinion des anciens, la rapide disparition de la maladie.

TRAITEMENT. — Trois indications dominent la thérapeutique :

D'abord il faut détruire les parasites qui produisent la maladie ;

En second lieu, combattre les éruptions symptomatiques ;

Enfin, modifier, s'il est nécessaire, la constitution des galeux.

Il me suffit d'avoir signalé ces deux dernières indications qui se rapportent moins à l'affection parasitaire qu'à ses complications.— Aucun médecin n'ignore que la gale ne met pas à l'abri de la scrofule, de la syphilis, et que ces maladies, quand elles existent, doivent être attaquées par les médicaments spéciaux. Vous savez tous aussi qu'après la friction générale, et quelquefois par le fait de cette friction, des éruptions paraissent ou persistent et nécessitent des soins bien entendus.

J'insisterai donc seulement sur la première indication qui est de beaucoup la plus importante et qu'on doit, par conséquent, faire passer avant toute autre. Rarement y a-t-il contre-indication à la friction immédiate ; il faut que la peau soit bien enflammée pour qu'on soit obligé de mettre d'abord en usage les émollients ou les antiphlogistiques.

Aujourd'hui on ne rencontre plus de médecins, à part quelques rêveurs, qui aient la prétention de guérir la gale par l'usage de médicaments internes. Les parasites, qu'il faut détruire, ne sont plus le produit d'humeurs viciées; ils occupent la surface de la peau, protégés par une pellicule d'épiderme ; par conséquent les moyens externes peuvent seuls les atteindre.

Pour arriver sûrement au but qu'on se propose, il faut (c'est dans la gale comme dans la teigne) que le parasite soit partout mis en contact avec les parasiticides ; c'est une condition indispensable que j'ai, le premier, nettement établie en 1850, époque à laquelle j'étais chargé, dans cet hôpital, du traitement de la gale. De là résultait la nécessité de la friction générale. — Sans doute, comme on nous l'objecte, cette dernière avait été préconisée longtemps avant nous, notamment par Helmerich et par Burdin, son élève ; mais dans quel but ? — Etait-ce pour remplir l'indication que nous avons formulée, pour atteindre partout le parasite avec l'agent qui doit le détruire ? — Nullement ; car Burdin lui-même dit expressément que la friction générale est préférable parce qu'elle permet l'absorption plus rapide et plus complète des *quatre onces* de pommade qui sont nécessaires pour corriger les humeurs.

Si donc la friction générale avait été conseillée et mise en pratique, elle n'avait point été assise sur des bases rationnelles ni solides. Aussi personne ne fut étonné de voir M. Cazenave, chargé avant nous du traitement des galeux à l'hôpital Saint-Louis, adopter la pratique d'Hébra (de Vienne) et se borner à la friction partielle des mains et des pieds.—D'autres, M. Rayer par exemple, étendaient la friction à toutes les parties malades, et la chance d'une guérison complète était évidemment plus grande ; mais trop souvent quelques sarcoptes étaient respectés sur des régions saines en apparence, et la maladie se reproduisait au bout de quelques jours, ou plutôt ne disparaissait jamais.

Il faut donc frictionner toute la surface du corps pour détruire tous les parasites qui l'occupent ; la tête seule est épargnée parce que l'animalcule ne s'y montre que dans des cas tout à fait exceptionnels.

Il ne suffit pas de frictionner tout le corps, il faut aussi que la friction soit assez rude pour rompre les sillons et mettre les sarcoptes en contact immédiat avec l'agent insecticide, condition essentielle et qu'on ne doit jamais perdre de vue. Aussi quelques auteurs ont-ils pu dire, non sans raison, que la composition du parasiticide était moins importante que la méthode avec laquelle on l'employait.

La préparation insecticide la plus usitée est la suivante, connue sous le nom de pommade d'Helmerich :

Axonge........................	200 grammes.
Soufre sublimé..................	50 —
Sous-carbonate de potasse	25 —

On peut la modifier de diverses façons pour la rendre plus agréable et moins irritante. Généralement, en ville, on ajoute des essences, on remplace l'axonge par la glycérine, on augmente la proportion de l'excipient....

Pour traiter un galeux, prenez donc 100 à 125 grammes de pommade d'Helmerich et, pendant vingt à vingt-cinq minutes, frottez rudement toute la surface du corps principalement les parties qui sont le siége de prédilection des animaux parasites, comme les mains, les pieds, les aisselles, les parties sexuelles, le périnée, le creux poplité. — Faites ainsi deux frictions à six heures d'intervalle, prescrivez un bain le lendemain ou le surlendemain, et affirmez au malade qu'il est parfaitement guéri.

J'avais réduit à deux ou trois jours la durée du séjour des galeux dans les salles de l'hôpital et, en cela, j'avais rendu un véritable service à l'administration de l'assistance publique. —M. Hardy, chargé après moi du traitement de la gale, a fait mieux encore. Aujourd'hui les malades ne sont plus admis à l'hôpital, et la durée du traitement qui n'est plus que d'une heure et demie, est divisée en trois temps égaux, de la manière suivante :

Premier temps : — friction générale avec du savon noir pour bien nettoyer la peau (*friction préparatoire, peut-être inutile*);

Deuxième temps :— bain simple pour ramollir l'épiderme;

Troisième temps : — friction générale avec la pommade d'Helmerich modifiée (axonge, 300 grammes; soufre, 50 grammes; sous-carbonate de potasse, 25 grammes).

Il faut aussi songer aux sarcoptes et aux œufs qui peuvent se trouver dans les vêtements, dans les draps surtout; tous les effets des malades seront donc exposés à l'air, lavés avec soin, ou, mieux encore soumis dans une étuve à une température de 80 degrés à laquelle les animalcules avec leurs œufs ne sauraient résister.

Après les frictions insecticides il reste dans le plus grand nombre des cas, un prurit et des éruptions secondaires qui persistent pendant un temps variable de quelques jours à un mois ou six semaines. Il faut recommander au malade, qui n'a que trop de tendance à se frictionner de nouveau, de cesser toute application de pommade soufrée et de se borner à l'emploi de bains simples ou amidonnés.

FIN.

TABLE ANALYTIQUE

PREMIÈRE SECTION.

Affections cutanées produites par les parasites végétaux.

CHAPITRE PREMIER. — Affections cutanées produites par les végétaux trichophytiques et onychophytiques.

TEIGNE TONSURANTE.

Historique. — Faits nombreux et embrouillés. — Ordre chronologique,
p. 151 et 152.

Teigne tondante de Máhon, 1829, p. 152 et 153.

Ce qu'il faut penser de l'*area* et de l'*ophiasis* des anciens, de la *tinea capillorum* de Sennert, du *Ringworm* des Anglais, p. 153.

En 1835, Alibert (2ᵉ édit.) admet une porrigine tonsurante, p. 153 et 154.

En 1840, M. Cazenave découvre que la teigne tondante de Mahon est une
affection herpétique (herpès tonsurant), p. 154.

En 1842, M. Gruby découvre et décrit le *microsporon mentagrophytes*. (Ce
n'est pas une espèce distincte.)

En 1844, le même auteur découvre un champignon dans l'herpès tonsurant, p. 154.

En 1846, Malmstem donne à ce champignon le nom de *trichophyton tonsurans*, p. 154 et 155.

En 1850, M. Cazenave (*Traité des maladies du cuir chevelu*) reconnaît la
contagion de l'herpès tonsurant, mais repousse la théorie végétale, p. 155.

En 1852, MM. Malherbe et Letenneur soutiennent la même doctrine.—
Faits nombreux et intéressants, p. 155.

En 1853 (*Recherches sur la nature et le traitement des teignes*), la teigne
tonsurante répondait exactement pour moi à l'herpès tonsurant, p. 155
et 156.

En 1854 (*Considérations sur la mentagre et les teignes de la face*), j'avance
que l'herpès circiné est quelquefois produit par le trichophyton.

En 1855 (*Leçons de sémiotique cutanée*), je soutiens que l'herpès circiné
est toujours de nature parasitaire.— Trois périodes dans la teigne tonsurante : herpès circiné, pityriasis alba, sycosis, p. 156.

En 1856 seulement, M. de Baerensprung dit vaguement qu'il existe un
champignon dans l'herpès circiné.— Dans la même année, M. Deffis
inocule le trichophyton ; — M. Chausit fait paraître son premier mémoire
sur le sycosis : erreurs nombreuses ; herpès circiné habilement rapproché du sycosis sous le nouveau nom de disques érythémateux. — Thèse
de M. Cramoisy, p. 156 à 159.

Depuis la publication de cet ouvrage (1ʳᵉ édition), nouveau travail de
M. Chausit sur le sycosis.— MM. Gibert et Hardy admettent les affections
parasitaires.— M. Gibert confond la vraie pelade avec la fausse et m'accuse bien à tort de confondre tous les sycosis, p. 159 à 162.

M. Hardy a tort de remplacer le nom de teigne tonsurante par celui de
trichophytie. Il ne croit pas qu'il existe de rapport entre les trois périodes
admises par nous, p. 162 à 164.

Définition, p. 164.

Nosographie. — Trois périodes comme dans la teigne faveuse.— Ici les variétés de forme ont moins d'importance que les variétés de siége, p. 164
et 165.

CHAPITRE III. — **Végétaux épithéliophytiques.**

DEUXIÈME SECTION.

Affections cutanées produites par les animaux parasites.

PREMIÈRE CATÉGORIE. — Affections cutanées produites par les animaux parasites qui vivent à la surface de la peau.

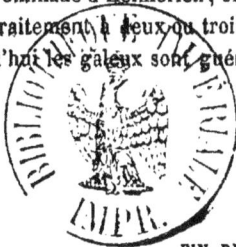

EXPLICATION DES PLANCHES

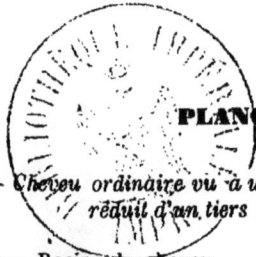

PLANCHE I.

FIG. 1. — *Cheveu ordinaire vu à un grossissement de 200 diamètres, réduit d'un tiers dans la gravure.*

A — Racine du cheveu.
B — La tige.
C — L'écorce.
D — La moelle.
E — Fibres longitudinales.
F — Fibres transverses.
G — Globules pigmentaires.
H — Plaques épidermiques de la tige.
I — Prolongement radiculaire de la tige.
K — La capsule.
L — Le bouton.
M — La souche.
N — L'origine du poil.
O — Chevelu de la racine.
P — Globules pigmentaires étoilés.
Q — L'origine des fibres longitudinales.
R — Cône à la naissance de la tige.
S — Gaîne ou canal épidermique du poil.
T — Membrane externe de la capsule.
V — Membrane interne de la capsule.
X — La capsule.

FIG. 2. — *Poil follet vu à un grossissement de 200 diamètres.*

A — Stries transverses.
B — Le bouton.
C — La souche.
D — L'origine du poil.
E — Globules pigmentaires étoilés.
F — L'origine des fibres longitudinales.

FIG. 3. — *Coupe horizontale de la peau, qui permet de voir les bulbes pileux avec leur papille.*

A — Papille pilifère.
B — Vaisseaux des papilles.
C — Tronc vasculaire dont les branches collatérales se rendent aux papilles.

Fɪɢ. 1. – *Cheveu provenant de parties atteintes de favus.*

A — Commencement de la tige.
B — Souche.
C — Bouton.
D — Fibres longitudinales entre lesquelles existent des spores.
E — Stries transverses.
F — Sporules sur la souche.
G — Sporules sur le bouton.
H — Filaments tubuleux.

Fɪɢ. 2. — *Cheveu extrait d'une plaque de teigne tonsurante.*

A — Tige du cheveu.
B — Extrémité supérieure rompue.
C — Extrémité inférieure cassée au niveau de la peau.
D — Fibres longitudinales écartées et brisées.
E — Sporules infiltrant la tige.
F — Tube sporulaire.

Fɪɢ. 3. — *Parcelle de poussière faveuse vue au microscope.*

A — Sporules isolées.
B — Spores en chapelet.
C — Tube formé de sporules réunies bout à bout.

Fɪɢ. 4. — *Parcelle de la poussière blanche, qui revêt les cheveux brisés de l'herpès tonsurant, vue au microscope.*

A — Sporules isolées.
B — Sporules réunies.
C — Tubes vides.
D — Tube sporulaire.

PLANCHE III.

FIG. 1. — *Parcelle de favus montrant des spores, des tubes sporulaires, des sporidies et des granules.*

A — Sporules isolées.
B — Sporules réunies.
C — Chaîne de sporules.
D — Tubes vides.
E — Tube sporulaire.
F — Filaments tubuleux réunis.
G — Granules.

FIG. 2. — *Parcelle de muguet, vue au microscope.*

A — Sporules.
B — Tubes vides.
C — Tube sporulaire.
D — Granules.

FIG. 3. — *Mince fragment de muscardine conservée dans une boîte depuis deux ans.*

A — Sporules isolées.
B — Chaîne de spores.
C — Tubes complexes.

FIG. 4. — *Fragment imperceptible de moisissure vu à un grossissement de 200 diamètres.*

A — Sporules.
B — Filaments tubuleux.

Fig. 1. — *Cheveu de favus vu à un grossissement de 300 diamètres.*

AA — Racine du cheveu dépourvue de sa capsule.
B — Renflement de la partie supérieure de la racine.
C — Bouton couvert de cryptogames.
D — Fibres longitudinales de la tige; spores dans les intervalles.
E — Sporules isolées sur la partie moyenne et les bords de la tige.
F — Petits groupes de spores sur le renflement de la souche.
G — Sporules sur le bouton.
H — Petits tubes de l'achorion intra-capsulaire répandus sur le bouton du cheveu.

Fig. 2. — *Cheveu de pelade ophiasique.*

AF — Partie inférieure de la tige.
FG — Racine du cheveu dépouillée de capsule.
C — Renflement sphéroïdal de la partie inférieure de la tige, formé par la dilatation et l'incurvation des fibres longitudinales entre lesquelles on aperçoit des spores.
B — Petit groupe de spores sur un des côtés de la tige.
D — Rupture des fibres longitudinales sur un point du renflement sphéroïdal de la tige.
E — Spores du renflement de la tige.
H — Grappe de *Microsporon Andouini* sur un des côtés de la racine.
I — Spores et petits tubes sur la souche et le bouton.
G — Rupture de la racine.

Fig. 3. — *Parcelle de crasse parasitaire extraite d'un pityriasis versicolor datant de dix ans et vierge de tout traitement.*

A — Cellules épithéliales.
B — Spores de l'épidermophyton.
CC — Chaînes de spores.
D — Tubes et spores aux extrémités.
E — Tubes sans spores.

PLANCHE V.

FIG. 1. *Poil du menton dans la deuxième période de la teigne tonsurante.*

    A — Rupture de l'extrémité supérieure.
    D — Rupture de l'extrémité inférieure.
 BBB — Tunique épidermique.
    C — Gaîne ou enveloppe sporulaire de la tige.
  EE — Chaînes de spores trichophytiques.

FIG. 2. — *Poil du menton extrait de la circonférence des plaques herpétiques.*

  AF — Partie inférieure de la tige et racine du poil dépourvue de capsule.
  BB — Stries transverses.
   C — Renflement napiforme de la souche.
  DD — Rupture des fibres incurvées sur les bords du renflement radiculaire.
   E — Partie centrale ou médullaire de la tige.
   F — Rupture du bouton.
  GG — Spores disséminées sur la racine.

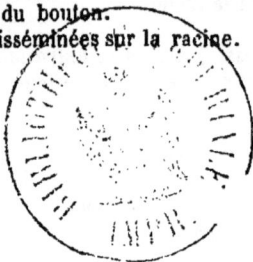

PL.I.

Fig. III.

Fig. II.

Fig. I.

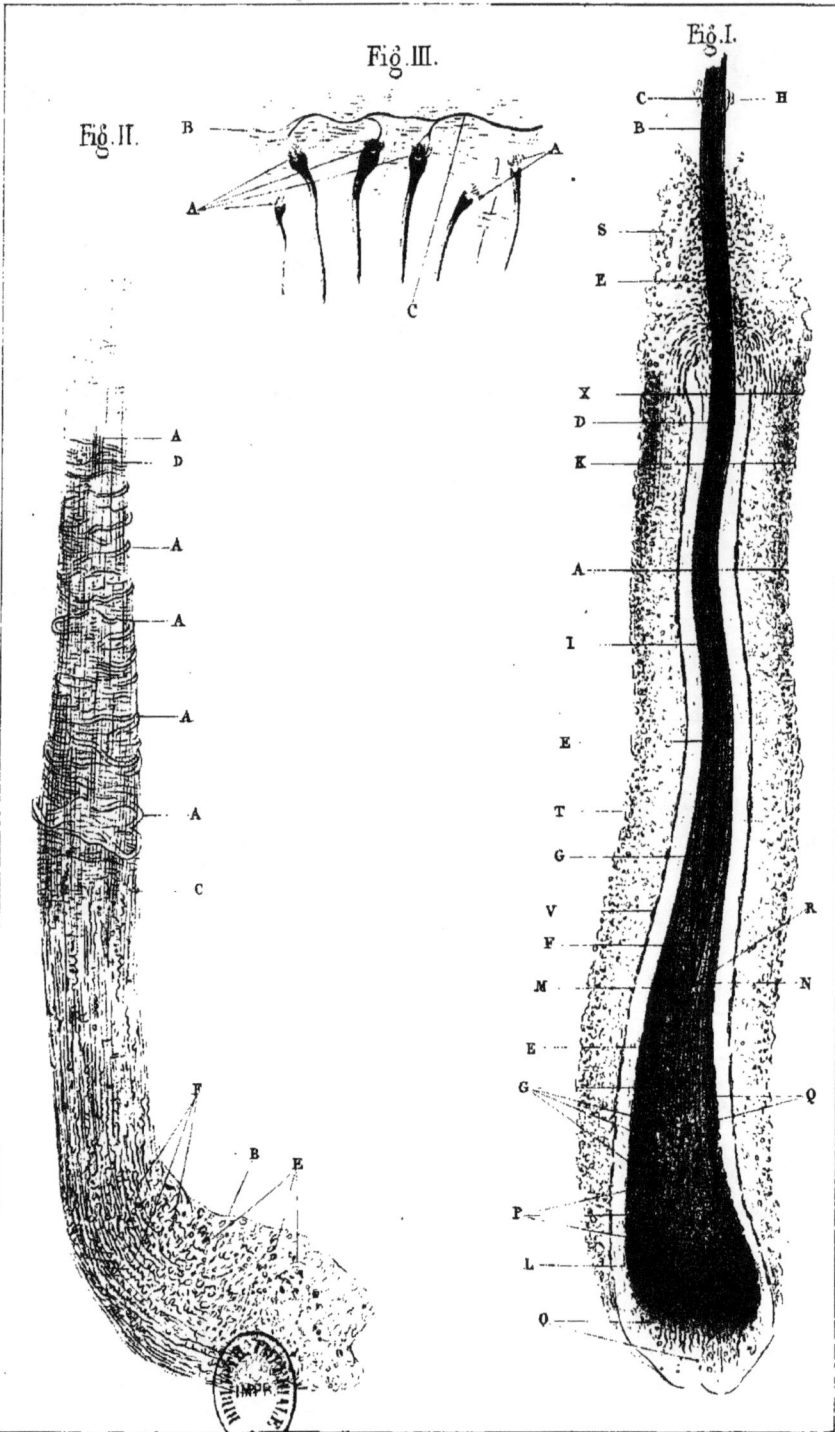

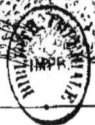

E.Brin del.   Imp. de F. Chardon ainé   Visto sculp.

Fig. II.

Fig. I.

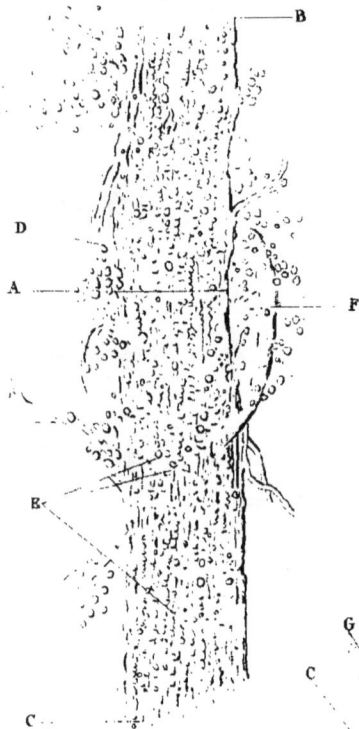

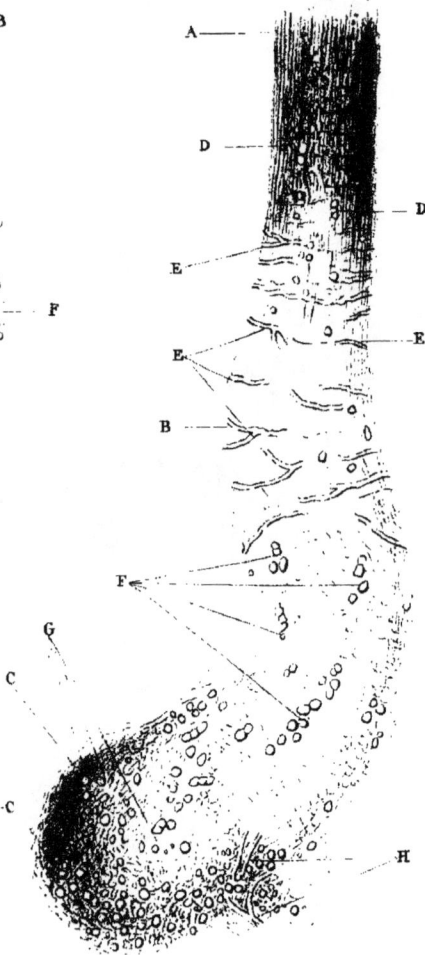

Fig. III.

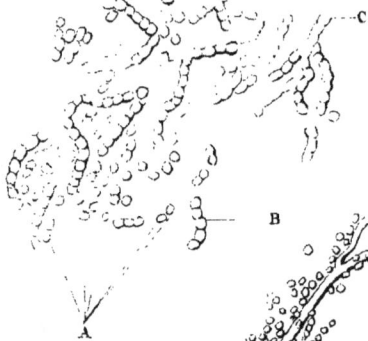

Fig. IV.

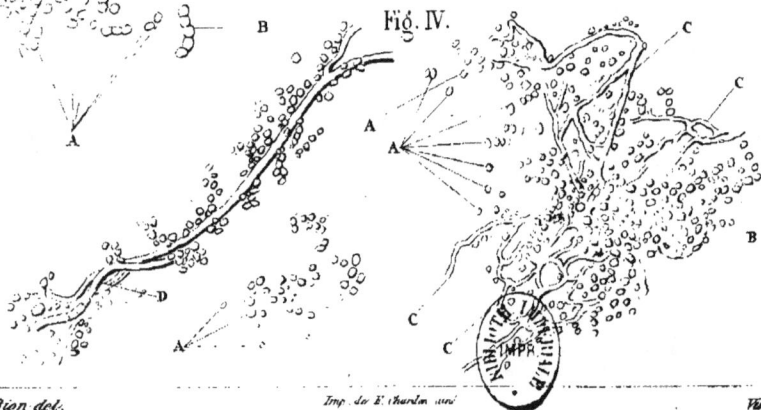

F. Bion del.   Imp. de E. Chardon ainé   Verte sc.

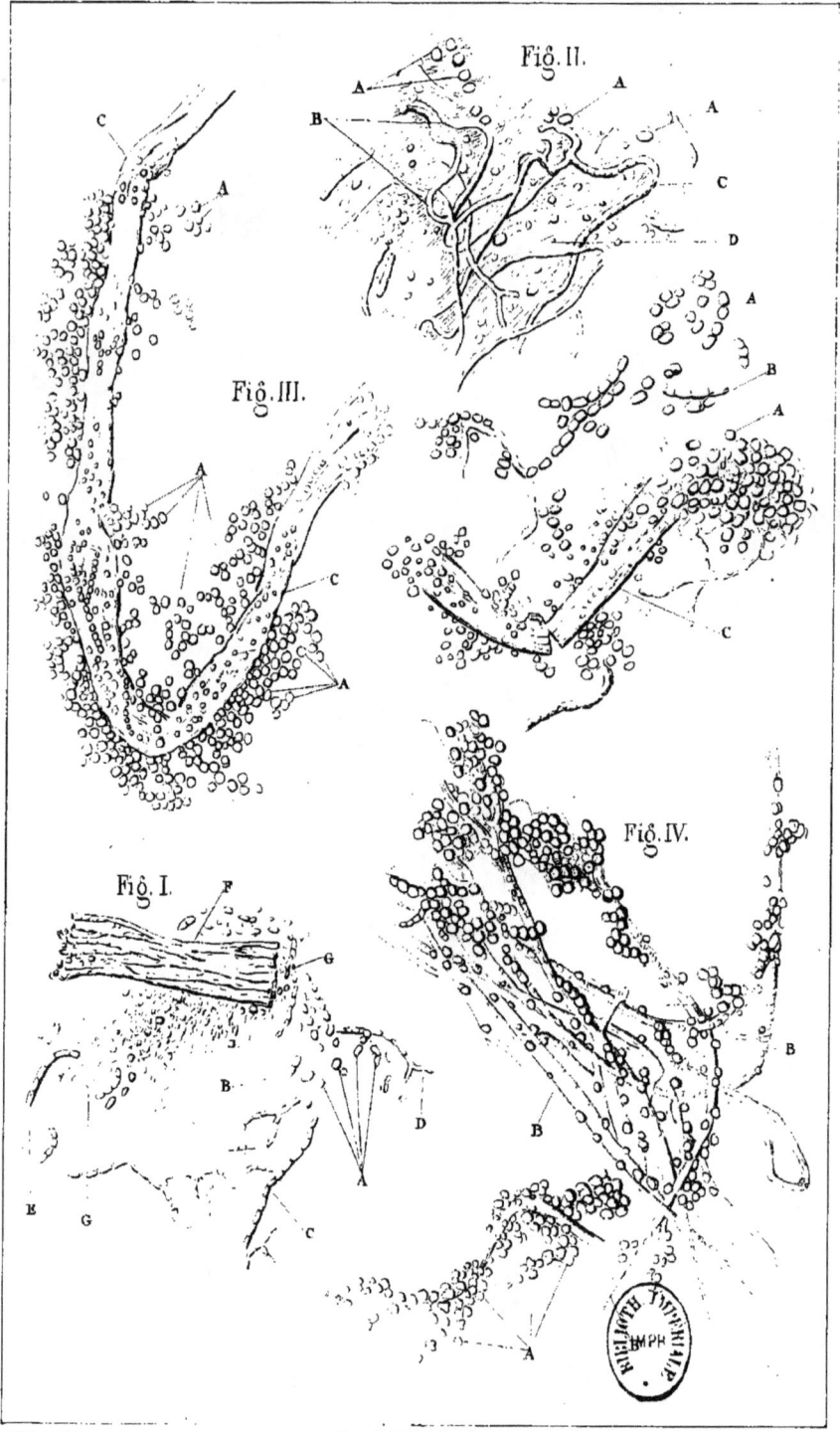

Fig. II.

Fig. III.

Fig. I.

Fig. IV.

PL. IV.

Fig I.

Fig III.

Fig II.

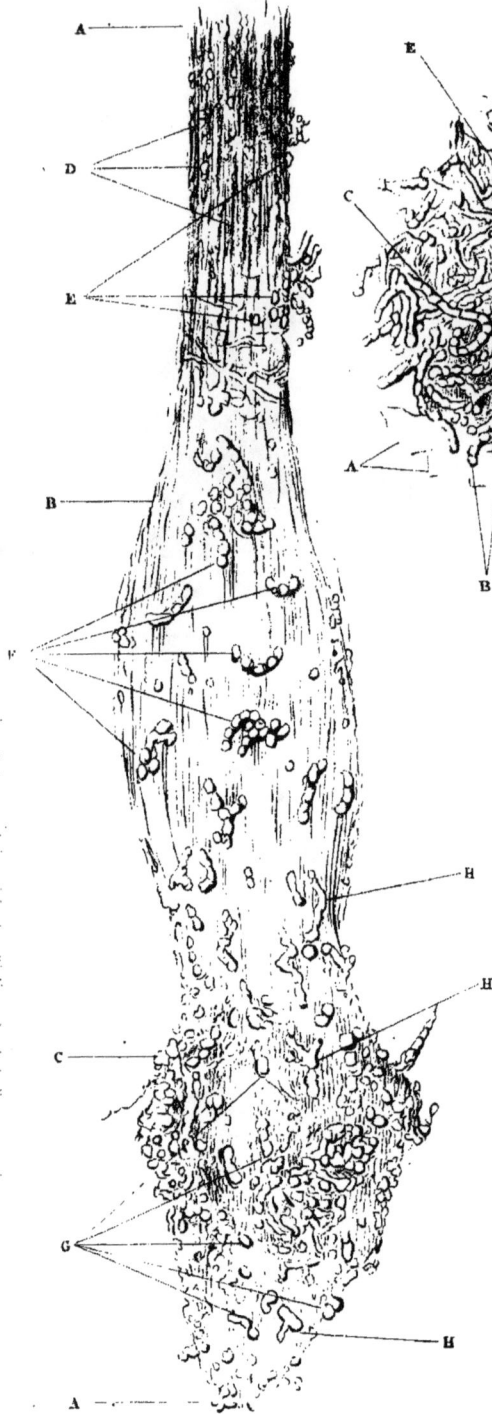

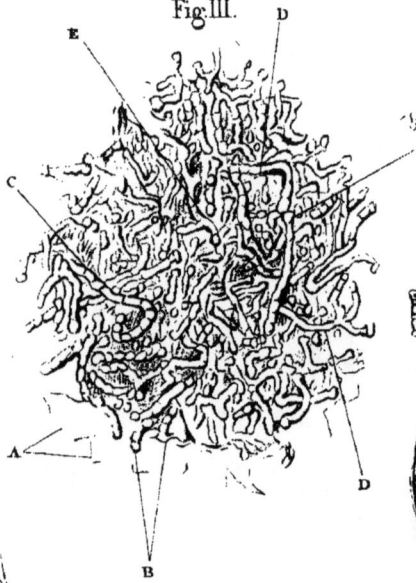

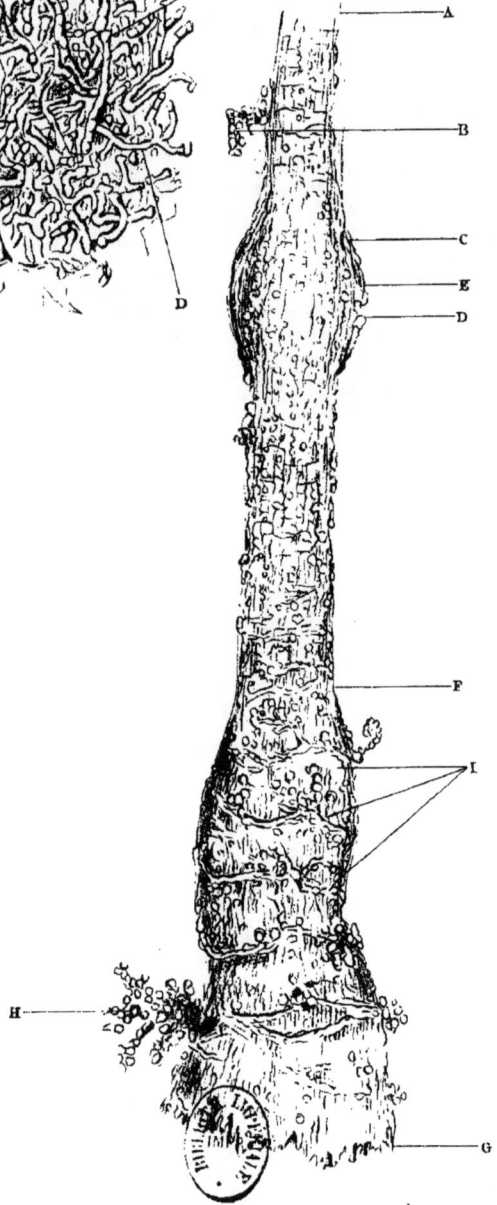

F. Bion del.

Visto sc.

Imp. par F. Chardon ainé.

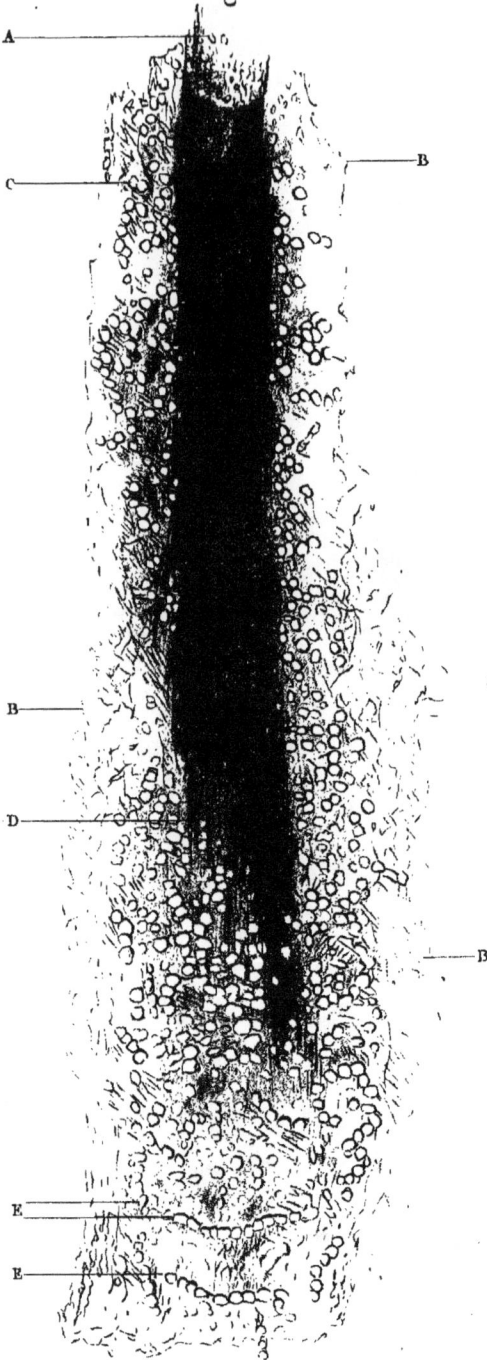

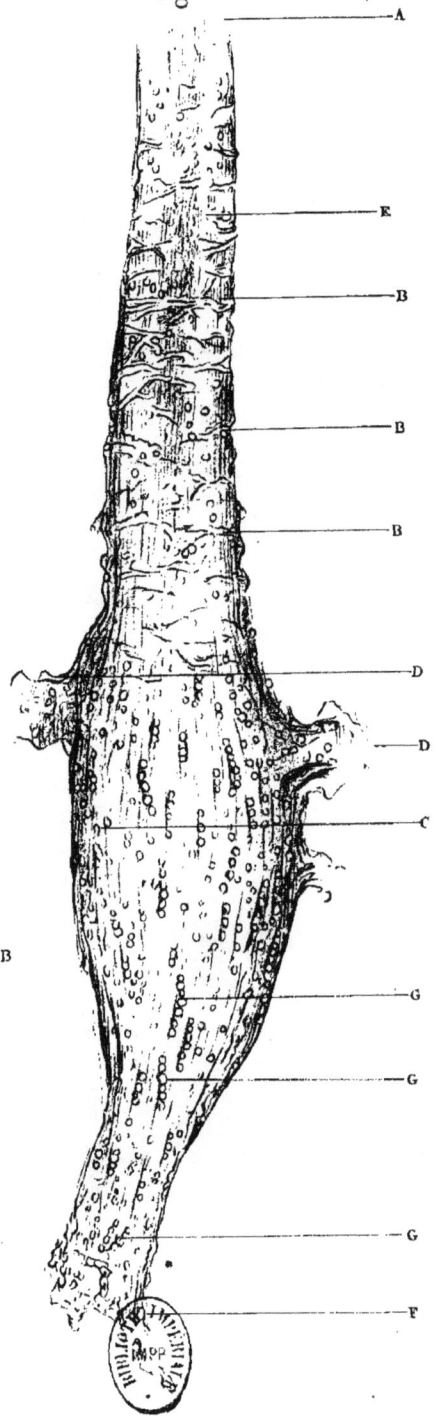

Fig. I.

Fig. II.

A

A

B

E

C

B

B

B

B

D

B

D

D

C

D

G

B

G

E

E

G

G

F

F. Bion del.

Visto sc.

Imp. par F. Chardon ainé.

www.ingramcontent.com/pod-product-compliance
Lightning Source LLC
Chambersburg PA
CBHW060359200326
41518CB00009B/1193